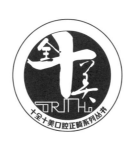

从齿十全十美

EARLY ORTHODONTIC TREATMENT
Diagnoses | Principles | Techniques

早期矫治诊疗思维与技术

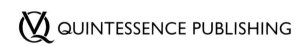
QUINTESSENCE PUBLISHING

Berlin | Chicago | Tokyo
Barcelona | London | Milan | Mexico City | Paris | Prague | Seoul | Warsaw
Beijing | Istanbul | Sao Paulo | Zagreb

EARLY ORTHODONTIC TREATMENT

Diagnoses | Principles | Techniques

早期矫治诊疗

思维与技术

主审　赵志河　赖文莉
编著　王　璟　王　军　彭怡然　邓舒文

北方联合出版传媒（集团）股份有限公司
辽宁科学技术出版社

序一
FOREWORD I

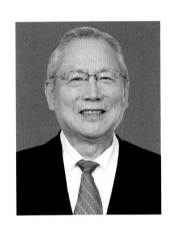

陈扬熙

四川大学二级教授，华西口腔医（学）院主任医师、博士研究生导师
曾任国务院学位评议组口腔学组成员、中华口腔医学会常务理事、口腔正畸专业委员会副主任委员、四川大学学术及学位委员会委员、华西口腔医学院教授委员会主任委员，华西医科大学口腔医学院正畸科及教研室主任；《华西口腔医学杂志》副主编，《中华口腔正畸学杂志》顾问等
已培养博士后、博士、硕士45名；主编、主审及参编22部专著；发表论文200余篇；获教育部科技进步一等奖1项及省市级重大科技成果奖7项；享受国务院政府特殊津贴

"飞雪连天射白鹿，笑书神侠倚碧鸳"，金庸先生笔下的武侠世界之所以令人着迷，是因为那一个个鲜活的人物，是刀光剑影杯中酒的功名利禄，也是痴嗔笑骂醉流年的人间颜色。那一年，有一群中青年医生说，他们眼里的正畸世界亦如是。正畸江湖中有"九攻九拒"的高手过招，有"知微知彰"的独家秘籍，有"如履如临"的险象环生，更有"十荡十决"的精彩纷呈。让我脑海中存储了几十年的正畸专业知识，以一种新颖而鲜活的姿态闯入我的心神，令人耳目一新。

这一次，这群年轻人把目光投向了正畸中的热门话题"早期矫治"，又一次吸引着众多同行参与。盛暑中，这群年轻人的团队创始者之一，王璟教授专程来蓉，挥汗登楼，敲响我家的门，将团队针对当前最热门的"儿童早期矫治的时弊"而编写的第一本有关正畸思维方法及病例诊疗的书稿送到我的手中，诚邀我作"序"。让我心中倍受鼓励、不胜感激。

作为一个已耄耋之年，从业口腔近60载的正畸医生，退休后我仍一直关注、参与并十分感叹我国年轻的正畸后生们对专业的热情、执着和坚守。也被这些创新活动所吸引，让专业知识在趣味中普及，在寓教于乐中"推陈出新"。让临床技艺的学习充满趣味和智慧、多姿多彩、举重若轻……这又是一个多么好的创意！

夏日炎炎，年老眼疾，原谅我仅能匆匆拜读了一遍这本书稿。但合页抚书，思绪万千。个人认为：当今时代，正畸医生们作为"思想者"，在认知上，这是一本可供讨论、领悟、释解正畸之"道"的启发书；作为"实践者"，在行医上，这是一本可供从事儿童早期矫治的医生们参考和借鉴的指南；作为"探索者"，这是一本既有思想性和针对性，又有启发性的跨专业著述。这本书不仅能给专业正畸医生，还能给广大全科医生、儿童牙医，特别是初涉儿童牙颌畸形早期防治的医生们，在厘清治疗思维、掌握矫治要领、学习技术方法上，给予切实的帮助和启发，是一本饱含思想性、趣味性、实用性的专业之作。

正如著作所列，我认为本书不乏以下特点：①形式上一改教科书式的罗列，采用了圆桌会议的讨论对话引出主题；②对不同的观点认识，纳入了专家点评；③推出并建立了自己较全面详尽的规范化诊疗程序；④通过大量的实战病例并附以"知识补充包"，可加强读者对正畸实践和基础原理的学习理解；⑤引入"讲故事"及"小场景"，让内容更鲜活，增加了书本的趣味性；⑥书中纳入了"医患沟通策略"的讨论章节，有益于预防医疗纠纷，这也是当今社会和医疗环境从医者应特别警惕注意的重要问题。

"半亩方塘一鉴开，天光云影共徘徊。问渠那得清如许？为有源头活水来。"这是国人熟知的南宋朱熹《观书有感·其一》，应当看到，在众多医学门类中，口腔正畸学仅仅是很小的"半亩方塘"。但如诗所言，它却涵纳着大千世界的"天光云影"，经历着社会变革、技术革命的风风雨雨。而今，它还正在不断地革新中拓展、创新、迈进……我想，正畸不仅如本书第1章的讨论所言，可寓为一棵树的"本末未"。它也可以寓为一朵小花，如"一花一世界"，"拈花一笑"无言心知，更可寓为一本打开的、正在编写的书，"那永恒不息的风正把它一页一页地翻过……"。目前，口腔正畸，特别是儿童牙颌畸形的早期防治在我国发展迅猛，十分热门。年轻的你们是我们的希望！愿你们像涓涓的活水，如洁净的清流，润泽大地，生生不息。我和老一辈的同道们预祝你们成功！也相信你们一定能成功！

最后，我还想说，人世间，特别是在我国民间，"十全十美"是人们追求圆满、成功、如意的完美境界。我相信本书的作者们将"十全十美"的目标作为团队命名，彰显了他们对自己职业的崇尚、追求和热爱。这是一个吉祥、有为，且永无止境、难能可贵的目标。但问耕耘，莫问收获。一分耕耘，一分收获。若不耕耘，何来收获。我国正畸事业的发展前途无量，希望寄托在你们身上。

愿正畸事业蒸蒸日上！

愿本书早日付梓出版！

愿大家能喜欢本书！

2024年8月于成都

序二
FOREWORD ‖

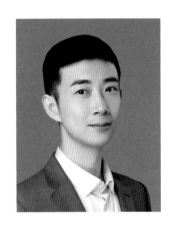

郑超
毕业于中山大学管理学院
现任皓得适首席运营官（COO）
曾任腾讯市场部高级品牌经理、
时代天使执行副总裁

"那是最美好的时代，那是最糟糕的时代""那是睿智的年月，那是蒙昧的年月""我们面前无所不有，我们面前一无所有"，查尔斯·狄更斯在《双城记》中完美化身为无数后世人的"嘴替"。如果说，我们生活在信息爆炸的时代，那翻开自己的履历，仿佛能看见与这场"爆炸"密不可分的一切，这种体验得益于一个家喻户晓的互联网公司——腾讯。在那里的工作时光，让我体验到"用户至上"的价值观，与高效的运行机制并存的神奇化学反应。如何让用户觉得"简单"又"快速"掌握，还要能"标准化"地推广出去，这诸多要求似乎成了一种"惯性思维"，无形中引导着我对于"事情如何有效运行"的思考和判断。

因此，2015年当我进入口腔行业，并着手策划"无托槽隐形矫治培训"时，我询问了团队以及外部医生3个问题：

"如何有效地引起医生的兴趣，特别是在日常繁忙的接诊以及众多的培训当中关注到我们？"

"医生希望从培训中获得什么？什么样的内容或者输出可以引发他们的持续关注？"

"何种培训内容能真正解决医生在临床中的问题，是能够被学习、被标准化、被有效使用的？"

之所以关心这3个问题，是因为在信息爆炸的时代，"被看到"或者说"感兴趣"是首先要解决的问题。对于每天忙碌还要腾出时间去学习的医生而言，需要通过一件他们感兴趣并且简单直接的事情吸引他们的关注，才能有以后。在这个维度上，最合适的方法就是"病例"。对于医生而言，追求每一个病例的"完美"是职业的理想，所以实战层面的病例交流最容易引发关注。

在赢得关注之后，其次要解决的是价值输出，也称之为"满足需求"。病例的探讨和分享只是让医生快速被启发的路径，但比路径更重要的是构建针对病例的高效思考体系。一个病例的成功或者失败，既有与其他类似病例的相通点，也有其自身的个体差异性。如果听课医生只是拿某个病例所谓的"治疗方案"去硬套，大概率是会碰壁的。正所谓，授人以鱼不如授人以渔，一个好的培训或者分享，一定是从点切入而由面展开的，即从病例分析入手，又不局限于病例本身的"套路"，归纳演绎出同类病例的问题、判断的维度、解决的体系，进而获得整套的思考方式，而非某种单一的治疗手段。

第三，在拥有了更丰富的思考体系之后，还要解决标准化流程（SOP）的落地和应用。如果一个体系的输出不能形成可落地的SOP，那将是非常低效的。唯有"可复制""标准化""可落地"，才是高效解决问题的核心，也是培训真正的意义与价值。

这正是我在腾讯学到的从商业运行视角去看问题的方式："引起关注—输出价值—形成标准"。而这种商科的思维逻辑，恰恰在"十全十美·口腔正畸系列丛书"中完美体现出来。原来正畸医生也有着商科运营的视角！

本书的章节设置不同于传统专业书中"教育传授"的方式，而是站在探讨医生如何获取知识的视角去构思和行文，采用临床医生最常见的诊疗问题作为"引子"打开，让医生更能身临其境，不断地通过这种方式去探索"第一性原理"。即使在系统化的商业培训中，这种探索的方式与多元的思维也是极具价值的。而书中提到的"十全十美·本末末"框架，更是一个综合立体的思维结构，带领读者透过病例看全局，找到症结所在，从"治病"的泥潭中跳脱出来，站在整体的视角去"知病"——知道病因、预判趋势、顺势而为、解决问题。

书中更令我惊喜的地方，在于每个部分的诊疗逻辑表和SOP应用解析。很多"眼会手废"的原因是从思维体系到动手执行，中间有一道"转化落地"的鸿沟。本书做了一件很美妙的事，就是把每个模块的思考体系，结合到临床实际接诊流程中，给出了一套诊疗逻辑SOP，医生按照SOP的步骤去诊断、分析，就可以获得一个全局视角的治疗方案。最后，希望读过本书的医生，今后每个病例都能做到"十全十美"！

2024年9月于上海

前言一
PREFACE Ⅰ

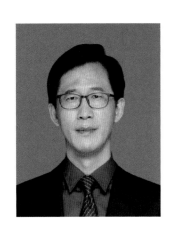

王军
教授，博士研究生导师

"未经审察的人生不值得过。"苏格拉底这简短的文字穿越2400多年的时空，至今依旧振聋发聩。浩渺宇宙中唯有人有意识、能认知，以理性的力量从万千生灵中脱颖而出。

如何才能提高认知？似乎成了大家共同的疑问。接受教育培训显然是公认的有效路径之一。我理解的培训更像是一种"工具"或"技能"的传递，而教育则是观点的延伸，是思维方式的扩散。

近年来，早期矫治高频出现在专业"热搜"中，但它本身是"热而不新"的，仍有诸多问题需要厘清。那年冬天，我应邀与多位临床一线的青年医生们一起，从不同视角和维度，通过自己的专业思考和实践，共同寻找关于早期矫治诊疗的"答案"。

正畸诊疗其实是个系统工程，医生需要建立自己完整的思维框架，所谓的"一招鲜"经常不太灵验。当下每个病例都包含大量的医学信息，如果没有"医学思维"，海量信息只会让医生更加云里雾里、不知所措。想要成为一名优秀的正畸医生，知识和技能固然重要，而系统的临床思维更重要；同时，临床思维也需要知识和技能作为支撑。这大概就是我们常说的心灵手巧，而不是手巧心灵的缘故吧。临床医生时常将方法和工具混为一谈。当有人问"老师，能不能教我一种明确的方法来看好患者？"此时，提问者把对工具的诉求加在了方法上。学生总想从老师那里得到一个标准答案，殊不知真正的问题永远不是医术精湛的老师"教"了什么，而是我们在反复地练习、实践和总结中"学"到了什么。

"经验不会犯错，只有过于依赖经验，才会判断错误。"全能天才列奥纳多·达·芬奇在他诸多领域的创新与成就中如此告诫后人。显然，现成的答案不可靠，临床诊疗需要有一个解决问题的结构化框架，无论是什么样的临床问题，我们都可以按照这个框架进行处理。面对临床中的病例，我们需要聚焦以下问题：这个病例存在哪些问题？问题是怎么发生的？优先解决哪些问题？

如何解决问题？如何规避风险？这样的思考流程和临床习惯有助于培养临床医学思维，一旦应用就会产生神奇的变化，思路清晰且不容易遗漏要点，简单高效。日积月累甚至简化到会以一种直觉呈现，但这种直觉呈现并非猜测，更不是盲目，而是建立在大量的学习、实践、总结、反馈之上的一种经验性的本能和脑力的快速运行。

诚然，深度思考是每一位正畸人最重要的习惯和进步的源泉。正畸领域本身也有很多问题尚无定论，孰是孰非都需要大家认真思考。亚里士多德把"在两个极端之间选一个调和点"称之为"审慎"，或者"实践智慧"。二者之间到底哪个点是合适的，却不可能有答案——这是一个没有答案的答案。这与孔子讲的"中庸"不谋而合，也是东西方文明之间的相互辉映。我想，正畸诊疗的"实践智慧"也必须通过大家在临床中反复体察、不断练习、认知迭代，最终才能翻开属于我们各自的"答案之书"！共勉！

2024年9月于成都

前言二
PREFACE Ⅱ

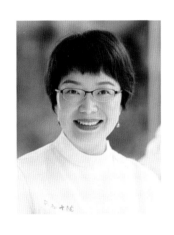

王璟

副教授，硕士研究生导师

　　成长是从萌芽到成熟的过程；是以春秋代序、四季轮转的变化，在时空变迁中不断适应环境的结果；是陶渊明笔下"盛年不重来，一日难再晨"中对时机的感叹。儿童的生长发育亦如是。面对早期矫治的临床工作时，这种"不可逆"也时刻督促着医生们要更加谨慎。我们需要掌握更全面的知识，秉承更审慎的态度来应对早期矫治中生长发育所带来的"随时变化的环境"。

　　临床上是否存在一种方法可以"以不变应万变"？能否找到一种路径，直达万变不离其宗？于是，一群怀着同样"执念"的探索者们，开始了"十全十美·口腔正畸系列丛书"的第一次思维碰撞——《早期矫治诊疗思维与技术》的创作。在这场逻辑探索之旅中，主创团队用"九攻九拒"的方式处理争议，在重重迷雾的信息森林里，拿到了名为"第一性原理"的指南针，发现了叫作"本末末"的思维密钥，由此，打开了关于早期矫治的认知新视窗。

Q1：观点的交锋——什么是"九攻九拒"？

　　"九攻九拒"源自《墨子·公输》："公输盘九设攻城之机变，子墨子九距之。"主创团队设定的初衷是讲师团征集问题、查阅文献，通过激烈的争辩来展示临床诊疗思考过程，因此孕育出"十全十美·九攻九拒"这一篇章。

Q2：逻辑指南针——什么是"第一性原理"？

　　亚里士多德曾提出："任何一个系统都有自己的第一性原理，它是一个根基性命题或假设，不能被缺省，也不能被违反。"正如李善友在《第一性原理》一书中提到，"第一性原理，好比树木的根基，没有人会看到繁茂枝干下的树根，但它决定了树的一切"[1]。"第一性原理"的思考方式是用物理学角度来看待世界的方法，一层一层剥开事物的表象，看到里面的本质，然后再从本质一层一层往上走。就是让我们不管做什么选择，都要以最根本的那个原则为参照点，不断用那个参照点为自己纠偏。重要的不是"第一性原理"本身，而是在奔向目标的过程中，不受其他因素的影响[11]。

Q3：逻辑密钥——什么是"十全十美·本末未"框架？

"十全十美·本末未"框架源于中国汉字的"木"字。"木"是树，由树根、树干、树冠组成。"本"是"树根"，即大树的根基，看不见但最重要，它决定了整棵树是否稳固；"末"指"树干"以上，是大树最显眼的部分，其形态多样且具有丰富的变化，枝叶的生长发育是动态的，也是可以看到的；"未"是"树冠"，代表未知的未来和即将发育呈现出来的状态，虽然目前看不到，但在动态发育的过程中依然可以进行趋势判断。"十全十美·本末未"框架是指当你发现事情的本质之后，要以动态和生长的眼光去看待其发展。因为只有了解生长发育，才能更好地完成早期矫治；只有理解变化，才能真正把握事情的本质和逻辑。因此，"十全十美·本末未"框架应用于早期矫治领域非常贴切，用动态的眼光看待儿童的生长发育，在临床诊疗中寻找每个病例的"本"，才能有的放矢地进行早期矫治。

Q4：认知新视窗——什么是"十全十美·口腔正畸系列丛书"的核心价值？

答案是：正畸诊疗的思维逻辑。我们希望用辩证的方式来处理临床问题，同时带着思考去看待问题。我们都希望自己有这样一种能力——"一眼看到本质"。在临床上一眼就能抓住患者的问题所在，快速给出有效的解决方案。"思想者"不仅是知其然，更要知其所以然。做一名优秀的正畸医生不仅要学好技术，还需要不断地思考和完善，明白临床决策背后的诊疗逻辑，才能像前辈师长那样游刃有余，带给患者更好的治疗。

本书聚焦早期矫治领域，面对生长发育中的儿童，情况会更加复杂，我们还需要综合各种学科的视角去观察实践。本书首次将"第一性原理"的思想引入口腔正畸领域，分别应用五大思维模型（"十全十美·本末未"框架、知识的错觉、锤子综合征、PDCA循环和棱镜思维），结合正畸临床病例进行实践解析。书里不仅有主创团队临床实践经验的分享总结，更有其诊疗逻辑思考过程的展现。不仅能学到现象（临床知识和经验），更能把握这些现象背后的本质（正畸诊疗逻辑）。作为早期矫治的"思想者"和"探索者"，如何在儿童动态生长的过程中找到最优的解决路径，满足患者需求，这个本质上就是"第一性原理"了。

本书共分为5章，"十全十美·本末未"框架及应用解析、Ⅱ类错𬌗畸形早期矫治的诊疗逻辑、Ⅲ类错𬌗畸形早期矫治的诊疗逻辑、阻生牙的诊疗策略及正畸医患沟通策略。主创团队在总结临床经验、汇集集体智慧的基础上，提炼出针对各类错𬌗畸形诊疗决策的"十全十美"·早期矫治诊疗逻辑表，并通过详尽的病例解析，给出临床可操作执行的标准化流程，以便于诊疗工作中的高效应用。旨在构建正畸诊疗的底层逻辑，强化早期矫治的系统性诊疗思维，力求鱼渔兼授，直达本源，帮助临床医生更好地开展早期矫治的诊疗工作，带给患者更好的治疗。

每个年代都会有不同的印记留在年轻人的生命里，记录我们成长的轨迹。虽然年代不同，但我们对于专业的极致追求是一致的，传承的精神也是相同的。"十全十美"蕴含了主创团队美好的寓意和期许，"十全"代表了包罗万象的正畸矫治方法和工具，而"十美"则代表了正畸人对于工作和生活的美好愿景。"专业深刻、追求极致"，这就是"十全十美"的精神内核。愿我们无所畏惧，在奔向专业和情怀兼具的正畸之路上，相伴前行，一起遇见未来更好的我们！

由于编者水平有限，书中难免有所疏漏和不足，恳请各位同道多提宝贵意见。在此感谢本书主创团队的辛勤付出！感谢辽宁科学技术出版社的大力支持！本书由"中央高校基本科研业务费专项资金"资助（Supported by the Fundamental Research Funds for the Central Universities）。

"少年安得长少年，海波尚变为桑田"，这样的感叹多少都会引发我们的共鸣。少年时光弥足珍贵，作为正畸医生则更需要以一种专注的姿态、多维的视角和系统的考量，去完成沟通接诊、诊断、治疗的每一步。最后，祝愿每个孩子都健康、快乐地成长！祝愿我国早期矫治事业蒸蒸日上！

2024年8月于上海

参考文献

[1] 李善友.第一性原理[M].北京:人民邮电出版社,2021.

引言
INTRODUCTION

圆桌嘉宾介绍

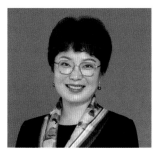

王璟 博士 副教授
"十全十美"正畸系列总策划
"九攻九拒"总导演

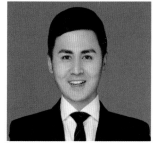

刘彧
源一资本合伙人
曾任腾讯集团市场与公关部总监、
时代天使首席市场官（CMO）

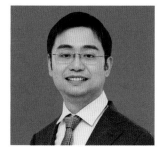

邓潇 博士
上海智隐云联生物科技有限公司
首席执行官（CEO）
曾任重庆医科大学附属口腔医院
正畸科主治医师、时代天使副总裁

本书所有章节均采用"圆桌嘉宾思维对话"的形式，引入不同思维模型和实践方法进行多维解读，力求抛砖引玉，激发出更多关于早期矫治诊疗的思维火花。每个章节结尾处均有"圆桌总结"及专家点评的"答案之书"环节，帮助大家总结知识精华，更好地提升正畸专业逻辑。

王璟：我们非常荣幸地邀请到了一位专业领域里的跨界朋友，他出身互联网行业，后又投身口腔医疗事业，擅长以触类旁通的观点解读不一样的专业知识。这位嘉宾会将他所熟悉的互联网思维结合到正畸专业领域当中，去发挥更大的价值。他就是刘彧先生。

刘彧：作为跨界者，很荣幸能够和璟教授一起在"九攻九拒"里学习和成长；希望我的分享能给大家带来另外一个视角的思考，帮助大家更好地理解"第一性原理"。

王璟：另一位嘉宾同样拥有双重身份：作为正畸医生，他有超强逻辑思辨能力；作为运营管理者，他具备商业视角和思维；他就是邓潇博士。

邓潇：大家好，其实我有两个身份，左手是正畸医生，右手是正畸领域的商业运营者。

王璟："第一性原理"是2400多年前，由古希腊哲学家亚里士多德提出来的，在当代社会也有很好的应用，作为跨界嘉宾，刘彧你怎么看？

刘彧：谢谢璟教授把这个问题抛给我，近年来，因特斯拉的创始人埃隆·马斯克的提及，"第一性原理"再次被大家关注热议。所谓"第一性原理"，是那些在任何系统中，都不可以被忽略、不可以被删除的基本理念。每个人都可以尝试将其运用到工作和生活中，或许会有意想不到的收获。在马斯克最初制造新能源汽车时，当时储能电池成本非常高昂，每千瓦时要600美元。如果以这样的成本去衡量新能源汽车的发展，它将成为最大的壁垒和门槛。可是马斯克应用"第一性原理"，去探索新能源电池背后的本质是什么？其实是稀有金属。他从伦敦交易所了解到这些稀有金属当时的交易价格，并且按照他对新能源汽车电池的理解方式重新进行组装，大大降低了其成本价格。这个数字大家一定想不到，从当时的600美元变到了约80美元，所以这也是为什么新能源汽车从特斯拉之后一下在全球风靡起来的原因。正因为马斯克通过"第一性原理"找到了这件事情的本质，且没有陷入惯常的经验和思维逻辑当中，采取了这样的创新从而使得特斯拉有了巨大的发展。

王璟：感谢刘彧带来的跨界解读，完美阐述了"第一性原理"在商业领域的成功应用。我想问一下邓潇博士，作为拥有医生和运营双重身份的你，是如何看待"第一性原理"的？你的正畸"第一性原理"是什么？

邓潇：这是一个很有趣的问题，我可以尝试以两个身份来表述一下我对"第一性原理"的理解：还记得初学正畸时，研究生第一年读文献做读书报告，就发现正畸里有很多的争议："比如说到底拔不拔牙？到底该单期矫治还是双期矫治？功能矫治到底该不该做？到底有没有用？"等一系列的问题。外出开会学习又会发现不同的专家，好像用不同的方式都能做好同一类病例。到底什么方法才是"正确答案"呢？相信跟我有同样疑惑的人不在少数。

做临床时间久了才发现，其实这些都是表象，正所谓"花花世界迷人眼"；如果回到"第一性原理"，其实就是探索正畸的本质。不再去争论拔不拔牙、单期还是双期，而是如何给患者带来健康的美——让牙齿、颌骨、肌肉更协调。当经过专业的诊断，基于"第一性原理"这个目标，患者需要空间时，才有了扩弓、推磨牙向远中或拔牙等一系列的解决方法，而并非被"工具和路径"困住手脚。

另一方面，作为一个正畸领域商业运营的参与者，"第一性原理"肯定是创造价值，以专业知识为基础，创造出符合用户需求的产品，为医生提供便利的同时又能解决患者的诉求。

刘彧：刚才邓潇博士用他的双重身份解答了"第一性原理"如何帮助他成长的过程。作为医学生，你们其实有一些是来自专业领域里不可违背、不可忽略、不可删除的东西，就是大家所学的正畸基本原理和理论；但是实际上，当你在这个基本原理的指导之下，发现了想要解决的这个问题的本质时，工具和方法其实反而并不是那么重要，找到这个问题本身才更重要。所以不可忽略的这个问题本身会帮助我们找到更优的解决路径、方式和工具，甚至是创新的，可能是我们此前都没有想到过的。这就是听完邓潇博士关于"第一性原理"的阐述后，对我的一些启发。

王璟：邓潇博士带给大家的是他感同身受的心路历程分享，对于临床医生而言，最重要的是始终明确治疗目标。其实大家更关心的是他们如何才能找到自己的那个目标，那么关于这个问题，邓潇博士，你能再和大家分享一下吗？

邓潇：这个问题，我想顺着刘彧刚刚提到的那个点再谈一下。其实医学领域有些东西是不可违背的，它是最底层的规律。放在正畸学框架里面，就是我们需要充分了解生长发育是怎样的。也许我们无法完全了解生长的本质是什么，但至少应该基于我们有限的认识去明确生长过程中会发生什么，而它会发生的这些东西，就是我们在矫治过程中的第一步。基于这样一层一层地剖析，我们才能找到底层的目标，然后再确定有什么问题、应该用什么方式去解决，最后打包成一个完整的解决方案。这是我作为正畸行业内的一名商业运营者，或者叫Kid产品经理，对"第一性原理"的认知。

刘彧：其实也就是说通过诊断，让你去发现整个诊疗过程当中，你不能违背和不能忽略的那些事实。

邓潇：整个生长发育的过程就是引导我们去做诊断的一个基础，对于早期矫治而言，当你不知道接下来该干什么的时候，就请回到生长发育这个本质去看待这个问题。恰好能回答璟教授刚刚的问题，如何确立治疗目标——其实本质是诊断。说得具体一点，基于生长发育的诊断，我们需要把生长发育的过程逐一抽丝剥茧，也就是在什么时间可能会出现什么问题？原因是什么？现阶段有所为有所不为，到底能做到什么程度？必须有明确的目标，治疗才更有意义。

王璟：两位嘉宾讲得特别好，我尝试帮大家总结一下，就是结合"第一性原理"，我们在临床中需要做到3件事：①找到目标；②坚持目标；③持续优化和纠偏目标。直到最终达到我们的目标，这个最优路径就是我们要解决的。这次为什么会提出"第一性原理"呢？并不是今天才发现它在这里，事实上随着时间、随着事件的一个进展和变化，它也是会不断地去成长，需要有我们大家的思考在里面。

邓潇：世界其实是复杂多元、动态变化的，我们不能按照单一、线性的思维去思考复杂的问题。很多时候我们会陷入一些思维陷阱里面去。这里介绍一个概念叫作"二元偏误"，这是人的一种基本倾向，总想把事物分成黑白两类。

刘彧：比如说颜色是不是只有黑和白？答案是不是只有Yes和No？这个世界答案是多元的，这个世界思考问题的方式也是多元的。我相信这些多元的问题和思考方式，未来也会在医学当中有相应的呈现，比如说刚才邓潇博士说的，到底是拔牙还是不拔牙，对吗？璟教授。

王璟：对，现在我们就要进入这样一个话题，关于早期矫治，临床上通常会有两种争议：早期矫治，到底做还是不做？如果现在开始早期矫治，到底有没有意义？关于这两个问题大家都先别急着回答。因为我们要克制把复杂的问题简单化的冲动，不能把自己陷入"二元偏误"里面去。

刘彧："风云有界，思想无边"，让我们一起开启"思想者"之旅，探寻早期矫治那些事……

（王璟　刘彧　邓潇）

主审简介
REVIEWERS

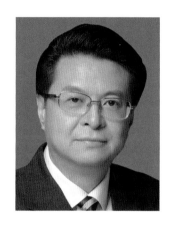

赵志河

四川大学二级教授，博士研究生导师。四川大学华西口腔医学院教授委员会主任委员、口腔正畸国家临床重点专科学术带头人，四川省学术和技术带头人。享受国务院政府特殊津贴专家，国家卫生和计划生育委员会有突出贡献中青年专家，全国宝钢优秀教师奖获得者，中华口腔医学会口腔医学科技创新人物，中国科学技术协会全国口腔正畸学首席科学传播专家。国际牙医师学院院士（ICD Fellow）；中华口腔医学会第五届口腔正畸专业委员会主任委员。全国高等学校五年制本科口腔医学专业"十三五"国家级规划教材《口腔正畸学》主编。获教育部科技进步一等奖、四川省科技进步一等奖。获全国第五届"白求恩式好医生"、第四届"国之名医、优秀风范"荣誉称号。四川大学华西口腔医院口腔正畸"首席专家"，擅长儿童及成人疑难病例的正畸治疗。

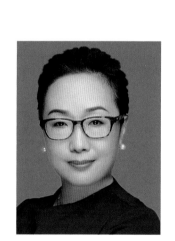

赖文莉

华西医科大学口腔医学博士，日本新潟大学博士后，教授，博士研究生导师。四川大学华西口腔医学院正畸系主任。国际牙医师学院院士（ICD Fellow）；中华口腔医学会口腔正畸专业委员会委员，四川省口腔医学会镇静镇痛专业委员会主任委员，四川省口腔医学会口腔正畸专业委员会副主任委员。《国际口腔医学杂志》常务编委。发表论文160余篇，SCI收录70余篇。主编《口腔正畸隐适美隐形矫治技术》。临床特色：擅长使用隐形矫治治疗各类错𬌗畸形，包括早期矫治、成人矫治、多学科联合治疗等。

作者简介
AUTHORS

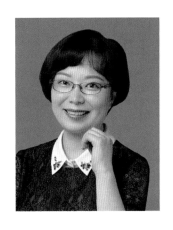

王璟

博士，副教授，副主任医师，同济大学硕士研究生导师。2012年毕业于四川大学华西口腔医学院正畸系，获口腔临床医学博士学位。同济大学附属第十人民医院口腔正畸亚学科负责人。中华医学会医学美学与美容学分会委员，上海市口腔医学会口腔正畸专业委员会委员，上海市口腔医学会口腔美学专业委员会委员，中国大众文化学会口腔文化专业委员会副主任委员、口腔文化创新与大众传播学组组长。擅长各类儿童及成人牙颌面畸形的矫治。长期从事口腔正畸学的临床、教学、科研工作，具有丰富的经验和独到的见解。作为负责人主持国家自然科学基金项目1项，省部级基金项目1项，上海市局级课题项目3项，同济大学校级课题项目2项、院级课题项目4项。以第一作者/通讯作者发表包括JDR、MAT SCI ENG C、J MATER CHEM B等专业论文30余篇。主编英文专著1部，主译英文专著2部，参编专著3部。

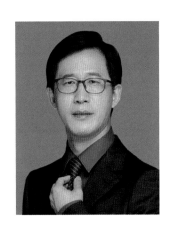

王军

四川大学华西口腔医（学）院教授，博士研究生导师，正畸科主任。国际牙医师学院院士（ICD Fellow）；中华口腔医学会口腔正畸专业委员会副主任委员，中华口腔医学会口腔医学计算机专业委员会委员，四川省口腔医学会口腔正畸专业委员会副主任委员。教育部新世纪人才项目获得者，四川省卫生健康委员会学术技术带头人，四川省学术和技术带头人及后备人选。作为负责人主持国家自然科学基金项目多项。以第一作者/通讯作者发表包括Cell Reports、ACS Nano、AFM、JDR、AJO等专业论文60余篇。获授权专利10项。获教育部科技进步一等奖、中华医学科技奖二等奖、四川省科技进步一等奖各1项。基于人工主导研发正畸头影测量系统（Uceph）和正畸图片智能管理系统（Usorter）各1项，并成功转化广泛应用于口腔临床、教学及研究。

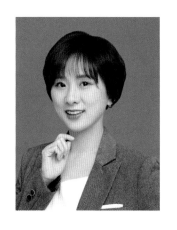

四川大学华西口腔医学院口腔临床医学博士，四川大学华西口腔医院儿童口腔科主治医师。哥伦比亚大学牙学院访问学者。中华医学会儿科学分会口腔学组秘书，四川省口腔医学会儿童口腔专业委员会委员，四川省口腔医学会口腔正畸青年委员会委员、中西医结合专家志愿者委员会委员。长期从事儿童口腔相关临床、教学、科研工作，具有丰富的经验和独到的见解。擅长各类儿童牙颌面畸形的预防性、阻断性治疗及儿童与青少年错𬌗畸形早期矫治。以第一作者/通讯作者在国内外学术期刊发表论文10余篇。获实用新型专利1项。副主编专著1部，参编专著5部，参译英文专著1部。

彭怡然

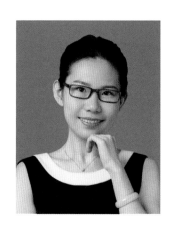

四川大学华西口腔医学院口腔临床医学硕士。现就职于浙江中医药大学附属杭州市中医院口腔科。中国大众文化学会口腔文化专业委员会常务委员、口腔文化创新与大众传播学组副组长。2016年赴加利福尼亚大学洛杉矶分校（UCLA）参加数字化正畸精英培训。临床专长为口腔外科、正畸及口腔全科的综合治疗。发表SCI论文8篇。参译英文专著1部。

邓舒文

编者名单
CONTRIBUTORS

主审

赵志河　赖文莉

编著

王　璟　王　军　彭怡然　邓舒文

编委（按姓名首字拼音为序）

安　舒　鲍　泓　丁　锐　李　琥

李　晅　梁　荃　刘人恺　陆珮珺

王　虎　王龙凤　吴拓江　向　杰

熊　鑫　赵　璐

圆桌嘉宾（按姓名首字拼音为序）

邓　潇　刘　彧　王　璟

绘图设计（按姓名首字拼音为序）

程鸣佳　汪冠宏　向　杰　熊　鑫

编著助理（按姓名首字拼音为序）

蒋俪婕　宋　芳　汪冠宏

目录
CONTENTS

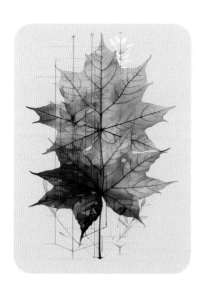

第2章

Ⅱ类错殆畸形早期矫治的诊疗逻辑（告别"知识的错觉"）｜41

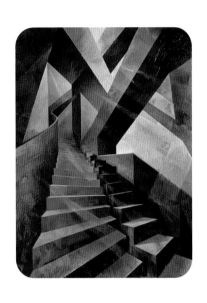

第3章

Ⅲ类错殆畸形早期矫治的诊疗逻辑（避免"锤子综合征"）

| 97

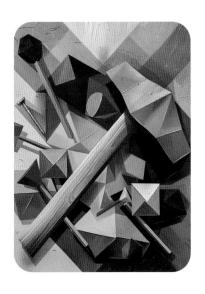

第4章

阻生牙的诊疗策略

（PDCA循环）

| 167

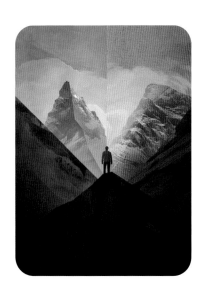

第5章

正畸医患沟通策略

（"棱镜思维"）

| 233

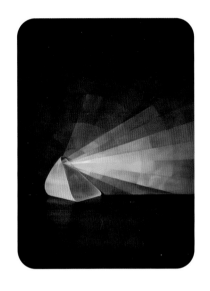

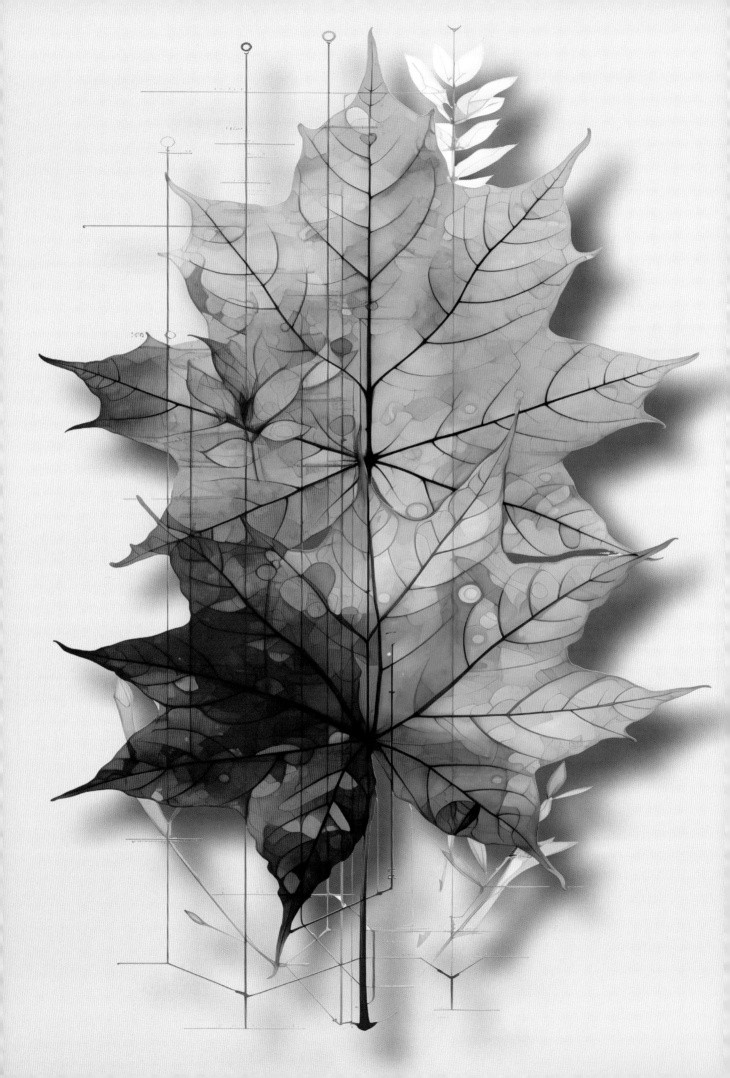

1 CHAPTER

第1章

"十全十美·本末未"框架及应用解析

THE "INTERGRATED PERFECT'S
BEN–MO–WEI" FRAMEWORK:
ANALYSIS AND APPLICATION

1.1 思维模型："十全十美·本末未"框架

1.1.1 模型概述

"十全十美·本末未"框架（"Intergrated Perfect's Ben-Mo-Wei" Framework, IntPet's BMW）源于中国汉字的"木"字（图1-1）。"木"之根部，为"本"。《说文解字》曰："木下曰本。从木，一在其下。"《国语·晋语一》中说："伐木不自其本，必复生。""本"，意为草木之根，为事物的根源与根本，如《论语·学而》中所说："君子务本，本立而道生。"根本确立，求仁求得。而"木"之冠部，则为"末"，如《左传·昭公十一年》中"末大必折"，就为树梢之意。"未"作为十二地支之一，代表未来。

主创团队由此提出"十全十美·本末未"框架："木"即是树木，由树根、树干、树冠组成。"本"为"树根"，即大树的根基，决定了整棵树是否稳固；"末"指"树干"及以上的树枝，是大树最显眼的部分，其形态多样，枝叶的生长发育是动态变化的；"未"是"树冠"，代表未知的未来和即将发育呈现出来的状态，虽然目前看不到，但在动态发育的过程中可通过预测进行趋势的判断。简言之，"十全十美·本末未"框架是指当你发现事情的本质之后，要以动态和生长的眼光去看待其发展。

1.1.2 圆桌嘉宾思维对话

刘彧："十全十美·本末未"框架源于中国古代汉字的"木"字，我们把"木"放到更宏观的视角来看是一棵树。很多人在看这棵树的时候，往往会先看到树干和树冠，然而一棵树能不能抵抗风雨，能不能在这片土地上茁壮成长，其实取决于树根是否足够深，发育是否足够好。因此我们将"本"看作树干以下，将"末"看作树干及以上，以及其他形态和变化最显眼的部分。而"未"代表树冠，就是看不到的未知的未来。

邓潇：举个例子来说明我所理解的"十全十

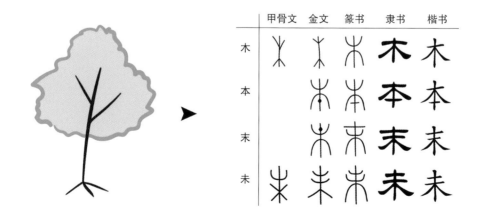

	甲骨文	金文	篆书	隶书	楷书
木				木	木
本				本	本
末				末	末
未				未	未

图1-1 "本末未"汉字字体演化：从左向右依次为甲骨文、金文、篆书、隶书、楷书

美·本末未"框架。之前带研究生讨论治疗方案时，有的学生会说："邓老师，这个病例我们不拔牙，用隐形矫治吧。"看起来像是一眼终局，这个病例就该用隐形矫治解决，不用拔牙减数和推磨牙向远中等。但当我再问他们下一个问题："为什么用隐形矫治就可以不拔牙呢？"这时候他们便支支吾吾，或者含糊其词地回答说："因为隐形矫治就可以不拔牙呀。"

刘彧：这其实就是没有找到"树根"。

邓潇：是的，你会发现他们只看到了所谓的"末"，并不是因为洞察到"本"继而推导出"末"。放在早期矫治和生长发育的框架下，其实是一样的道理。作为正畸医生，我们要做好一个病例，就必须回到患者的"本"，他/她的生长发育特点是什么？举个最简单的例子，很多医生看到Ⅱ类错𬌗畸形的病例，第一反应就是怎样前导下颌？但其实Ⅱ类错𬌗畸形也会分上颌发育过度、下颌发育不足或者两者皆有之。如果这个时候，我们说"骨性Ⅱ类需要前导下颌"，这就是仅仅关注到了"末"，却没有看到"本"。回归到本质来看，到底是什么原因导致Ⅱ类错𬌗畸形呢？在不同的阶段，我们可能会有不同的治疗选择。

例如A老师说："这个患者可以用Twin-Block前导下颌。"B老师却说："这个病例最好要用Vanbeek矫治器。"你就会有点懵，这两个病例看上去好像差不多，为什么两位老师用的工具不一样呢？究竟是为什么？所以我认为"十全十美·本末未"框架应用在早期矫治中非常贴切，能够指导大

家用动态的眼光看待生长发育，从而更好地确定矫治方案。

王璟：两位嘉宾都讲得非常好，不禁让我联想到《礼记·大学》中的一句话："物有本末，事有终始。知所先后，则近道矣。"万事万物都有其根本和末梢，我们在处理应对时，需要明确孰先孰后和孰本孰末，并加以区别对待。也就是，找到大树的根，即"十全十美·本末未"框架中的"本"。换言之，在整个诊疗过程当中，这些最基本的命题和假设是不能绕开、不能忽略，也不能删除的。医生也不能基于别人过往的经验直接套用在自己的临床病例中。我们需要去洞察和发现当下临床诊疗中的"本"到底是什么？

总结一下，放在"十全十美·本末未"框架下看早期矫治，临床诊疗中必须先找到每个病例的"本"。"本"是错𬌗畸形的病因和形成机制，是病例所处的生长发育阶段和特点，是整个诊疗过程中最基本的命题和假设，是"不能绕开、不能忽略、不能删除"的重要部分；"末"是不同类型错𬌗畸形的多样性表现，在临床上可能会存在某些相似的特点，如果一味套用过往的经验，治疗结果往往会变得不可控；"未"是病例生长发育及错𬌗畸形的发展，是对预后的评估，既有不干预的自由发展，也有不同阶段和治疗方案下病例的转归。心中有"本"才能应对形形色色的"末"，才能对预后的"未"有清晰的认识，才能针对不同的病因，在不同的阶段设定合适的目标，选择恰当的矫治时机和干预措施，从而达到理想的治疗结果。

（王璟　刘彧　邓潇）

1.2 "十全十美·本末未"框架之早期矫治全局管理体系

本书主创团队认为，"十全十美·本末未"框架之早期矫治全局管理体系，是在全局观下，通过引导儿童失衡的牙、骨、肌，恢复其正常发育轨迹的综合管理理念。牙齿和牙弓形态的失衡需要通过间隙管理来进行早期干预；上下颌骨的失衡可以通过矫形及功能矫治来进行协调；不良习惯等引起的肌功能失衡，则可以通过早期预防性、阻断性治疗及肌功能训练来改善。下文将以早期矫治的基础理论结合具体临床病例，应用"十全十美·本末未"框架之早期矫治全局管理体系，分别对应牙、骨、肌三维方向的管理进行系统性解析。

1.2.1 牙：间隙管理

间隙管理又被称为被动性咬合诱导，是预防错𬌗畸形的重要手段之一。间隙管理的目的是保持或恢复乳恒牙替换间隙，以降低错𬌗畸形的发生率，或降低错𬌗畸形的严重程度。良好的间隙管理可通过预防、阻断和矫治等方法促进牙列发育，建立良好的咬合关系，促进儿童颅、颌、𬌗的正常生长发育。替牙期儿童处于一个复杂多变的环境中，恒牙的萌出时间和顺序同时受遗传因素与环境因素的影响，存在个体差异性，儿童智力和心理成长也处于快速发育期，增加了管理难度[1-2]。

替牙期的间隙会随着邻牙的移动及周围软组织的功能异常运动而产生变化。而间隙的变化可能影响牙、𬌗、颌及面部的正常生长发育，甚至危害身心健康。替牙期间隙丢失会导致恒牙异位萌出及恒牙期矫治所需间隙不足，较多的间隙丧失甚至在恒牙期难以恢复；替牙期存在的咬合干扰所导致的牙周、牙体问题，可能在恒牙期时愈发严重，甚至于覆水难收；替牙期颌骨正处于快速生长改建期，若错过利用生长潜力协调上下颌骨关系的最佳时机，到恒牙期则只能通过减数拔牙掩饰治疗甚至正畸-正颌联合手术改善，事倍功半。

【知识补充包1】Hellman咬合发育阶段

Hellman[3]（1932）根据牙龄及牙列的生长发育动态变化，将牙列发育划分为5期10阶段（图1-2）。结合该方法与前述颅颌面部的发育特点，可对单纯年龄无法表述的个体牙𬌗发育提供参考和补充。面对复杂的生长发育过程和较大的个体化差异时，咬合发育与生长潜能的评估尤为重要。

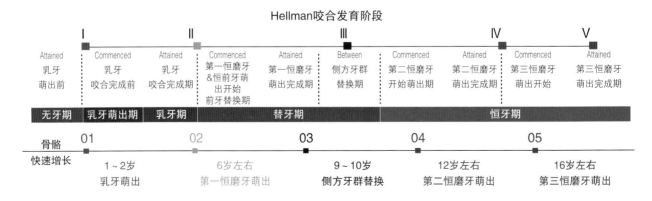

图1-2 Hellman咬合发育阶段（Attained：完成；Commenced：开始；Between：两者之间）

临床中早期矫治的患者多处于ⅡA～ⅢB期。

（1）乳牙咬合完成期（ⅡA期）： 2.5～3岁乳牙全部萌出，到6岁左右恒牙即将萌出之前。3岁以后，随着颅面和颌骨的发育，乳牙列发生如下的一些变化：

1）乳牙列出现生理间隙：包括灵长间隙和发育间隙。

2）牙弓的发育变化：乳牙咬合完成期的咬合关系相对比较稳定，而随着恒牙胚的发育及牙槽骨的生长，上下颌牙弓的宽度、长度均发生变化，这些变化主要表现在尖牙之间距离的增宽及第一乳磨牙前牙弓长度的减小。

3）第二乳磨牙终末平面：乳牙建𬌗初期，下颌牙弓处于稍远中位置，上下颌乳磨牙以同名牙尖相对。之后，因下颌牙弓前移的速度或移动量大于上颌牙弓，才逐渐建立中性关系[4]。上下颌第二乳磨牙远中面对第一恒磨牙的萌出有引导作用，与第一恒磨牙初期咬合关系的建立密切相关。

（2）第一恒磨牙或恒前牙萌出开始期（ⅡC期）： 6岁左右，第一恒磨牙及恒中切牙开始萌出。随着第一恒磨牙的萌出，颌骨的长度、宽度和高度以及牙弓都显著生长。第一恒磨牙的萌出不仅大大增加了咀嚼面积，还建立了支持颌间高度和保持上下颌牙弓近远中关系的主要支柱。

（3）第一恒磨牙萌出完成及恒前牙萌出期（ⅢA期）： 第一恒磨牙萌出结束，恒切牙相继萌出。牙弓长度、生理间隙及牙齿排列发生一系列变化。

1）尖牙间距增加：恒切牙萌出时（6～10岁），乳尖牙间距增大，上下颌平均增加为3.2mm。乳尖牙脱落、恒尖牙完全萌出时（11～14岁），上颌恒尖牙间距稍有增加，上颌平均为33.6mm，比乳牙列时增加4.8mm。下颌平均增加3.2mm。以上为男

性牙弓的变化。女性牙弓增长比男性小，上颌尖牙间距平均增加4mm，下颌尖牙间距平均增加2.5mm。

2）磨牙间距的变化：上颌磨牙间距在生长过程中均有所增加，而下颌磨牙间距无明显增加。

3）牙弓向前生长：在乳中切牙或恒中切牙的切缘唇侧，和两侧第二乳磨牙或第二前磨牙的远中面分别做一连线，通过两中切牙之间做直线与以上两连线垂直相交，这一垂线的长度即为牙弓长径，恒切牙萌出时上下颌牙弓长径稍有增加[4]，平均增加量约为上颌1.4mm、下颌0.1mm。这是因为恒切牙的萌出方向比乳切牙更向唇侧倾斜。

4）上颌恒切牙向远中萌出：中切牙初萌时，侧切牙牙胚位于中切牙牙根远中，中切牙呈现牙冠向远中倾斜状态，往往伴随中切牙牙间间隙。这种暂时性错𬌗在侧切牙萌出后常可自行纠正。同理，侧切牙萌出后牙冠向远中倾斜，则是由于尖牙牙胚位于侧切牙牙根远中。

5）下颌恒切牙拥挤现象：下切牙初萌时，常较为舌向倾斜，加之下颌牙弓尖牙段生长尚未完成，下前牙常表现为3mm以内的暂时性轻度拥挤，在舌体的作用下、下切牙唇倾及尖牙间距增加完成后，下切牙拥挤可自行缓解。

（4）侧方牙群替换期（ⅢB期）： 临床上将恒尖牙和第一前磨牙、第二前磨牙称为侧方牙群。侧方牙群的替换从9.5岁开始到12岁左右完成。下切牙的拥挤和上切牙的间隙在此时得到改善，牙齿排列趋于正常。

1）剩余间隙（Leeway Space）：剩余间隙上颌一侧平均为0.9mm，下颌一侧平均为1.7mm。剩余间隙的存在有利于第一恒磨牙在侧方牙群替换期建立正常的咬合关系。特别是终末平面垂直型关系的儿童，第一恒磨牙可以利用剩余间隙前移达到中

性咬合关系。

2）牙弓周长的变化：乳磨牙替换后恒磨牙前移到剩余间隙可使牙弓周长变短。尤其是下颌牙弓周长减小。5～18岁，下颌牙弓周长在女性减少约为4.5mm，在男性减少约为3.4mm。上颌牙弓周长的变化不明显。所以，乳牙龋病的预防与早期治疗非常重要，如有牙体缺损，应及时充填龋洞、修复牙冠；如发生乳磨牙早失应及时制作间隙保持器，防止远中磨牙，特别是第一恒磨牙前移，造成前牙拥挤和前突。

3）侧方牙群的替换顺序：侧方牙群的替换时间和顺序，对于牙齿的正常排列和咬合关系的建立非常重要。一般情况下，上颌恒牙侧方牙群的萌出顺序是4→3→5，下颌为3→4→5。如果上颌萌出顺序为5→4→3，第一恒磨牙可能前移过多，造成尖牙萌出位置不足而引起错𬌗畸形的发生。如果单侧替换过早，如替换顺序为3→4→5，或替换较晚，也会发生咬合异常。因此，间隙管理对于预防错𬌗畸形有着非常重要的意义。

1.2.2　骨：矫形治疗

儿童处于生长发育的活跃阶段，颅面骨骼及牙列咬合均处于动态变化的过程中。上颌骨的生长机制包括颅底向前下生长从而推移鼻上颌复合体向前下的被动性移位，以及上颌和鼻部的主动性生长。上颌骨的主要生长区包括鼻中隔、骨缝、上颌结节区、硬腭、上牙槽区。上颌骨存在4条骨缝：额颌缝、颧颌缝、颧颞缝、翼腭缝，骨缝的生长可使上颌骨长度和高度增长，骨缝的性质和特点决定了其在外力作用下可以发生改建，这是上颌骨矫形治疗的生物学和解剖学基础[5-7]。

下颌骨有两种生长方式，即软骨内成骨（如髁突）和骨膜内成骨（如下颌支、下颌体），下颌骨

生长包括同时发生的骨改建和骨移位。下颌骨的所有区域，包括髁突、下颌支和体部，可通过生长产生移位和改建，实现下颌骨三维方向的生长。下颌骨长度的增加通过下颌支前缘骨吸收和后缘增生新骨实现；而宽度的增加则通过下颌骨内侧面骨吸收和外侧面增生新骨实现。下颌骨前部在乳牙萌出后，宽度较少增加，下颌尖牙区宽度在11岁以后几乎无增加。下颌支高度增加主要靠下颌髁突的新骨生长，下颌支的喙突同时生长，使下颌骨高度增加；下颌体高度的生长，主要靠下颌牙萌出时牙槽突高度的增加及下颌骨下缘新骨的少量形成。垂直向生长在女性中可持续到12岁，在男性中可持续到15岁[5-6,8]。

【知识补充包2】改良颈椎分期法

颈椎骨在正畸患者常规拍摄的头颅定位侧位片中清晰可见，其大小和形态随年龄增长呈规律性改变。目前临床上最常使用的是改良颈椎分期法[6]，由Baccetti等学者[9]于2005年提出，将第2～4节颈椎骨形态变化作为骨龄指标，由此将生长发育划分为6个阶段（图1-3）。

CVS 1期：第2～4节颈椎椎体下边缘平坦，第3、4节椎体呈锥形，表明生长发育高峰最快在此2年后出现。

CVS 2期：第2节颈椎椎体下边缘略凹陷，第3、4节椎体呈锥形，表明生长发育高峰在此1年后出现。

CVS 3期：第2、3节颈椎椎体下边缘凹陷，第3、4节椎体呈锥形或水平向呈长方形，表明此阶段出现生长发育高峰。

CVS 4期：第2～4节颈椎椎体下边缘凹陷，第3、4节椎体水平向呈长方形，表明生长发育高峰在

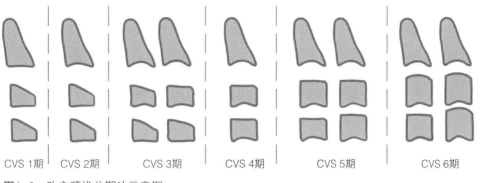

| CVS 1期 | CVS 2期 | CVS 3期 | CVS 4期 | CVS 5期 | CVS 6期 |

图1-3　改良颈椎分期法示意图

此阶段结束或在此阶段前的1年内已经结束。

CVS 5期：第2～4节颈椎椎体下边缘凹陷，第3、4节椎体至少有一个呈正方形，表明生长发育高峰在此阶段1年前结束。

CVS 6期：第2～4节颈椎椎体下边缘凹陷，第3、4节椎体至少有一个垂直向呈长方形，表明生长发育高峰至少在此2年前结束。

1.2.3　肌：平衡理论

著名解剖学家Harry Sicher[10]曾说过："如果肌肉与骨骼发生矛盾，胜利的一方一定是肌肉（Whenever there is a struggle between muscle and bone, muscle wins）。"近藤悦子[10]的"肌肉胜利"理论指出："舌肌、口周肌、咀嚼肌、颈部肌和呼吸的正常功能对牙齿与颌骨的最终位置以及面部组织结构的平衡有重要作用。"因此咬合诱导的过程中，所面临的挑战不仅仅是通过高效的矫治器将牙齿移动到预期的位置，真正的挑战是如何在不损伤牙齿和支持组织健康的同时，还能充分保持牙齿和周围组织结构的新平衡。

咀嚼、吞咽、发音是口腔的基本功能，而以舌肌为代表的口腔肌群，其功能与咬合密切相关，与牙弓、牙槽骨形成正常形态息息相关。舌体与口周肌力量的平衡协调，对牙轴方向和正常𬌗的建立起到至关重要的作用。舌体运动与固有口腔的容积及呼吸方式也有密切关系。当固有口腔空间宽大、舌体运动不受限、呼吸道通畅时，更容易建立口唇闭合状态的鼻呼吸功能。当固有口腔空间相对狭窄时，则可能诱发不良舌习惯，继而影响咬合及颌骨的发育。同样，正常鼻呼吸功能也是改善咬合以及获得矫治后稳定的关键[11]。

【知识补充包3】
颅颌面生长基本结构及发育阶段

口腔颌面部发育作为胚胎发育的一部分，与颅部发育密切相关[5]。胚胎第3周时，头部开始形成，颅部由颅脑和颅面形成，交界处为颅底，颅底有个重要的结构——软骨联合，软骨联合在颅脑发育的推动下，逐渐生长改建，从而推动着颅面部的生长。这个阶段对于颅面部生长发育而言主要是被动生长，是无法干预的。

出生后，呼吸、咀嚼、吞咽等功能运动让呼吸系统和肌肉开始运行并发挥作用，颅面骨骼随之改建。在此阶段颅面骨骼自身的生长是被动生长，受到呼吸状态以及肌肉的力量产生的颅面部生长发育为主动生长。颅部在出生后至5岁时继续迅速生长，尤以1~2岁增长快速，5岁后生长速度逐渐减慢，6岁后颅骨体积已达到成人的90%，直至成年生长基本完成[5,12]。

6~7岁时腺样体增殖达到顶峰，若腺样体肥大造成阻塞性睡眠呼吸暂停综合征或者口呼吸等不良习惯，会打破面部的肌肉平衡，对颌骨的发育造成影响[13]。

面部从出生到5岁时生长最快，此后，生长速度明显减慢，直至青春期前再次加快形成生长高峰期，之后生长速度又下降，直至生长停滞。一般女性在16岁左右、男性在25岁左右面部发育基本完成[6]。当后牙完成替换，最终咬合形成，颅面部生长发育进入平稳状态。在整个面部发育过程中，上下颌骨的生长是活跃的交替生长，此阶段需要我们主动调整，协调肌肉、颌骨和牙齿[5-6,12]，以建立正常而和谐的面型及咬合。

同年龄的不同个体，在生理上、精神上的生长发育阶段存在个体差异性，需要对其进行个体的生长发育状态预测[5]。除了年龄外，确定患者的骨龄和牙龄，可以明晰个体生长发育的真实情况是否与牙殆发育相匹配，从而可以判断患者是否需要进行间隙管理或者咬合诱导。以该患者为例（图1-4），8岁男孩，主诉牙齿不齐。

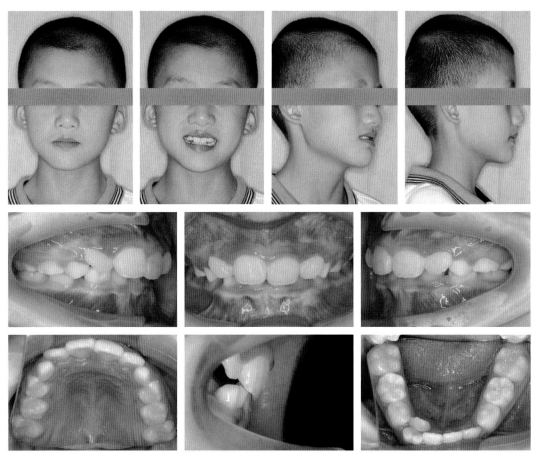

图1-4　治疗前面像和口内像及影像学资料

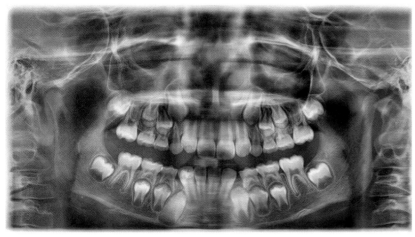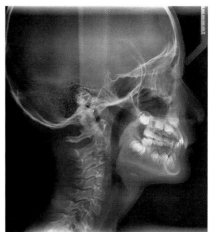

图1-4（续）

治疗前需明确的诊断清单如下：

1）时机：①患者的骨龄与牙龄，是否与牙殆发育相匹配；②该发育阶段是否需要间隙管理与颌骨矫形治疗。

2）不良习惯/其他：①病史采集及临床检查应明确患者有无口腔不良习惯；②上下颌牙列是否存在间隙丧失或者拥挤。

3）间隙管理"本末未"：①患者处于"十全十美·本末未"框架中的哪个阶段；②病因以及发病机制；③具体的治疗方法。

4）上下颌骨：上下颌骨的三维向生长是否存在不协调，是否需要提前干预。

掌握前述理论知识将利于临床医生进行治疗时机分析：

该患者分析如下：①处于替牙期，CVS 2期，Hellman ⅢA期，年龄、骨龄与牙殆发育基本匹配；②该发育阶段适合间隙管理与必要的颌骨矫形治疗。在后文中将应用"十全十美·本末未"框架对该病例进行标准化流程应用解析。

（邓舒文　刘人恺）

1.3　间隙管理

1.3.1　常用的间隙分析法

在错殆畸形的早期诊断中，鉴别牙列拥挤是暂时性还是永久性，对于制订治疗方案至关重要。替牙期暂时性牙列拥挤的鉴别诊断主要采用模型分析法，如果模型分析显示现有牙弓长度等于或大于后继恒牙的牙冠总宽度，则恒牙列不会出现拥挤现象，注意替牙列早期患者牙弓宽度尚未发育者，下切牙牙冠舌向萌出且轻度拥挤不齐，属暂时现象。如无其他环境因素干扰，下切牙常可随舌体功能活动的压力自行向唇侧及远中移动而自行排齐，故称为暂时性牙列拥挤，应定期观察而不必急于矫治[6]。

如果通过模型分析显示现有牙弓长度小于后继恒牙的牙冠总宽度，可诊断为牙列拥挤，一般将其分为轻度、中度、重度，再根据情况酌情处理。

临床上常对未萌尖牙及前磨牙的近远中径（侧方牙群宽度）进行估算、分析其所需间隙大小，以确定是进行非拔牙矫治还是序列拔牙矫治。例如可利用Nance分析法、Moyers概率表或Tanaka-

Johnston预测方程进行牙列间隙的评估和牙齿大小的预测，分析现有牙弓长度与应有牙弓长度的关系，拥挤量=应有牙弓长度-现有牙弓长度。

1）Nance分析法是Nance[14]在1947年提出的，该分析法是使用萌出的下颌恒切牙的近远中宽度与未萌出的恒尖牙和前磨牙的估计近远中宽度的总和，可在X线片上测量牙齿并通过使用简单的比例关系调整放大倍数；或根据预测表估计未萌出的牙齿的大小；或组合使用两种方法。

2）Moyers概率表是Moyers[15]在1972年以北美白种人作为样本提出的概率表，并在1988年对该表进行性别分类修订。Moyers法是以下颌恒切牙总宽度为预测基量，对替牙期儿童上下颌未萌侧方牙群牙冠近远中宽度总和进行预测。

3）Tanaka–Johnston预测方程是Tanaka和Johnston[16]在1974年以北美白种人为样本建立的基于下颌已萌切牙宽度预测上下颌未萌侧方牙群近远中径的两个回归方程，上颌：Y=0.51X+10.41，下颌：Y=0.54X+9.18。为了便于临床使用，将上述两个回归方程简化为：上颌为Y=0.5X+11，下颌为Y=0.5X+10.5。X代表下切牙的总宽度，Y代表尖牙、第一前磨牙、第二前磨牙的总宽度。

1.3.2 应用"十全十美·本末未"框架进行间隙管理

"本"——维持间隙：固本强基，未来可期。

"末"——重获/创造间隙：枝干形态初显时，抓住机会及时处理。

"未"——运用"全局之眼"和"动态之眼"，进行不同阶段的咬合发育管理。

1."本"——维持间隙：固本强基，未来可期

替牙期至恒牙列（不包括第三磨牙）建𬌗完

成前的这段时期，及时去除影响牙（包括乳牙及恒牙）、牙槽骨和颌骨等正常生长发育变化中的全身及局部不良因素，从而使牙列顺利建𬌗，颌骨正常发育，颜面协调生长，颌面部各器官功能健全，儿童心理发育健康[6]。

保持替牙间隙对于替牙期非常重要。

预判患者间隙丧失量小于2mm时可选择保持间隙，通过在乳牙早失部位戴入间隙保持器，维持早失牙的近远中距离，以利于恒牙正常萌出。间隙保持器的种类繁多，按照摘戴形式可分为固定式、活动式。固定式无需自行取戴，但无法保持缺隙处的垂直距离和恢复咀嚼功能。活动式间隙保持器不仅可维持早失牙部位的近远中距离，还可维持其垂直距离、恢复咀嚼功能，但患者可自行摘戴活动式间隙保持器，因此需要患者的高度配合，且需根据牙弓的生长定期更换[2,6]。

（1）间隙保持器的种类[17]

1）固定式间隙保持器

a.带环及全冠丝圈式间隙保持器：适用于单侧第一乳磨牙早失的患者；第一恒磨牙萌出完全后，单侧第二乳磨牙早失的患者或者双侧各有单颗乳磨牙早失，用其他间隙保持装置困难的患者。当乳磨牙龋坏修复中需使用金属预成冠，而邻牙早失需要间隙保持时，可在金属预成冠上焊接丝圈制作全冠式丝圈间隙保持器（图1–5）。

b.下颌舌弓式间隙保持器：适用于双侧下颌第二乳磨牙或第一恒磨牙存在、多颗乳牙早失的情况，也可用于近期有个别继承恒牙即将萌出但仍需保持牙弓长度者；或用于无法配合使用活动式间隙保持器的患者。但在下颌恒切牙未完全萌出前不建议使用，以免影响其萌出与正常排列。Ahuja系统评价显示下颌舌弓式间隙保持器可有效控制下颌磨牙及切牙的垂直向

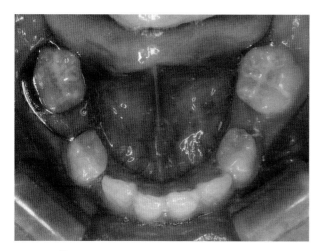

图1-5 带环丝圈式间隙保持器

位置[18]（图1-6）。

c.上颌横腭杆式间隙保持器（Transverse Palatal Arch，TPA）：横腭杆式间隙保持器一般用于双侧上颌第一恒磨牙或第二乳磨牙存在的多颗乳牙早失的患者。该保持器可以对上颌磨牙间宽度进行少量调节，体积小，便于清洁，但支抗相对弱，无法阻挡缺隙近中的基牙向远中倾斜，且缺隙侧远中的基牙可能向近中倾斜[19]（图1-7）。

d.Nance弓（腭托）式间隙保持器：通过前方的Nance托抵住上腭前部黏膜，从而加强保持器的支抗与稳定性，使间隙维持效果更好。缺点是不易清洁，容易堆积食物残渣与菌斑造成腭部黏膜炎症[20]，但一般来讲，拆除后1周黏膜即可恢复正常。Martín-Vacas等[20]的对比研究发现，横腭杆式间隙保持器组的剩余间隙丧失大于Nance弓式间隙保持器。因此，临床上如需较大支抗阻止第一磨牙近中移动，可联合使用Nance弓+上颌横腭杆式间隙保持器来协同治疗（图1-8）。

e.远中导板式间隙保持器：适用于第二乳磨牙早失而第一恒磨牙尚未萌出的病例，需要在X线片的指引下制作并调节导板[2]（图1-9）。

远中导板式间隙保持器存在断裂和感染的潜在风险，患有血液系统疾病、免疫抑制、先天性心脏病、风湿病及糖尿病者不宜使用，远中导板式间隙保持器在引导第一恒磨牙萌出方面效果明确。

2）活动式间隙保持器

活动式间隙保持器适用于多颗乳前牙缺失或

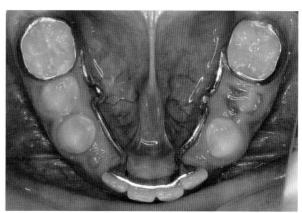

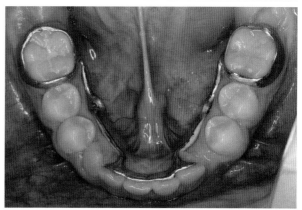

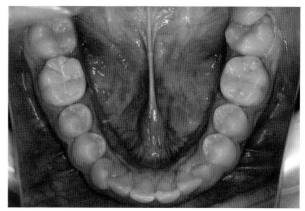

图1-6 下颌舌弓式间隙保持器

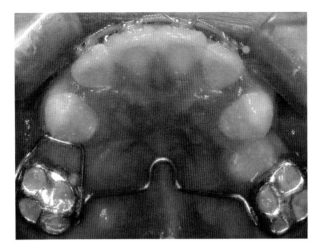

图1-7　上颌横腭杆式间隙保持器

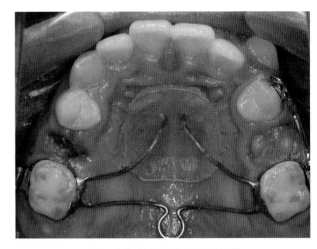

图1-8　Nance弓+上颌横腭杆式间隙保持器

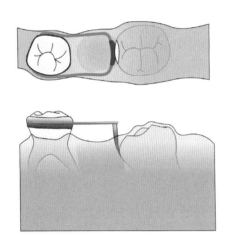

图1-9　远中导板式间隙保持器示意图

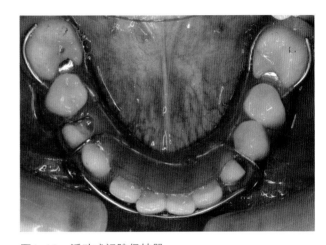

图1-10　活动式间隙保持器

两颗以上单颌乳磨牙缺失或单颌两侧乳磨牙缺失者，能恢复患者的美观、语言和咀嚼等功能[2]（图1-10）。

活动式间隙保持器的基托外形线及内侧形态应随着患者的年龄增长进行相应的调整，可每6～12个月根据情况更换保持器。继承恒牙萌出前约8个月，前庭沟处牙槽嵴膨隆明显，应进行相应的调改或衬垫，以利于恒牙萌出。

（2）各类间隙保持的选择建议

1）单颗乳磨牙早失（单颗第一乳磨牙早失或单颗第二乳磨牙早失），两侧邻牙存在，建议使用丝圈式间隙保持器。

2）单颗第二乳磨牙早失，第一恒磨牙尚未萌出

a.第一恒磨牙尚未萌出，第二乳磨牙拔除后牙槽窝已经愈合，可选择活动式间隙保持器，远中使用鞍式基托抵住第一恒磨牙的膨隆。

b.第一恒磨牙尚未萌出，而第二乳磨牙拔除后伤口未愈合，或尚未拔除第二乳磨牙，可选择远中导板式间隙保持器，在刚拔除第二乳磨牙、牙槽窝尚未愈合时，戴入口内。

3）多颗乳磨牙早失

a.单颌双侧分别有1颗乳磨牙早失，两侧远端邻牙存在，可视情况选用舌弓式间隙保持器或者Nance弓式间隙保持器、活动式间隙保持器。

b.单颌2颗及以上乳磨牙早失，可摘式、舌弓式或Nance弓式三者均可使用。

4）乳切牙早失，间隙变小或消失的可能性较小，为恢复美观和发音等功能，可选用活动式间隙保持器。

5）乳尖牙早失，可使用舌弓式或Nance弓式间隙保持器。

2. "末"——重获/创造间隙：枝干形态初显时，抓住机会及时处理

对于间隙丧失，牙弓长度减小，可以通过重获/恢复间隙的方式，重新取得早失的间隙，或改善继承恒牙萌出位置，从而达到解除拥挤，纠正磨牙关系，恢复磨牙中性的目标，这是管理建𬌗的重要治疗方式之一。

（1）重获间隙

间隙不足需要重获/恢复时可以利用的间隙有：①生长潜力；②剩余间隙（下颌单侧剩余间隙一般为1.7~2.0mm，上颌单侧剩余间隙一般为0.9~1.0mm）[1,3]。

间隙不足病例预后与当前侧方牙群的完整性和拥挤度有关。侧方牙群替换越多，潜在生长越小，相应能解决的拥挤越小。牙量骨量严重不调、拥挤度大于10mm时，需进行全面检查分析是否可从牙弓宽度、长度上重获间隙，评估后期是否需要拔牙矫治，如需拔牙矫治，一般不需要重获间隙[8]。

重获间隙可使用固定式矫治器和可摘式矫治器。采用固定式矫治器恢复间隙后需要进行适当的间隙保持。

1）固定式间隙恢复矫治器：如果缺隙两侧邻牙均向缺隙侧移动，则可利用螺旋推簧拓展间隙。常用矫治器有滑动式、锁式、带环U型曲式或片段弓式等恢复间隙矫治器。若仅缺隙侧远中牙齿向近中倾斜，则推牙齿向远中直立。应根据患者生长型、后牙邻接关系、拥挤度、前牙唇倾度、骨量及侧貌等情况，选择合适的方式。常用矫治器有带Nance托的推磨牙向远中矫治器、Pendulum式矫治器、Distal-jet矫治器、2×4局部固定式矫治器等。

2）可摘式间隙恢复矫治器：可摘式间隙恢复矫治器可在矫治器上使用指簧、纵簧、橡皮圈、螺旋弹簧、唇挡、口外弓等装置辅助移动牙齿，同时兼具恢复间隙和维持间隙的作用。

（2）创造间隙

创造间隙可用于中度间隙不足，尤其是乳尖牙区宽度不足的患者。可通过牙弓前段宽度扩展、推磨牙向远中、唇倾前牙、拔除乳尖牙等方法创造新的牙弓间隙[1]。

1）牙弓宽度扩展：在替牙列早期，由于下颌乳尖牙向远中的灵长间隙移动，因此尖牙间宽度有显著增加。而上颌宽度在替牙列早期最大增长量发生于上颌中切牙萌出时，从乳牙期更替到替牙列早期，随着尖牙区域的骨沉积，尖牙间宽度将增加约2mm[21]。町田幸雄[22]的研究也指出，在恒尖牙出龈1年前开始，颊侧牙槽嵴间宽度急剧增加，出龈时又大幅减小，与牙龄的变化趋势一致。因此，替牙列早期若由于口腔不良习惯等原因造成牙弓宽度缩窄致使乳尖牙区宽度不足、间隙不足，建议通过扩大后段牙弓来获得前牙排齐所需的间隙，以恢复乳尖牙区的合适宽度。牙弓宽度扩展可通过各种方式的扩弓达到目的，此外，直立舌倾的后牙也可牙性扩展牙弓，但需要影像学诊断的支持，通过颊向

倾斜上颌后牙使牙弓宽度增加，一般每侧可获得1～2mm间隙。临床常用的矫治器为螺旋扩弓分裂基托活动矫治器、四眼圈簧扩弓矫治器，也可同时配合局部固定矫治，通过扩展弓丝或配合扩弓辅弓进行。

矫形扩展：针对骨性牙弓狭窄的矫形扩展为扩展上颌腭中缝，促使该部位结缔组织被牵张，刺激新骨在骨缝处沉积。

功能性扩展：当牙弓内外的颊肌、舌肌出现功能异常，影响牙弓宽度生长发育时，可使用肌功能训练器或功能矫治器进行功能性扩展。有吮颊习惯的患者，可使用颊屏去除颊肌对牙弓的压力，在舌体的作用下使牙弓宽度增加。同时配合肌功能训练破除不良习惯、建立良好口面肌平衡。

下颌牙弓可通过牙齿的FA点与WALA嵴的差值来判断所需的牙弓宽度扩大量。常用矫治器为Schwartz矫治器。不论上颌还是下颌，牙弓宽度扩展完成后均需要保持[23]。

2）牙弓长度扩展——推磨牙向远中

适应证：①磨牙近移导致的间隙丢失，轻中度3～5mm间隙丧失；②第一磨牙因乳牙早失近中倾斜；③前牙直立、舌倾，前牙无唇倾代偿的患者。

替牙期可选支抗：无松动度的第一乳磨牙和第二乳磨牙或牙根发育2/3以上的第一前磨牙和第二前磨牙、口外支抗（头枕、颈支抗）、上腭黏膜。

注意事项：①需要选择合适的时机和支抗方式；②必须有足够的支抗牙对抗推磨牙向远中带来的切牙唇向移动；③上前牙唇倾患者慎用口内支抗推磨牙向远中；④当支抗牙不足时可以先进行间隙保持，防止间隙进一步地丢失，静待前磨牙萌出后、支抗充足时再进行推磨牙向远中。

3）牙弓长度扩展——唇倾前牙：唇倾前牙适

用于切牙较为直立或舌倾、覆𬌗较深、上下颌骨或牙槽骨无前突、侧貌较直立或微凹、鼻唇角正常或略大、唇侧骨板丰满者。可利用舌簧在上前牙舌侧牙颈部加力，或局部固定矫治时通过垂直曲加力或在颊面管近中弯制Ω曲，使弓丝前端与牙面离开1mm，前牙唇向移动。一般前牙唇倾1mm可获得2mm间隙。

4）序列拔牙：序列拔牙是指按顺序主动拔除乳尖牙、第一乳磨牙及第一前磨牙，以利于恒牙顺利地萌出及排列整齐的方法[2]。拔除乳尖牙后上下颌放置Hawley保持器或固定式舌弓保持第一磨牙的位置[3,24]。通常用于需要间隙大于7mm的骨性Ⅰ类安氏Ⅰ类患者，实施前，应综合考虑患者侧貌、磨牙关系、覆𬌗覆盖等，仔细进行牙弓长度分析，慎重进行治疗决策[3,24]。每年需定期复查拍X线片、制取模型来对牙弓进行全面分析及判断后续治疗。一般需要二期矫治以获得更好的咬合与排列。

3."未"——运用"全局之眼"和"动态之眼"，进行不同阶段的咬合发育管理

（1）替牙期的防治重点

管理乳恒牙萌替，及时治疗乳恒牙邻面龋坏；对于乳牙早失、乳牙异常脱落、恒牙萌出异常导致间隙减少的情况，需根据缺牙的时间、部位、咬合关系，针对性地进行间隙管理；及时处理牙萌出异常（个别牙反𬌗、异位萌出、阻生牙）；发现并及时阻断不良习惯；及时去除咬合干扰因素；必要时行功能矫治及矫形治疗。

（2）替牙期间隙管理的注意事项

替牙期间隙管理需要定期复查，如发现矫治器刺激黏膜、移位或限制牙弓发育时，需及时调磨对应的基托组织面或拆除矫治器后重新制作，以免引发软组织炎症、影响恒牙萌出及牙弓生长发育。可

定期拍摄X线片以了解乳牙牙根吸收情况、恒牙胚发育及萌出情况。仅需观察或维持的患者一般3~6个月复查一次。需要加力的患者视具体情况决定复诊时间。佩戴矫治器的患者需注意口腔卫生并保持口腔健康。有肌功能异常或不良习惯的患者需要配合肌功能训练及破除不良习惯的矫治。

（陆珮珺　邓舒文　王璟）

1.4 颌骨矫形治疗的基础

1.4.1 上颌骨水平向发育及调控

腭中缝是上颌宽度生长的重要结构，也是进行上颌扩弓的生理基础。Hesby等[25]对同一患者不同年龄上颌牙弓宽度进行纵向研究显示在7.6~16.5岁时，上颌中部牙槽骨以及双侧颧弓宽度分别增加5mm和6mm，宽度的增长速度随着年龄增长而降低。

腭中缝随着生长发育逐渐融合，其骨化过程始于边缘的骨棘和"骨岛"，从后部逐渐向前发展。8~10岁时骨缝尚宽且曲度较小，具有较大的扩弓潜力，上颌在7~11岁期间加速生长，因此，建议扩弓治疗在腭中缝尚未闭合的生长期进行[26]。腭中缝的成熟和融合是个长期的过程，生长发育因人而异，准确判断个体腭中缝的钙化程度，对后续选择合适的治疗方法至关重要。

Angelieri等[27]分析了成年人腭中缝的CBCT影像学表现，研究显示12%的受试者（18~66岁）腭中缝未融合，可见生理年龄并非腭中缝成熟阶段判断的显著预测因素。因此成年人进行上颌快速扩弓（Rapid Maxillary Expasion，RME）或手术辅助快速扩弓前，建议先进行CBCT影像学检查，以评估个体的腭中缝成熟度。

Angelieri等[27]的研究将腭中缝成熟过程分为A~E期5个阶段（图1-11）：A期呈一条平直的高密度线；B期呈一条不规则波浪形高密度线（或部分区域可见两条靠近的波浪形高密度线）；C期可见两条波浪形高密度线彼此靠近，贯穿硬腭中央前后；D期硬腭后部骨缝已融合，前部可见未融合骨缝；E期腭中缝完全融合。这是目前临床上评估个体腭中缝发育阶段应用最为广泛的方法。

研究认为在A-B期使用传统RME进行扩弓，会比在C期时阻力更小，并产生更多的骨性扩弓效应。C期腭部融合可能即将开始，此时应根据情况选择是否进行RME。腭中缝的成熟从口腔后部向前，在硬腭后部骨缝已融合的D期使用RME可能会造成后部区域的扩展失败。D-E期的患者腭中缝已经部分或完全融合，使用传统扩弓技术难以打开腭中缝[27]。近年来，对于手术辅助快速扩弓（Surgically Assisted Rapid Palatal Expansion，SARPE）、微种植钉辅助快速扩弓（Miniscrew Assisted Rapid Palatal Expansion，MARPE）、上颌骨性扩弓器（Maxillary Skeletal Expander，MSE）等技术和产品的研究与发展，扩大了上颌扩弓技术的适用人群。对于腭中缝已经完全融合的青少年及成人患者，具有效果明确、稳定性好的优

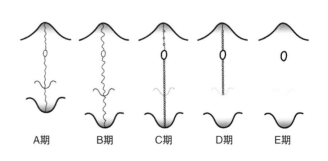

A期　　B期　　C期　　D期　　E期

图1-11 腭中缝成熟过程分期

势。其中，手术辅助快速扩弓（SARPE）尽管快速有效，但由于手术创伤、费用及术中、术后并发症等问题，令许多患者及家属心理上难以接受[28-29]。而微种植钉辅助快速扩弓（MARPE）利用微种植钉作为腭部支抗，使扩弓器的矫形力直接作用于基骨，打开骨缝促进腭中缝处新骨沉积，从而实现上颌腭部的扩宽。研究发现，微种植钉辅助上颌快速扩弓能有效扩大年轻成人的腭中缝，并可获得较好的骨性效应和稳定性[30-32]，但也需注意，年龄越大，骨性扩弓获得的宽度越少，不应无限制扩宽适应证。然而，作为一种有创的新技术，同样也面临微种植钉植入手术存在的问题。因此，应根据上颌宽度发育不足患者的不同特性选择不同的上腭扩展技术。

1.4.2　下颌骨的生长发育及调控

下颌骨有两种生长方式，即软骨内成骨和骨膜内成骨。下颌骨是出生后颅面部生长潜力最大的骨骼。下颌骨相对于颅底向下、向前移动，但是髁突的生长方向是向上、向后的，是出生后生长的主要驱动。下颌骨长度的增长，依靠下颌支前缘骨吸收、后缘增生新骨来实现，为下颌牙列的发育及萌出提供间隙；下颌骨宽度的增长来自下颌骨颊侧的骨沉积与舌侧的骨吸收；下颌骨高度的增长则来自髁突新骨的形成、下颌下缘少量新骨形成以及下颌牙槽骨的增高。其中，下颌支的生长主要来自髁突，向上、向后生长的髁突推动下颌骨相对于颅底向下、向前移动，是出生后下颌生长的主要驱动。总之，下颌骨的所有区域，包括髁突、下颌支和下颌体，都通过生长产生了移位和重塑，从而实现下颌骨三维方向的生长[5,33]。

下颌骨的生长区包括下颌体、下颌角、颏部、下牙槽以及颞下颌关节区。下颌体的扩大通过颊侧

表面的骨沉积产生，每年有 $2\sim3mm$ 的增长；下颌角由出生时较钝的角，随着生长发育以及咀嚼运动的刺激逐渐变锐，到老年时又变成钝角，生长改建过程较为缓慢；下颌髁突软骨属于继发性软骨，是下颌骨矫形治疗的生物学基础，可以受周围环境因素、功能因素、生长因子的影响从而发生适应性改建。当双侧髁突生长不足时，下颌向后下旋转，造成前牙开𬌗；当一侧髁突生长不足时，下颌则会不对称生长，旋转偏向患侧，造成面部不对称、咬合偏斜[12]。

1.4.3　应用"十全十美·本末未"框架进行生长改良

"本"——辨别功能性、牙性及骨性因素，积极阻断或干预，把握治疗时机。

"末"——矫形治疗，引导颌骨正常发育。

"未"——预测未来生长趋势，综合考虑患者实际情况，多学科协作和合作。

1. **"本"——辨别功能性、牙性及骨性因素，积极阻断或干预，把握治疗时机**

当替牙期患者出现明显的功能异常，或者出现乳牙早失、滞留，恒牙早萌、迟萌、萌出方向异常、萌出顺序异常以及牙量骨量不调、牙龄骨龄不调等情况，可造成各种错𬌗，甚至造成严重的后果，需要早期矫治积极阻断或干预。

在考虑进行生长改良治疗前，需牢记《当代口腔正畸学》提到的3个重要原则：①太晚进行生长改良将不起作用；而过早开始治疗，则会延长治疗周期。②3个空间平面的生长发生在不同的时间。③儿童治疗依从性受他们成熟阶段和医生要求做的事情的难度影响[12]。然而，由于儿童可能不只需要生长改良，还需要牙齿、牙列的咬合管理，因此应针对影响功能、牙体、牙周健康的问题进行时间统筹安

排，在儿童生长发育的合适时机进行咬合管理及生长改良[3]。

2. "未"——矫形治疗，引导颌骨正常发育

除功能性及牙性因素外，部分替牙期错𬌗畸形还存在明显的骨性因素，这些骨性因素部分来源于遗传或先天性疾病，部分则为后天继发于功能性、牙性错𬌗或口周肌肉功能的紊乱。对于早期骨性畸形，在纠正功能性及牙性因素的基础上，常可采取生长改良措施引导颌骨发育，尽量达到上下颌骨协调的目的。颌骨的矫形治疗包括上颌牙弓水平向宽度的矫形扩展、发育不足的上颌骨的生长促进以及发育不足/后缩下颌的生长促进。

3. "未"——预测未来生长趋势，综合考虑患者实际情况，多学科协作和合作

大部分生长改良矫治器的戴用不适感较强，需要患者有良好的依从性，疗效也常依赖于个体的机体反应及患者自身的配合。对于部分严重的，特别是有先天遗传因素的骨性错𬌗，即便患者按时戴用矫治器，也未必能取得良好的疗效，可能仍需成年后配合正颌手术治疗，从这个意义上讲，此类骨性畸形也可不进行早期干预。因此，需要临床医生进行鉴别诊断，预测未来生长趋势，与患者及家属进行充分的沟通，选择是否开展以及如何开展早期矫治[34]。

（邓舒文　李旬）

1.5　不良习惯

1.5.1　常见口腔不良习惯基础知识

口腔不良习惯可因疲倦、饥饿、不安全感、扁桃体肥大、鼻气道阻塞等复杂的生理、心理因素所引起，是一种儿童无意识行为，口欲期儿童高发，一般会随着儿童的成熟与认知的提高而自行戒除，

然而若不良口腔习惯长期存在，则可能导致错𬌗畸形。不良习惯可导致口颌系统在生长发育过程中受到异常的压力，破坏正常肌力、咬合力的平衡与协调，从而造成牙弓、牙槽骨及颌骨发育和形态的异常。口腔不良习惯持续的时间越长，错𬌗畸形发生的可能性和严重程度就越大。因此，尽早破除不良的口腔习惯、阻断畸形的发展十分必要[6,35]。

2～3岁后，任何口颌不良习惯都应积极干预（表1-1）。

1.5.2　应用"十全十美·本末未"框架进行不良习惯的治疗

"本"——尽早破除不良习惯，处理"病因"。

"末"——配合间隙管理和矫形治疗，引导牙颌面正常生长发育。

"未"——结合遗传、骨面型，客观分析和评价早期矫治的效果及后续治疗的必要性。

1. "本"——尽早破除不良习惯，处理"病因"

以舌习惯为例，若早期发现不良舌习惯，且还未形成牙颌面畸形，可以进行预防性矫治。治疗方法包括教育儿童改正不良吞咽和吐舌习惯，教导患者正常的吞咽方法；治疗扁桃体肥大、慢性扁桃体炎、佝偻病等相关疾病；必要时可制作固定式或活动式舌刺、舌栅、唇挡或颊屏，破除伸舌吞咽和吐舌习惯，同时训练正常的吞咽动作。舌位高低对于错𬌗畸形的形成、治疗及保持的影响将在本书第3章进行阐述。

2. "末"——配合间隙管理和矫形治疗，引导牙颌面正常生长发育

若口腔不良习惯已经导致牙齿、牙弓、颌骨的发育和形态异常，则需要进行阻断性治疗，引导牙

表1-1　常见口腔不良习惯及破除方法

不良习惯	类型	机制	结果	破除方法
吮咬习惯	吮咬拇指	拇指放在上下前牙之间	上切牙前突、下切牙内倾、前牙开𬌗、牙弓狭窄、腭穹隆高拱	腭网、唇挡丝、唇挡、颊屏
	吮咬其他手指	下颌引导向前而使下颌过度前伸	对刃或反𬌗	腭网、唇挡丝、唇挡、颊屏
	吮咬下唇	上牙咬下唇、上前牙舌侧压力过大	上前牙前突，下切牙内倾	腭网、唇挡丝、唇挡、颊屏
	吮咬上唇	下前牙反咬上唇	前牙反𬌗	腭网、唇挡丝、唇挡、颊屏
	吮咬颊	吮吸颊部，牙弓颊侧压力过大	上下颌牙弓狭窄，或形成后牙开𬌗	腭网、唇挡丝、唇挡、颊屏
	咬物	咬铅笔、咬袖、啃指	局部小开𬌗	腭网、唇挡丝、唇挡、颊屏
舌习惯	吞咽习惯	舌伸入分离的上下颌牙弓之间，唇舌配合完成吞咽	可呈现为双牙弓前突、前牙开𬌗等表现	腭刺、腭网或腭屏破除习惯训练正常的吞咽动作
	吐舌习惯	舌放在上下前牙之间	前牙开𬌗，开𬌗间隙多呈与舌外形一致的楔形间隙	腭刺、腭网或腭屏破除习惯训练正常的吞咽动作
口呼吸习惯	口呼吸习惯	因慢性鼻咽部疾病使呼吸道阻塞而长期部分或全部口呼吸	口角下垂，面下1/3变长，舌下降，开唇露齿，上唇短，下唇外翻，上前牙前突，上颌牙弓狭窄，腭穹隆高拱，下颌向下、向后旋转	前庭盾训练鼻呼吸习惯
偏侧咀嚼习惯	偏侧咀嚼习惯	因龋坏疼痛或残根残冠，长期一侧后牙咀嚼食物，导致功能侧发育过度，废用侧发育不足	面颊部左右不对称，咬合时下颌偏向一侧，颏点及中线偏斜	综合治疗训练双侧咀嚼
不良姿势	托腮等	长期托腮、偏侧睡眠、高低肩、盆骨偏斜等中轴偏斜问题，导致头颈部肌肉不对称	面部偏斜	纠正不良姿势

颌面正常生长发育，降低错𬌗畸形的严重程度，促进儿童身心健康发展。

以舌习惯为例，除了健康宣教和舌肌功能训练，还应注意通过阻断舌进入上下前牙间的空隙区，促进正常咬合及正常舌位的建立，以纠正开𬌗。此外，闭唇练习有助于重建口腔内外平衡，对矫治不良习惯导致的牙间隙也有积极作用[36]。

以吮指为例，如已经造成继发性错𬌗畸形，则应在去除病因的前提下，在恰当的时机使用合适的正畸手段进行矫治[37]。

对处于生长发育高峰期或高峰前期的儿童，可使用肌激动器（Activator）、双𬌗垫矫治器（Twin-Block）等功能矫治器或带下颌前导功能的隐形矫治器等前导下颌，早期矫治下颌后缩；对于乳牙期前牙反𬌗，可使用𬌗垫式双曲舌簧矫治器早期解除前牙反𬌗；对于替牙期功能性前牙反𬌗，可采用相应的功能性矫治器纠正前牙反𬌗；而对于上颌水平向发育不足者，可在乳牙列晚期或替牙列早期进行快速扩弓。

总之，当口腔不良习惯已造成错𬌗畸形，则需根据儿童已形成的错𬌗畸形综合诊断，制订针对牙、骨、肌的综合管理方案进行治疗，而并非单纯阻断口腔不良习惯。

3. "未"——结合遗传、骨面型，客观分析和评价早期矫治的效果及后续治疗的必要性

不良口腔习惯的早期矫治，其意义在于及时而准确地甄别错𬌗畸形病因机制中的肌功能因素，如呼吸、吞咽、咀嚼等问题，并及时去除，以阻断牙颌面组织的异常生长发育，并将其引导至正常生长发育的方向和轨道上。不良口腔习惯可能引发骨性问题，也可能加重已存在的遗传性骨性问题，应对患者进行充分的评估，沟通后续可能的治疗。如乳牙期口腔不良习惯高发，患者配合度有限，但乳牙期至替牙期也是颌面差异性生长的关键时期（如下颌在乳替牙列转换期间大量旋转），常需要替牙期再次进行口腔综合管理，因此对患者充分的生长评估及对未来牙颌面的生长预测，有利于方便家长能在合适时机带患者复诊进行及时的早期治疗。在生长发育高峰期及其前后阶段，伴随牙颌面结构快速和大量的生长变化，通过早期矫治获得的治疗效果需进行合理和有效的保持，并进行密切和持续的矫治后随访和观察，尤其是对于有严重遗传倾向或异常生长型的患者，矫治后的长期随访更加重要。请看下面一个病例（图1-12）。

7岁女孩，主诉前牙开𬌗5个月，有伸舌吞咽、吮指不良习惯。

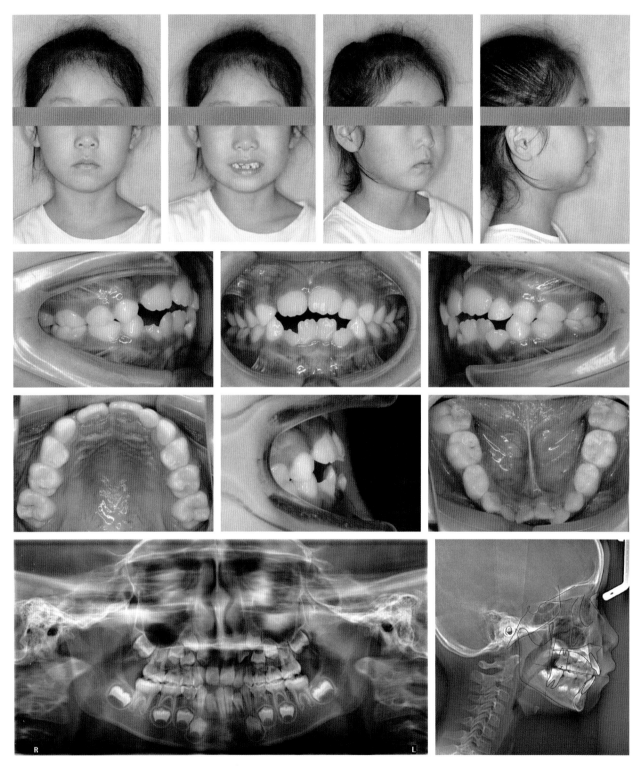

图1-12 治疗前面像和口内像及影像学资料显示侧貌凸，磨牙远中关系，前牙开𬌗约2mm；上颌牙弓狭窄，腭盖高拱；上颌牙列重度拥挤，下颌牙列轻度拥挤

应用"十全十美·本末未"框架对该病例进行诊断分析

1）时机：①该患者处于替牙期，CVS 1期，Hellman ⅢA期，年龄、骨龄与牙牙合发育基本匹配；②该发育阶段适合间隙管理与必要的颌骨矫形治疗。

2）不良习惯/其他：①患者存在伸舌吞咽及吮指习惯，需及时破除；②上颌牙弓狭窄，腭盖高拱，12、22萌出间隙不足，需扩展间隙。

3）不良习惯治疗"本末未"：①根据"十全十美·本末未"框架，该患者的"本"为不良吮指习惯及伸舌吞咽；"末"为已形成牙列拥挤、牙弓狭窄、下颌后缩的错牙合畸形，需要阻断性矫治、复杂咬合发育管理及肌功能训练；"未"为13、23异位倾斜，需要动态观察，必要时进行干预。当上颌水平向扩展后，需观察下颌的发育，评估生长高峰期前是否需要前导下颌的矫形治疗。②因此该病例的治疗方案为：扩大上颌牙弓扩展侧切牙萌出间隙，舌刺配合肌功能训练破除吮指及伸舌吞咽习惯，纠正开牙合，观察12、22萌出，必要时纳入局部固定矫治排齐；13、23异位萌出定期拍片复查，必要时进行13、23咬合诱导。

（彭怡然　邓舒文）

1.6 "十全十美·本末未"框架之标准化流程应用解析

标准化操作流程（Standard Operation Procedure，SOP）指将某一事件的标准操作步骤和要求以统一的格式描述出来并执行，用以指导和规范日常工作。SOP管理的精髓是对诊疗操作的每个关键控制点进行标准化的细化和量化，从而达到有效管理的目的，在最小的工作压力下达到最佳的工作效率。

时间，是一把无形的"标尺"，也是生长发育和早期矫治中不可忽视的首要考量维度。本节将以"时机"为起点，以SOP（图1-13）形式呈现各相关因素的考量及优先级顺序。在整个时间轴的任何节点上都不能忽视口腔不良习惯及肌功能紊乱所带来的影响，临床上需要进行积极干预。通过"十全十美·本末未"框架中的全局管理逻辑，引导完成临床具体决策的先后顺序。在矫治计划实施中，存在多种干预方法的选择，应根据上下颌骨发育状态及位置关系进行评估，从而决定具体的干预方法。同时，预后评估也非常重要。

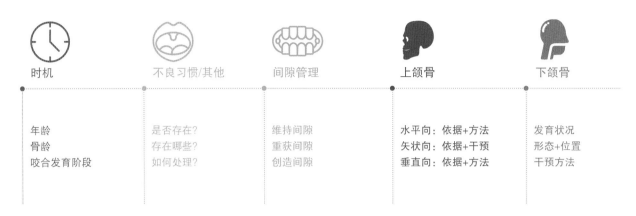

图1-13　"十全十美·本末未"框架之早期矫治全局管理体系的临床诊疗流程图

 病例实战：病例1间隙管理与颌骨矫形治疗的全流程解析

治疗前评估

患者基本资料

8岁男孩，主诉牙齿不齐。

治疗前照片与分析（图1-14）

颜面分析

正貌比例正常，左右对称，颏点居中，唇齿位正常，无微笑露龈；侧貌直，鼻唇角钝，颏唇沟深，颏颈距正常，下颌角大，上下唇位于E线后。

口内检查

替牙期；磨牙远中关系，前牙深覆𬌗、深覆盖；上颌牙弓方圆形，下颌牙弓尖圆形，Spee曲线深度3mm；上颌牙列轻度拥挤，下颌牙列重度拥挤；上中线正常，下中线右偏；82、83为融合牙，73缺失，33、43无萌出间隙，42舌向错位。

治疗前影像学检查与分析

全景片（图1-15）显示牙齿数目无异常，33、43萌出间隙不足，双侧髁突形态不对称。

头颅定位侧位片（图1-16）显示患者目前处于CVS 2期，未见腺样体、扁桃体肥大。

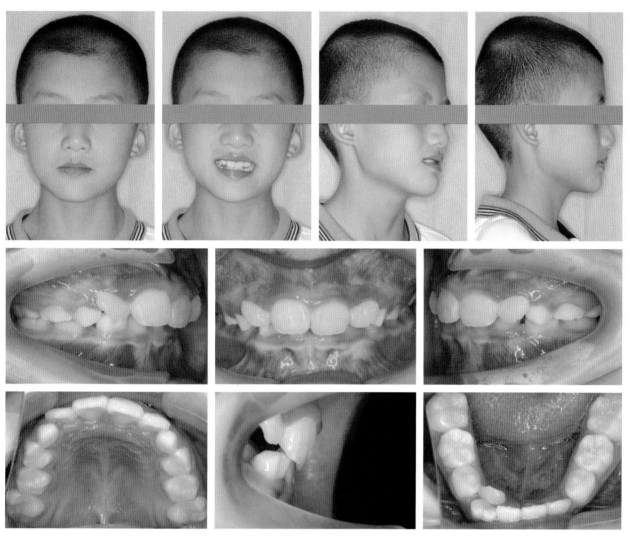

图1-14 治疗前面像和口内像显示磨牙远中关系，前牙深覆𬌗、深覆盖，上颌牙列轻度拥挤，下颌牙列重度拥挤

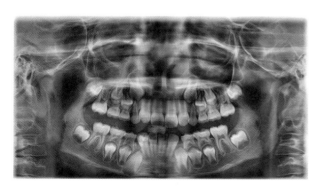

图1-15 治疗前全景片显示33、43萌出间隙不足

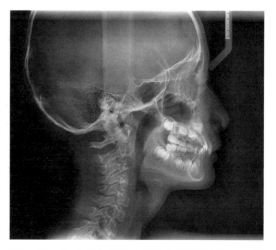

图1-16 治疗前头颅定位侧位片显示处于CVS 2期

治疗前头影测量分析（表1-2）

骨性 I 类，水平生长型。

诊断

直面型；骨性 I 类，水平生长型；磨牙远中关

系，前牙暂时性深覆𬌗；上颌牙列轻度拥挤，下颌牙列重度拥挤；33、43萌出间隙不足。

治疗计划

治疗方案

计划通过牙性扩弓、直立磨牙获得间隙，排齐牙列。

表1-2　治疗前头影测量分析表

测量项目	治疗前	标准值	标准差
上颌的位置及长度			
SNA (°)	86.7	83.0	4.0
Co-A (Midface Length) (mm)	76.2	78.0	4.0
下颌的位置及长度			
SNB (°)	81.2	80.0	4.0
ANB (°)	5.5↑	3.0	2.0
Co-Gn (Mandibular Length) (mm)	92.5	106.0	2.0
切牙的定位指标			
U1-SN (°)	99.9↓	106.0	6.0
FMIA (L1-FH) (°)	70.7↑	55.0	2.0
IMPA (L1-MP) (°)	94.7	97.0	6.0
U1-L1 (Interincisal Angle) (°)	144.2↑	124.0	8.0
颌骨的生长型及离散度指标			
SN-MP (°)	21.2↓	30.0	6.0
FMA (FH-MP) (°)	14.6↓	26.0	4.0
PP-OP (°)	6.2	8.0	5.0
MP-OP (°)	0.5↓	11.0	5.0
FHI (Facial Height index) (%)	77.3↑	63.0	2.0
S-Go/N-Me (P-A Face Height) (%)	75.5↑	64.0	2.0
Jarabak分析*			
Na-S-Ar (Saddle/Sella Angle) (°)	120.3	123.0	5.0
S-Ar-Go' (Articular Angle) (°)	146.5	143.0	6.0
Ar-Go'-Me (Gonial/Jaw Angle) (°)	114.4↓	130.0	7.0
Ar-Go'-N (Upper Gonial Angle) (°)	49.3↓	53.0	2.0
Na-Go'-Me (Lower Gonial Angle) (°)	65.1↓	72.0	2.0
S-N (Anterior Cranial Base) (mm)	59.8	71.0	3.0
S-Ar (Posterior Cranial Base) (mm)	36.7	32.0	3.0
Ar-Go' (Ramus Height) (mm)	41.6	44.0	5.0
Go'-Me (Mandibular Body Length) (mm)	60.7	71.0	5.0
S-Go' (mm)	75.0	80.0	6.0
N-Me (Anterior Face Height) (mm)	97.0	112.0	7.0
上下唇的突度指标			
UL-EP (mm)	-0.5	-1.0	1.0
LL-EP (mm)	-1.7↓	1.0	2.0

*编者注：Jarabak分析法的线距主要用于分析患者自身两两之间的比例关系，Björk认为理想的后颅底长S-Ar与下颌升支高Ar-Go'之比应为3：4；前颅底长度S-N应与下颌体长Go'-Me相等[36]。故本书头影测量分析表中，未使用箭头标记Jarabak分析法线距测量绝对值的大小。

方案思考

下颌乳尖牙的早失导致下切牙舌侧倾斜移动，挤占恒尖牙的萌出间隙，牙弓周长的丧失造成下前牙内倾，导致前牙深覆殆。单侧下颌乳尖牙早失还会造成下中线偏移，因此需要早期进行间隙管理。

对于下颌乳尖牙早失，可通过扩弓与唇展下前牙获得间隙，恢复下前牙直立状态，解除中度拥挤。双侧髁突形态不对称合并下中线右偏的情况，需要严密随访，必要时进一步检查。

治疗过程

第一阶段治疗

拔除82、83融合牙后，通过扩弓及唇倾下切牙，扩展33、43萌出间隙，治疗中（图1-17）可见随着下切牙的直立，深覆殆改善，33萌出并逐渐纳入牙弓内。

第二阶段治疗

此阶段（图1-18）侧方牙群替换萌出，保持牙弓长度并引导恒牙萌出，继续扩展43萌出间隙。

治疗后评估

治疗前后照片对比（图1-19和图1-20）

经过3年的间隙管理，牙列拥挤得到改善，牙齿排齐，深覆殆得到改善。

治疗后影像学检查与分析

全景片（图1-21）显示侧方恒牙已经完全萌出，恒牙牙根发育良好。

头颅定位侧位片（图1-22）显示下颌骨矢状向生长良好，上下颌骨发育协调。

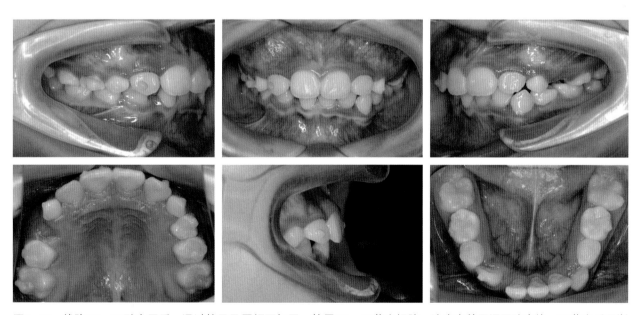

图1-17 拔除82、83融合牙后，通过扩弓及唇倾下切牙，扩展33、43萌出间隙，治疗中前牙深覆殆改善，33萌出后逐渐纳入牙弓

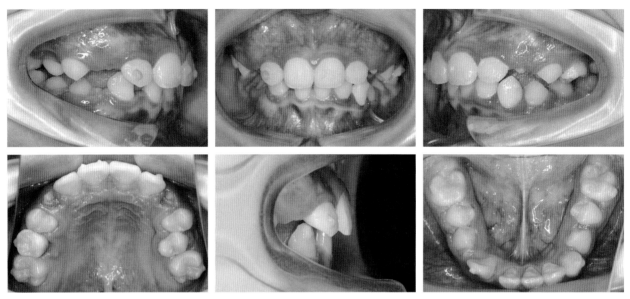

图1-18　侧方牙群替换萌出，保持牙弓长度并引导恒牙萌出，继续扩展43萌出间隙

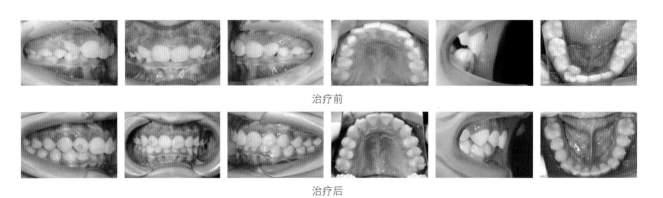

治疗前

治疗后

图1-19　治疗前后口内像对比显示经过3年的间隙管理，牙列拥挤和深覆𬌗均得到改善

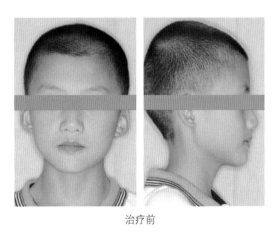

治疗前

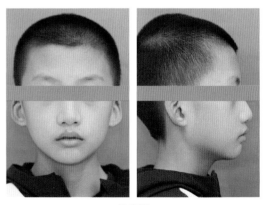

治疗后

图1-20　治疗前后面像对比显示面型基本维持

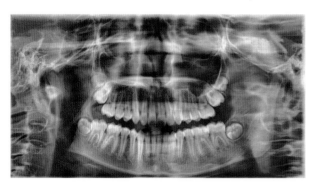

图1-21 治疗后全景片显示侧方恒牙已经完全萌出，恒牙牙根发育良好

治疗后头影测量分析（图1-23、图1-24和表1-3）

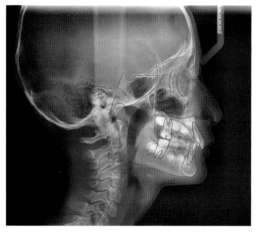

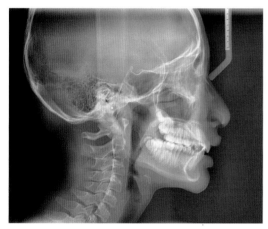

图1-22 治疗后头颅定位侧位片显示下颌骨矢状向生长良好，上下颌骨发育协调

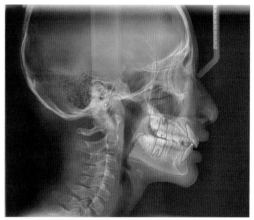

图1-23 治疗前后头影测量描记图

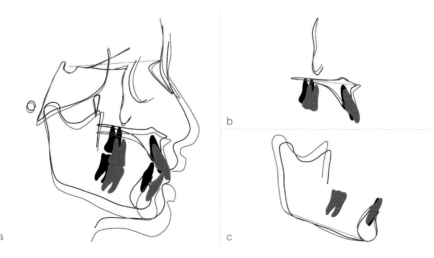

图1-24 治疗前后头影测量重叠图（治疗前黑色，治疗后红色）：（a）SN重叠；（b）上颌重叠；（c）下颌重叠

表1-3 治疗前后头影测量分析表

测量项目	治疗前	治疗后	标准值	标准差
上颌的位置及长度				
SNA (°)	86.7	86.9	83.0	4.0
Co-A (Midface Length) (mm)	76.2	81.9	78.0	4.0
下颌的位置及长度				
SNB (°)	81.2	83.1	80.0	4.0
ANB (°)	5.5 ↑	3.8	3.0	2.0
Co-Gn (Mandibular Length) (mm)	92.5	102.2	106.0	2.0
切牙的定位指标				
U1-SN (°)	99.9 ↓	108.1	106.0	6.0
FMIA (L1-FH) (°)	70.7 ↑	57.3 ↑	55.0	2.0
IMPA (L1-MP) (°)	94.7	105.1 ↑	97.0	6.0
U1-L1 (Interincisal Angle) (°)	144.2 ↑	125.6	124.0	8.0
颌骨的生长型及离散度指标				
SN-MP (°)	21.2 ↓	21.3 ↓	30.0	6.0
FMA (FH-MP) (°)	14.6 ↓	17.7 ↓	26.0	4.0
PP-OP (°)	6.2	3.6	8.0	5.0
MP-OP (°)	0.5 ↓	5.7 ↓	11.0	5.0
FHI (Facial Height index) (%)	77.3 ↑	77.8 ↑	63.0	2.0
S-Go/N-Me (P-A Face Height) (%)	75.5 ↑	75.9 ↑	64.0	2.0
Jarabak分析				
Na-S-Ar (Saddle/Sella Angle) (°)	120.3	120.1	123.0	5.0
S-Ar-Go' (Articular Angle) (°)	146.5	144.9	143.0	6.0
Ar-Go'-Me (Gonial/Jaw Angle) (°)	114.4 ↓	116.3 ↓	130.0	7.0
Ar-Go'-N (Upper Gonial Angle) (°)	49.3 ↓	48.9 ↓	53.0	2.0
Na-Go'-Me (Lower Gonial Angle) (°)	65.1 ↓	67.4 ↓	72.0	2.0
S-N (Anterior Cranial Base) (mm)	59.8	61.5	71.0	3.0
S-Ar (Posterior Cranial Base) (mm)	36.7	39.3	32.0	3.0
Ar-Go' (Ramus Height) (mm)	41.6	46.4	44.0	5.0
Go'-Me (Mandibular Body Length) (mm)	60.7	64.8	71.0	5.0
S-Go' (mm)	75.0	81.7	80.0	6.0
N-Me (Anterior Face Height) (mm)	97.0	105.1	112.0	7.0
上下唇的突度指标				
UL-EP (mm)	-0.5	-1.8	-1.0	1.0
LL-EP (mm)	-1.7 ↓	-0.7	1.0	2.0

病例1应用"十全十美·本末未"框架之早期矫治全局管理体系的SOP小结（图1-25）

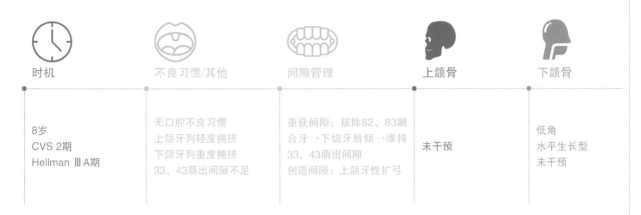

时机	不良习惯/其他	间隙管理	上颌骨	下颌骨
8岁 CVS 2期 Hellman ⅢA期	无口腔不良习惯 上颌牙列轻度拥挤 下颌牙列重度拥挤 33、43萌出间隙不足	重获间隙：拔除82、83融合牙，下切牙唇倾，维持33、43萌出间隙 创造间隙：上颌牙性扩弓	未干预	低角 水平生长型 未干预

图1-25 病例1"十全十美·本末未"框架下的临床诊疗流程图

1）时机：①该患者处于替牙期，CVS 2期，Hellman ⅢA期，年龄、骨龄与牙殆发育基本匹配；②该发育阶段适合间隙管理与必要的颌骨矫形治疗。

2）咬合诱导之"本"：①病史采集及临床检查均表明患者无口腔不良习惯；②该患者上下颌骨发育基本正常；③该患者乳牙龋病防治不佳，间隙管理不佳，82、83融合牙，73早失，下切牙向缺隙处漂移导致间隙丧失。

3）咬合诱导之"末"：①该患者主要表现为间隙不足导致的错殆畸形，因此应重点关注间隙管理，需要重获/创造间隙；②下颌通过直立舌倾的下切牙，恢复73、83间隙，治疗过程中控制牙弓长度，保存剩余间隙，进行间隙的再分配，恢复43萌出空间，引导43自然萌出；③上颌牙性扩弓，直立后牙，解除轻度拥挤。

4）咬合诱导之"未"：患者本期治疗完成时全景片（图1-21）显示侧方恒牙已经完全萌出，恒牙牙根发育良好。头颅定位侧位片（图1-22）显示下颌骨矢状向生长良好，上下颌骨发育协调。

小结：对于该病例，保持面型就是成功。该患者未进行上下颌骨矫形治疗，治疗过程简单，直立前牙的过程中深覆殆也得到了改善。下颌通过直立前牙、维持替牙间隙及释放生长潜力获得间隙。通过"十全十美·本末未"框架全局策略下的间隙管理，降低了治疗难度，并使患者获得了较为理想的面型。

（刘人恺　邓舒文　王璟）

病例实战：病例2间隙管理与不良习惯防治的全流程解析

治疗前评估

患者基本资料

7岁女孩，主诉前牙开𬌗5个月，有伸舌吞咽及吮指的不良习惯。

治疗前照片与分析（图1-26）

颜面分析

正貌比例正常，左右对称，颏点居中；侧貌凸，鼻唇角正常，颏唇沟浅，颏颈距离短。

口内检查

替牙期；磨牙远中关系，前牙开𬌗约2mm；上颌牙弓狭窄，腭盖高拱；上颌牙列重度拥挤，下颌牙列轻度拥挤；12、22萌出间隙不足；吐舌吞咽，吮指习惯。

治疗前影像学检查与分析

全景片（图1-27）显示牙齿数目未见明显异常；13牙胚发育至Nolla 6期，萌出方向向近中倾斜40°，12、13重叠度*20%；23牙胚发育至Nolla 6期，萌出方向向近中倾斜20°，22、23重叠度40%。

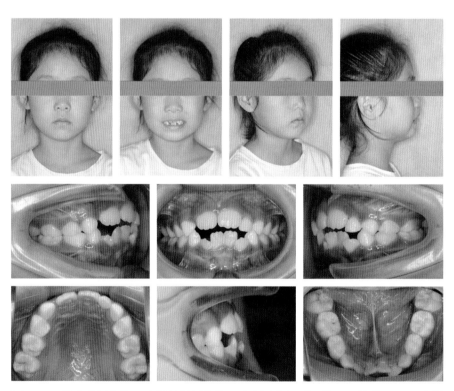

图1-26　治疗前面像和口内像显示侧貌凸，磨牙远中关系，前牙开𬌗约2mm；上颌牙弓狭窄，腭盖高拱；上颌牙列重度拥挤，下颌牙列轻度拥挤

---

*编者注：重叠度[38-39]：本书中是指全景片中未萌尖牙影像与相邻侧切牙的重叠度，用以对上颌阻生尖牙进行早期预测。本书使用未萌尖牙与相邻侧切牙的近远中位置关系和尖牙长轴的角度这两个指标。侧切牙的近远中冠根外形高点切线和切牙牙长轴作为参考线，将尖牙与侧切牙之间的位置划分成4个区域，观察尖牙牙尖位于哪个扇区；尖牙长轴角度是指阻生尖牙与中线形成的角度。

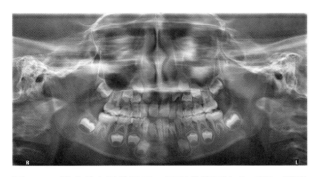

图1-27　治疗前全景片显示13牙胚发育至Nolla 6期，萌出方向向近中倾斜40°，12、13重叠度20%；23牙胚发育至Nolla 6期，萌出方向向近中倾斜20°，22、23重叠度40%

治疗前头影测量分析（图1-28和表1-4）

患者目前处于CVS 1期；骨性Ⅱ类，高角，垂直生长型，下颌后缩。

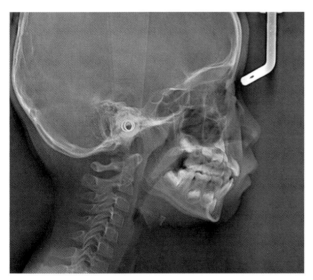

图1-28　治疗前头颅定位侧位片显示处于CVS 1期，骨性Ⅱ类，垂直生长型，下颌后缩

诊断

凸面型；骨性Ⅱ类，垂直生长型；磨牙远中关系，前牙开𬌗；上颌牙弓狭窄；上颌牙列重度拥挤，下颌牙列轻度拥挤；13、23异位萌出；口腔不良习惯（伸舌吞咽、吮指）。

治疗计划

双期矫治

一期早期矫治：阻断性矫治，复杂咬合发育管理及肌功能训练；扩大上颌牙弓，舌刺配合肌功能训练破除吮指及伸舌吞咽习惯，纠正开𬌗；观察12、22萌出，必要时纳入局部固定矫治排齐；13、23异位萌出定期拍片复查，必要时进行13、23咬合诱导。

二期恒牙期矫治：根据具体情况决定二期常规正畸治疗具体方案。

治疗过程

首先佩戴舌刺加扩弓矫治器（图1-29），扩大上颌牙弓，纠正不良舌习惯。

治疗1年后拍摄头颅定位侧位片（图1-30）显示前牙开𬌗改善；拍摄全景片（图1-31）显示13、23异位萌出状态，与12、22重叠度较高。

在侧切牙萌出后，进行局部固定矫治，同时拔除乳尖牙引导13、23自行调整；在局部固定矫治过程中，使用12、22托槽左右反粘接等方式控制侧切牙的牙根向近中移动，让12、22牙根避让13、23。

表1-4　治疗前头影测量分析表

测量项目	治疗前	标准值	标准差
上颌的位置及长度			
SNA (°)	79.1	83.0	4.0
Co-A (Midface Length) (mm)	67.8 ↓	78.0	4.0
下颌的位置及长度			
SNB (°)	73.8 ↓	80.0	4.0
ANB (°)	5.3 ↑	3.0	2.0
Co-Gn (Mandibular Length) (mm)	85.9	106.0	2.0
切牙的定位指标			
U1-SN (°)	103.1	106.0	6.0
FMIA (L1-FH) (°)	51.9 ↓	55.0	2.0
IMPA (L1-MP) (°)	100.1	97.0	6.0
U1-L1 (Interincisal Angle) (°)	119.7	124.0	8.0
颌骨的生长型及离散度指标			
SN-MP (°)	37.2 ↑	30.0	6.0
FMA (FH-MP) (°)	28.0	26.0	4.0
PP-OP (°)	14.8 ↑	8.0	5.0
MP-OP (°)	18.6 ↑	11.0	5.0
FHI (Facial Height index) (%)	63.5	63.0	2.0
S-Go/N-Me (P-A Face Height) (%)	61.6 ↓	64.0	2.0
Jarabak分析			
Na-S-Ar (Saddle/Sella Angle) (°)	124.6	123.0	5.0
S-Ar-Go' (Articular Angle) (°)	153.9 ↑	143.0	6.0
Ar-Go'-Me (Gonial/Jaw Angle) (°)	118.3 ↓	130.0	7.0
Ar-Go'-N (Upper Gonial Angle) (°)	44.8 ↓	53.0	2.0
Na-Go'-Me (Lower Gonial Angle) (°)	73.5	72.0	2.0
S-N (Anterior Cranial Base) (mm)	55.9	71.0	3.0
S-Ar (Posterior Cranial Base) (mm)	29.5	32.0	3.0
Ar-Go' (Ramus Height) (mm)	34.0	44.0	5.0
Go'-Me (Mandibular Body Length) (mm)	57.5	71.0	5.0
S-Go' (mm)	61.9	80.0	6.0
N-Me (Anterior Face Height) (mm)	97.6	112.0	7.0
上下唇的突度指标			
UL-EP (mm)	4.0 ↑	-1.0	1.0
LL-EP (mm)	3.1 ↑	1.0	2.0

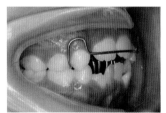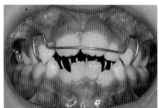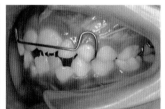

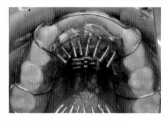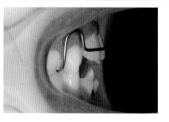

图1-29　上颌扩弓矫治器附加舌刺，纠正不良舌习惯

拍摄全景片（图1-32）显示12、22牙根近中倾斜；13近中倾斜30°，较治疗前（40°）改善，12、13无明显重叠；23萌出方向较之前改善，22、23无明显重叠。

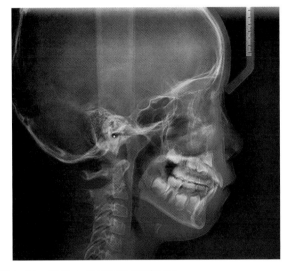

图1-30　治疗中前牙开𬌗得到改善

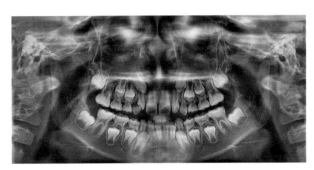

图1-31　治疗中全景片显示13近中异位萌出，与12重叠100%；23与22重叠50%

治疗后评估

治疗前后照片对比（图1-33和图1-34）

治疗后上颌牙弓明显扩大，下颌牙弓虽未行扩弓，也有一定的宽度生长，下前牙拥挤改善。前牙开𬌗得到纠正，覆𬌗覆盖正常，上前牙基本排齐，12、22正常萌出、形态略小，13、23萌出间隙足够。

治疗后影像学检查与分析

治疗后全景片（图1-35）显示13近中倾斜20°，萌出方向继续改善；23萌出方向正常；63牙根吸收至牙颈部。

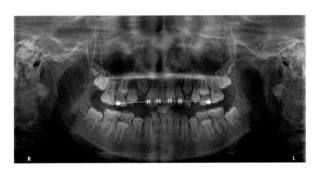

图1-32　治疗中13、23萌出方向改善，与12、22无明显重叠

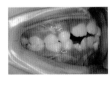 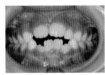 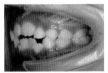 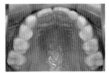 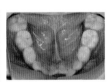

治疗前

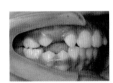 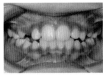 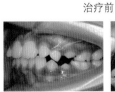 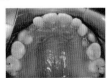 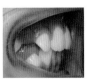 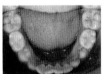

治疗后

图1-33　治疗前后口内像对比显示前牙开𬌗得到纠正，牙列拥挤得到改善，13、23萌出间隙足够

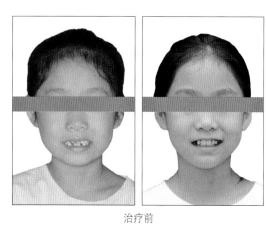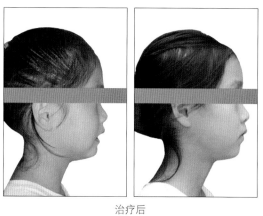

治疗前　　　　　　　　　　　　　　　　　　　治疗后

图1-34　治疗前后面像对比

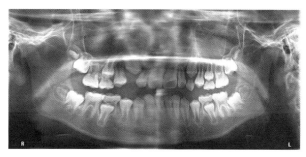

图1-35　治疗后全景片显示13萌出方向继续改善；23萌出方向正常；63牙根吸收至牙颈部

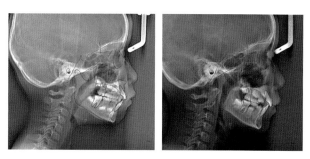

图1-36　治疗前后头影测量描记图显示下颌生长趋势良好

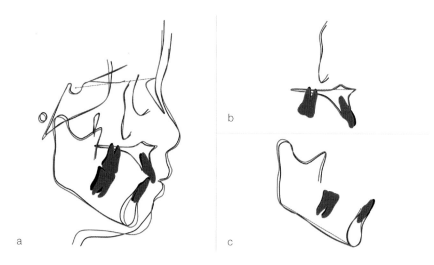

图1-37　治疗前后头影测量重叠图（治疗前黑色，治疗后红色）：（a）SN重叠；（b）上颌重叠；（c）下颌重叠

治疗后头影测量分析（图1-36、图1-37和表1-5）

　　随着不良习惯的破除，垂直向不调得到控制，
下颌生长趋势良好。

表1-5　治疗前后头影测量分析表

测量项目	治疗前	治疗后	标准值	标准差
上颌的位置及长度				
SNA (°)	79.1	77.9↓	83.0	4.0
Co-A (Midface Length) (mm)	67.8↓	68.5↓	78.0	4.0
下颌的位置及长度				
SNB (°)	73.8↓	74.5↓	80.0	4.0
ANB (°)	5.3↑	3.4	3.0	2.0
Co-Gn (Mandibular Length) (mm)	85.9	90.3	106.0	2.0
切牙的定位指标				
U1-SN (°)	103.1	103.2	106.0	6.0
FMIA (L1-FH) (°)	51.9↓	56.3	55.0	2.0
IMPA (L1-MP) (°)	100.1	95.0	97.0	6.0
U1-L1 (Interincisal Angle) (°)	119.7	125.6	124.0	8.0
颌骨的生长型及离散度指标				
SN-MP (°)	37.2↑	36.3↑	30.0	6.0
FMA (FH-MP) (°)	28.0	28.7	26.0	4.0
PP-OP (°)	14.8↑	12.4	8.0	5.0
MP-OP (°)	18.6↑	17.1↑	11.0	5.0
FHI (Facial Height index) (%)	63.5	64.8	63.0	2.0
S-Go/N-Me (P-A Face Height) (%)	61.6↓	63.2	64.0	2.0
Jarabak分析				
Na-S-Ar (Saddle/Sella Angle) (°)	124.6	125.5	123.0	5.0
S-Ar-Go' (Articular Angle) (°)	153.9↑	150.9↑	143.0	6.0
Ar-Go'-Me (Gonial/Jaw Angle) (°)	118.3↓	119.4↓	130.0	7.0
Ar-Go'-N (Upper Gonial Angle) (°)	44.8↓	45.7↓	53.0	2.0
Na-Go'-Me (Lower Gonial Angle) (°)	73.5	73.7	72.0	2.0
S-N (Anterior Cranial Base) (mm)	55.9	56.5	71.0	3.0
S-Ar (Posterior Cranial Base) (mm)	29.5	33.0	32.0	3.0
Ar-Go' (Ramus Height) (mm)	34.0	35.3	44.0	5.0
Go'-Me (Mandibular Body Length) (mm)	57.5	60.3	71.0	5.0
S-Go' (mm)	61.9	66.1	80.0	6.0
N-Me (Anterior Face Height) (mm)	97.6	101.9	112.0	7.0
上下唇的突度指标				
UL-EP (mm)	4.0↑	2.2↑	-1.0	1.0
LL-EP (mm)	3.1↑	2.0	1.0	2.0

病例2应用"十全十美·本末未"框架之早期矫治全局管理体系的SOP小结（图1-38）

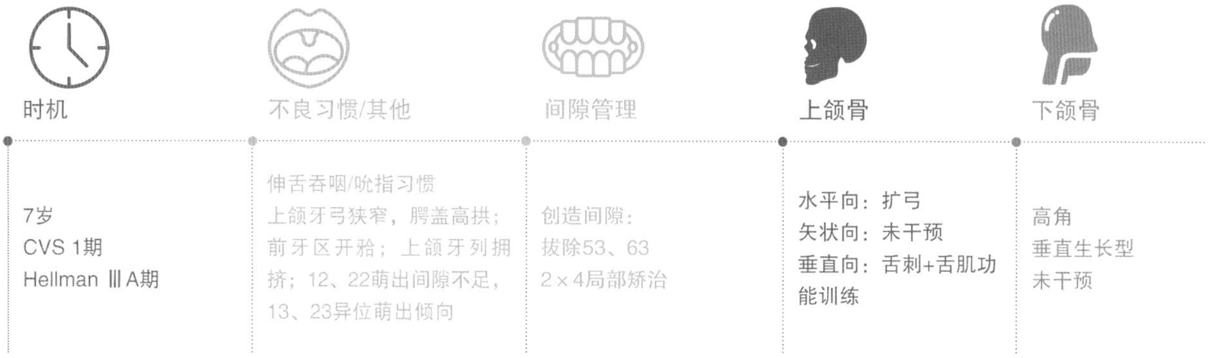

时机	不良习惯/其他	间隙管理	上颌骨	下颌骨
7岁 CVS 1期 Hellman ⅢA期	伸舌吞咽/吮指习惯 上颌牙弓狭窄，腭盖高拱；前牙区开𬌗；上颌牙列拥挤；12、22萌出间隙不足，13、23异位萌出倾向	创造间隙： 拔除53、63 2×4局部矫治	水平向：扩弓 矢状向：未干预 垂直向：舌刺+舌肌功能训练	高角 垂直生长型 未干预

图1-38 病例2"十全十美·本末未"框架下的临床诊疗流程图

1）时机：①该患者处于替牙期，CVS 1期，Hellman ⅢA期，年龄、骨龄与牙𬌗发育基本匹配；②该发育阶段适合间隙管理与必要的颌骨矫形治疗。

2）咬合诱导之"本"：①病史采集及临床检查均表明患者存在伸舌吞咽及吮指习惯，持续较长时间而未及时破除，已导致前牙开𬌗、上颌牙弓狭窄及腭盖高拱；②12、13、22、23萌出间隙不足，需扩展间隙；③不良习惯导致下颌后缩，骨性Ⅱ类趋势。

3）咬合诱导之"末"：①该患者"末"阶段的状态均与口腔不良习惯相关，故破除不良习惯为首要任务，选择舌刺辅助其尽快阻断不良习惯；②间隙管理：通过上颌扩弓协调上下颌牙弓宽度，创造间隙，为12、22、13、23萌出提供间隙，及时拔除53、63，引导13、23向正常方向萌出；③2×4局部固定矫治调整12、22位置，托槽左右反粘接，模拟

侧切牙萌出初期牙根近中倾斜状态，为13、23萌出诱导规划合理路径。

4）咬合诱导之"未"：①复诊及定期随访时重点关注不良习惯纠正效果；②该患者下颌发育未做直接干预，开𬌗控制后，定期随访下颌生长发育状态。

小结：儿童期前牙开𬌗导致口腔无法形成正常闭合腔，舌体不自主前伸封闭，形成代偿性吐舌吞咽，进一步加重开𬌗畸形；长期功能性开𬌗可能转变为牙-牙槽性或骨性前牙开𬌗。对于这类因不良习惯导致的功能性开𬌗，应尽早消除病因、纠正不良习惯，避免开𬌗畸形进一步加重。

尖牙近中异位萌出可能导致中切牙及侧切牙牙根吸收；通过拔除乳尖牙、上颌扩弓、局部固定矫治等方法，为恒尖牙的正常萌出提供通道、创造空间，避免异位尖牙压迫侧切牙，导致侧切牙牙根吸收。

（彭怡然　邓舒文　王璟）

1.7　圆桌总结

"窗间梅熟落蒂，墙下笋成出林。连雨不知春去，一晴方觉夏深。"南宋诗人范成大在《喜晴》中用灵动的笔触描绘了时间的流逝。早期矫治涉及儿童身心发育的关键时期，复杂且多变，正畸医生有"适逢其会"的游刃有余，还有"亡羊补牢"的尽力而为，也有"时不再来"的进退两难。如何在合适的时机帮助患者完成恰如其分的治疗，是正畸医生需要面临的最大挑战。

对于生长发育期患者的早期矫治，临床医生不仅要拥有"全局之眼"评估儿童生长发育特点，合理利用其生长发育潜力；更要练习用"动态之眼"看穿时间，比如，"5年之后这个孩子的牙列和面型是怎样的？你今天看到的结果是之前的早期矫治所带来的吗？"等。因此，本书主创团队提出"十全十美·本末未"框架，并给出典型病例的全流程应用解析，以便于临床医生进行治疗时机分析及早期矫治的全局管理。

（王璟）

1.8　答案之书

这部分结合病例全面系统地讨论了"十全十美·本末未"框架之早期矫治全局管理体系，从牙、骨、肌三维角度进行系统化的解析，如何引导失衡的牙骨肌恢复正常发育，又列举了具体的措施和方法。

关于乳尖牙早失是否需要间隙维持或重获？这里其实预留了讨论的空间。乳尖牙早失是否会导致乳磨牙及第一磨牙前移？如果是，就有必要用TPA/Nance托等进行保持；如果没有，就只考虑前牙突度和中线（单侧早失）；如果面型正常，则没有必要唇倾前牙开辟间隙造成双颌前突，毕竟双颌前突也会继发一系列问题，可以留待恒牙期综合评估后设计方案。关于这个问题，我们团队近两年开始关注并且已经收集了部分乳尖牙早失病例，尚未发现因上颌乳尖牙早失导致磨牙前移而形成远中关系，或者因下颌乳尖牙早失而形成近中关系，期待后续观察研究能给出结论。

对于复杂的临床病例，不能简单归纳为单向的"因果论"和"经验论"；应该采用复杂、多维的"系统论"综合思考，解决临床问题，不仅要知其然，更要知其所以然。

（王军）

参考文献

[1] Bahreman A. 儿童口腔早期矫治[M]. 戴红卫等译. 北京: 人民卫生出版社, 2020.

[2] 郭维华, 汪俊, 陈旭, 等. 混合牙列期间隙管理的专家共识[J]. 华西口腔医学杂志, 2022, 40(3):264–270.

[3] 葛立宏. 儿童口腔医学[M]. 北京: 人民卫生出版社, 2020.

[4] 周宇翔, 叶文忠. 口腔全科诊疗要点手册[M]. 北京: 人民军医出版社, 2007.

[5] Enlow DH. 颅面生长发育学[M]. 林久祥译. 北京: 北京大学医学出版社, 2012.

[6] 赵志河. 口腔正畸学[M]. 北京: 人民卫生出版社, 2020.

[7] Bjork A, Skieller V. Growth of the maxilla in three dimensions as revealed radiographically by the implant method[J]. Br J Orthod, 1977, 4(2):53–64.

[8] Ahmad AJ, Parekh S, Ashley PF. Methods of space maintenance for premature loss of a primary molar: a review[J]. Eur Arch Paediatr Dent, 2018, 19(5):311–320.

[9] Baccetti T, Franchi L, Mcnamara JA. The Cervical Vertebral Maturation (CVM) Method for the Assessment of Optimal Treatment Timing in Dentofacial Orthopedics[J]. Semin Orthod, 2005, 11(3):119–129.

[10] 近藤悦子. 基于呼吸及口周肌功能的正畸临床治疗[M]. 白玉兴等译. 北京: 人民军医出版社, 2009.

[11] 史真. 口面肌功能治疗临床诊疗手册[M]. 北京: 人民卫生出版社, 2016.

[12] Proffit WR. 当代口腔正畸学[M]. 王林译. 北京: 人民军医出版社, 2014.

[13] 贺红. 儿童上气道不同位点阻塞相关口颌面功能异常及错𬌗畸形的治疗策略[J]. 中华口腔医学杂志, 2022, 57(8):821–827.

[14] Nance HN. The limitations of orthodontic treatment; mixed dentition diagnosis and treatment[J]. Am J Orthod, 1947, 33(4):177–223.

[15] Moyers RE. Handbook of Orthodontics[M]. 4th ed. Chicago: Yearbook Medical Publishers, 1988.

[16] Tanaka MM, Johnston LE. The prediction of the size of unerupted canines and premolars in a contemporary orthodontic population[J]. J Am Dent Assoc, 1974, 88(4):798–801.

[17] 中华口腔医学会儿童口腔医学专业委员会. 儿童间隙保持器临床应用专家共识[J]. 中华口腔医学杂志, 2022, 57(8):828–835.

[18] Ahuja V, Thosar NR, Shrivastav S, et al. Effect of Lingual Arch Space Maintainer on the Position of Mandibular Molars and Incisors in the Vertical Direction during the Resolution of Mandibular Incisors Crowding: A Systematic Review of Clinical Trials in Humans[J]. Int J Clin Pediatr Dent, 2021, 14(Suppl 1):S76–S81.

[19] Kupietzky A, Tal E. The transpalatal arch: an alternative to the Nance appliance for space maintenance[J]. Pediatr Dent, 2007, 29(3):235–238.

[20] Martín–Vacas A, Caleya AM, Gallardo NE. Comparative Analysis of Space Maintenance Using Transpalatal Arch and Nance Button[J]. J Clin Pediatr Dent, 2021, 45(2):129–134.

[21] Araújo EA, Buschang PH. 早期错𬌗畸形：辨析与治疗[M]. 白玉兴等译. 沈阳: 辽宁科学技术出版社, 2018.

[22] 町田幸雄. 混合牙列期咬合诱导[M]. 白玉娣译. 西安: 陕西科学技术出版社, 2018.

[23] Quinzi V, Mummolo S, Bertolazzi F, et al. Comparison of Mandibular Arch Expansion by the Schwartz Appliance Using Two Activation Protocols: A Preliminary Retrospective Clinical Study[J]. J Funct Morphol Kinesiol, 2020, 5(3):61.

[24] Dean JA. 麦克唐纳—埃弗里儿童青少年口腔医学[M]. 秦满译. 北京: 北京大学医学出版社, 2018.

[25] Hesby RM, Marshall SD, Dawson DV, et al. Transverse skeletal and dentoalveolar changes during growth[J]. Am J Orthod Dentofacial Orthop, 2006, 130(6):721–731.

[26] Snodell SF, Nanda RS, Currier GF. A longitudinal cephalometric study of transverse and vertical craniofacial growth[J]. Am J Orthod Dentofacial Orthop, 1993, 104(5):471–483.

[27] Angelieri F, Franchi L, Cevidanes L, et al. Cone beam computed tomography evaluation of midpalatal suture maturation in adults[J]. Int J Oral Maxillofac Surg, 2017, 46(12):1557–1561.

[28] Jensen T, Johannesen LH, Rodrigo–Domingo M. Periodontal changes after surgically assisted rapid maxillary expansion (SARME)[J]. Oral Maxillofac Surg, 2015, 19(4):381–386.

[29] 刘从华, 毛琴, 王春林. 上颌横向扩弓技术的应用及研究进展[J]. 口腔疾病防治, 2020, 28(11):689–697.

[30] Park JJ, Park YC, Lee KJ, et al. Skeletal and dentoalveolar changes after miniscrew–assisted rapid palatal expansion in young adults: A cone–beam computed tomography study[J]. Korean J Orthod, 2017, 47(2):77–86.

[31] Celenk–Koca T, Erdinc AE, Hazar S, et al. Evaluation of miniscrew–supported rapid maxillary expansion in adolescents: A prospective randomized clinical trial[J]. Angle Orthod, 2018, 88(6):702–709.

[32] Lim HM, Park YC, Lee KJ, et al. Stability of dental, alveolar, and skeletal changes after miniscrew–assisted rapid palatal expansion[J]. Korean J Orthod, 2017, 47(5):313–322.

[33] Shibata S, Fujimori T, Yamashita Y. An in situ hybridization and histochemical study of development and postnatal changes of mouse mandibular angular cartilage compared with condylar cartilage[J]. J Med Dent Sci, 2006, 53(1):41–50.

[34] 谢贤聚, 厉松, 白玉兴. 替牙期错𬌗畸形的早期矫治[J]. 中华口腔医学杂志, 2022, 57(8):805–810.

[35] Patti A, Perrier G. 牙颌畸形的正畸早期矫治[M]. 周洪译. 北京: 人民军医出版社, 2007.

[36] 陈扬熙. 口腔正畸学——基础、技术与临床[M]. 北京: 人民卫生出版社, 2012.

[37] 贺红, 赵婷婷. 儿童错殆畸形的早期矫治[J]. 口腔医学研究, 2020, 36(12):1083–1086.

[38] Sajnani AK, King NM. Early prediction of maxillary canine impaction from panoramic radiographs[J]. Am J Orthod Dentofacial Orthop, 2012, 142(1):45–51.

[39] Alqerban A, Storms AS, Voet M, et al. Early prediction of maxillary canine impaction[J]. Dentomaxillofac Radiol, 2016, 45(3):20150232.

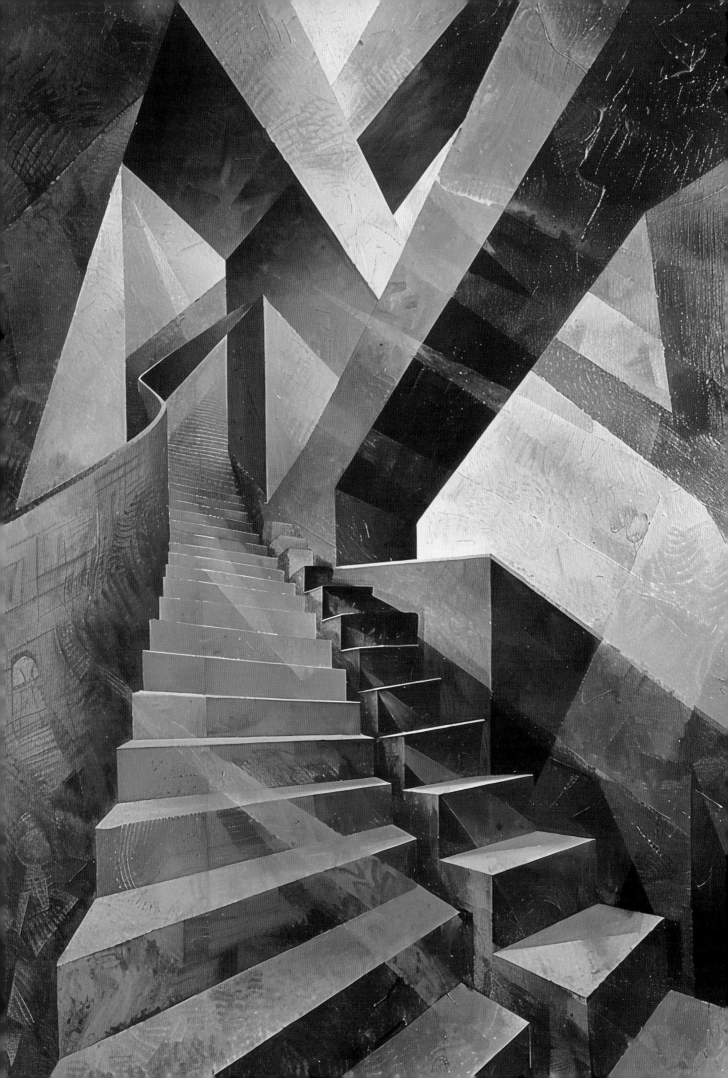

2 CHAPTER

第2章

Ⅱ类错𬌗畸形早期矫治的诊疗逻辑
（告别"知识的错觉"）

DIAGNOSES AND EARLY
ORTHODONTIC TREATMENT LOGICS
FOR CLASS II MALOCCLUSION (GETTING
AWAY FROM "KNOWLEDGE ILLUSION")

引子："拥有知识"的奇妙幻觉

扩弓加头帽，Ⅱ类错拾畸形早期矫治是否都能带来如此惊喜的美学效果？

先来看一个病例（图2-1），8岁女孩，主诉牙齿前突、牙列不齐。

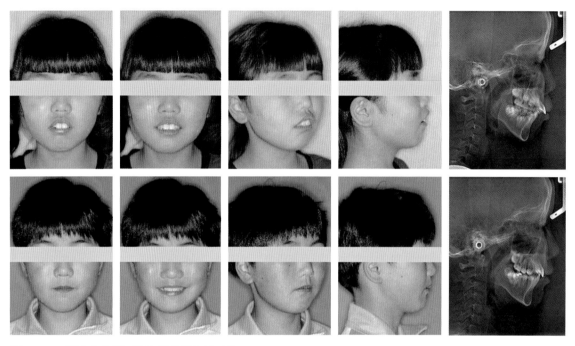

图2-1 一期治疗前后面像和影像学资料对比

该患者采用双期治疗，一期使用扩弓矫治器配合高位头帽牵引，待恒牙列后再根据具体情况决定二期正畸治疗方案。经过一年半的一期治疗，患者上前牙明显内收，前牙覆拾覆盖正常，面型改善明显，鼻唇角正常，侧貌改善。

这个病例效果是如此显著，同类患者如果都采用相同的矫治方式，也都能实现这样的效果吗？是否照搬经验，就能做得一样好？治疗过程中有什么关键要点呢？后文中将详细解析。

2.1　思维模型：告别"知识的错觉"

2.1.1　模型概述

斯洛曼（Sloman）和费恩巴赫（Fernbach）[1]在《The knowledge illusion》一书中首次提出"知识的错觉"，两位作者都是著名的认知科学家，通过多年的研究发现人类个体对世界的了解少得可怜，我们远没有自己以为的那么聪明。很多人认为自己无所不知，常常轻率地对复杂问题做出判断，而个体通常又意识不到这一点，这种对自己认知的偏差称为"知识的错觉"。

具体到正畸诊疗的临床学习中，我们可能会常有这样的困惑："为什么听了许多课却无法直接复制别人的成功成果？"；抑或"为什么花在学习上的时间和精力并不少，但收效甚微？"。结合"知识的错觉"这一概念，我们来尝试分析一下原因。当别人的知识和经验通过听课这一快捷方式输入我们头脑中，由于我们并未对它进行思考加工，掌握深度相当有限，很难灵活应用。

因为别人的经验，常常是无法学习的。单纯听课学习专业知识，那只是增加了信息内存；而临床诊疗工作并非以应试为目的，单纯储存课程里的知识点无法解决临床问题。就像很多同行常提到"听了许多课还是做不好病例"，这个困境是因为"知道"和"会用"是两码事。只有在收集足够信息，充分理解他人的思想精髓后，从别人的经验中提炼出"方法"，边思考边应用，在实践中衍生出自己的"打法"，才可能像前辈师长那样游刃有余地处理临床上复杂的问题。

（王璟）

2.1.2　圆桌嘉宾思维对话

王璟：为什么我们努力学习，却很难复制老师们优秀的治疗成果？

大家都希望自己拥有一本秘籍，听完课就能手握利器、解决所有问题，无往而不利，治好所有患者。然而，世界很复杂，患者的情况千变万化，怎样才能学到老师们的精髓呢？

刘彧：在从事正畸行业的这几年时间里，我接触过很多基层医生，他们都有这样一个困惑：自己用了很多的时间和精力去学习，也请教了很多专家，可在临床实践过程当中还会遇到很多问题，依然很难取得好的临床效果。他们听了足够多的课程，为什么还是解决不了这些问题？两位都是从医学生、初级医生成长到现在的。作为非正畸专业人士，我想问问在你们的成长过程中，会遇到这样的问题吗？

邓潇：我来和大家分享一下自己在读正畸研究生时的感受。硕士一年级进科室之后，通常的复诊工作模式是这样的，导师先看一下说："这次帮他换0.016（英寸）的镍钛丝，继续排齐。"下一个患者，导师会说："0.018（英寸）×0.025（英寸）不锈钢方丝，前牙加5°正转矩……"诸如此类的。我就按照导师的要求进行操作，过3个月、6个月后再看患者，"哇，效果挺不错啊""正畸好像并不难""好像我也能做好临床了"……当时感觉自己特别厉害，好像正畸治疗也没有那么难，自己从零开始都能很快学会。

然而，当我研究生毕业、遇到工作后第一个病例时，关于拔不拔牙这个问题，我整整纠结了半个月。这时才发现：我怎么好像突然又不会做正畸了？对于专业，好像并没有自己以为的那样深刻。研究生阶段，导师会告诉我该怎么做，我误认为自己知道他为什么要这么做。其实我只是单纯做了一个执行者，那是一个"操作完美"的表象，认为"一切尽在掌握"，当时认为自己学会了，但其实并没有。

王璟：是的，我们以为自己学会了，但其实只是把老师们大脑里的知识当成了自己的知识。这就是"知识的错觉"，你觉得自己学会了很多知识，但实际上这些知识的品质非常低，想要应用时才发现它是不管用的。

刘彧：那我明白了，我们实际知道的远低于我们以为自己知道的，医生们也常常会遇到"知识的错觉"。很多医生听了课，但很可能回去还不会用，为什么呢？因为老师们讲的这些病例，从听懂到真正会用，其实中间要经历一个漫长的过程。老师们的知识和经验没法用一种快捷方式复制粘贴到我们的头脑中。

王璟：对的，就算是研究生阶段，我们亲身实践了，也不能说自己都学会了，因为我们当时实践的是老师们的思考和决策，有点类似"机械手臂"。我们去上了很多课，然后就以为自己已经掌握了这些知识，也能像老师们一样做好类似的病例，但事实上这个决策过程是很难的。

那到底应该怎样学习呢？认真听课之后，还需要把老师们的经验提炼出来，变成自己的打法。这个打法怎么来呢？需要潜下心来，好好做临床，不断总结经验，不断反思自己的临床实践。同时要有自己的风格、有自己的思考在里面，这样才能慢慢地成长为一个更独立、更自信的医生。一眼看到本质，这是种令人羡慕却又极难获得的能力。前辈师长看一眼就能做出决策，看似简单，但事实上想要获得这种能力谈何容易？殊不知这个"简单"背后凝聚了多少积累，又蕴含了多少深度思考后的真知灼见，这都是老师们这么多年在临床实践中积累起来的。而这种深度思考，正是我们要学习和倡导的。

从最开始的"简单"到"复杂"，然后再到决策的"简单"，这其实是一个认知迭代升华的过程。正如前面提到的"一眼看到本质"，这首先需要强大的储存，也就意味着海量的听课学习是必备的，同时还需要我们有快速连接能力和超强的认知带宽，想用的时候马上能提取出来，且经过深度思考加工后用于临床实践中，不断进行迭代升华。

刘彧：两位嘉宾讲得太好了，我们不仅要学习各位老师的诊疗经验，更要明白老师们做决策的理由。这也是我们想要强调的，所以这一章节的主题是"Ⅱ类错𬌗畸形早期矫治的诊疗逻辑"，一起探索诊疗决策背后的底层逻辑。

（王璟　刘彧　邓潇）

2.2　思维困境所在：Ⅱ类错𬌗畸形早期矫治的争论焦点

目前关于早期矫治的争论焦点，主要集中在以下几方面：

（1）**干预时机**[2]：提早干预还是将矫治时间推

迟至生长发育高峰期，怎样对治疗结果更有意义？

（2）矫治效果[3-4]：在青春期生长高峰之前或期间对Ⅱ类错殆畸形进行早期矫治，骨改建显著性及临床稳定性是否更好？对于严重的Ⅱ类高角患者，一期早期矫治与等到恒牙期进行二期矫治相比，在骨骼和牙齿方面是否更有优势？

（3）多期矫治的优势存疑[5]：双期矫治与恒牙期直接进行正畸治疗相比，颌骨关系或咬合方面是否会产生显著差异？

此外，患者的依从性、临床医生熟练程度的差异，以及其他（尚未确定的）临床因素也可能会影响治疗结果[6]。

病例的类别不同导致了对于早期矫治的诸多争议，临床上也很难判断不同研究的是非对错。而跳出这些争议，医生们更应该关心在整个生长发育过程中，到底发生了什么？正如Enlow教授[7]所说："对于早期矫治来说，我们可能对错殆的形成机制和矫治的结果认知有限，但必须了解生长发育。"

2.3 "十全十美"·Ⅱ类错殆畸形早期矫治诊疗逻辑表

针对不同错殆类型的诊断分析，本书主创团队设计了"十全十美"·早期矫治诊疗逻辑表。其中，"十全十美"·Ⅱ类错殆畸形早期矫治诊疗逻辑表是针对Ⅱ类错殆畸形患者临床诊疗的评估表（图2-2），分别从产生原因、形成机制、矫治时机、方法工具、预后评估5个方面进行多因素综合分析，鉴别判断Ⅱ类错殆畸形的牙、骨、肌等因素，从三维方向判断患者水平向、矢状向、垂直向的问题，帮助医生进行病例难易程度和预后的评估。

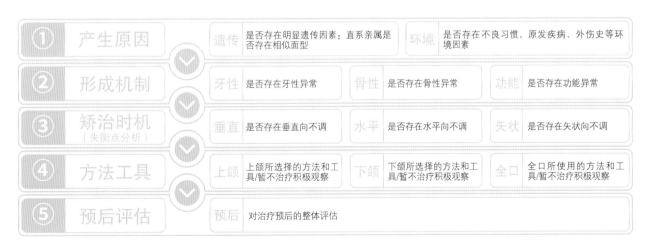

图2-2 "十全十美"·Ⅱ类错殆畸形早期矫治诊疗逻辑表

2.3.1 诊疗逻辑解析

（1）**产生原因**：遗传因素、环境因素。

1）遗传因素：是否存在明显遗传因素，直系亲属是否存在相似面型。

2）环境因素：是否存在不良习惯、原发疾病、外伤史等环境因素。

（2）**形成机制**：鉴别牙性、骨性、功能性。

1）牙性：是否存在牙性异常。

2）骨性：是否存在骨性异常，根据ANB角、Wits值联合判断牙性或者骨性错𬌗。

3）功能性：判断是否有咬合干扰，或者上切牙内倾而限制下颌骨的前伸，应尽早去除不良的神经肌肉因素，并进行功能性矫治。

（3）**矫治时机（失衡点分析）**：垂直向、水平向、矢状向分析。

1）垂直向分析：通过关节角（S-Ar-Go'角）、下颌角（Ar-Go'-Me角）、下颌角上下角（Ar-Go'-N角和N-Go'-Me角）以及后前面高比来评估垂直生长型。

2）水平向分析：通过模型测量分析以及CBCT影像学评估上下颌宽度是否协调、牙弓是否狭窄、是否需要进行扩弓治疗。

3）矢状向分析：通过鞍角（N-S-Ar角）、前颅底长度（N-S）与下颌骨长度（Go'-Me）来评估Ⅱ类错𬌗畸形中下颌骨的位置及长度。

（4）**方法工具**

1）上颌：上颌所选择的方法和工具/暂不治疗积极观察。

2）下颌：下颌所选择的方法和工具/暂不治疗积极观察。

3）全口：全口所使用的方法和工具/暂不治疗积极观察。

（5）**预后评估**：对治疗预后的整体评估。

（王璟）

2.3.2 头影测量参考指标

"十全十美"·Ⅱ类错𬌗畸形早期矫治诊疗逻辑表·头影测量分析参考了陈扬熙[8]主编《口腔正畸学——基础、技术与临床》中的各种头影测量分析法，在Jarabak分析法的基础上，结合上下颌骨长度和位置、下颌骨前导稳定性、颌骨生长型及离散度以及上下前牙定位等一系列指标，对牙颌面矢状向和垂直向进行的综合评估分析。后文中将详细介绍该逻辑表中的各项指标的选取及应用（图2-3），并通过临床典型病例解析，力求清晰展示"十全十美"·Ⅱ类错𬌗畸形早期矫治诊疗逻辑表的临床应用。

1.Jarabak分析法（图2-4）

（1）**N-S-Ar角（Saddle/Sella Angle）**：鞍角。鼻根点（N）与蝶鞍点（S）连线和S点与关节点（Ar）连线的夹角。表示下颌关节窝-髁突的相对位置。鞍角≥128°，关节窝的位置相对于理想位置更向后及轻微向上，随着患者的生长，关节窝位置更为向后（髁突），这使下颌较难向前生长；鞍角≥133°，Ⅱ类患者下颌保持后缩，大多数需要拔除上颌前磨牙或下颌手术。鞍角≤120°，则关节窝位置相对理想位置靠前，下颌有向前生长趋势，若是Ⅱ类伴随较小的鞍角，可能最终转归及治疗效果较好。

（2）**Combined Variation**：联合变量。SNA角与鞍角之间的互补关系，两者为负相关。两者相互补偿，可以结合成正常面型，作为反映中面部前后方向发育的指标，较单独一项指标更深刻而准确。

（3）**S-Ar-Go'角（Articular Angle）**：关节角。后颅底平面与下颌支后切线的交角。关节角减

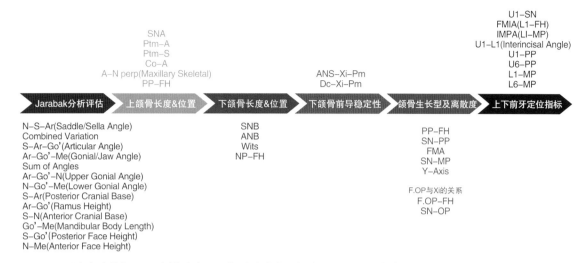

图2-3　"十全十美"·II类错殆畸形早期矫治诊疗逻辑表·头影测量参考指标

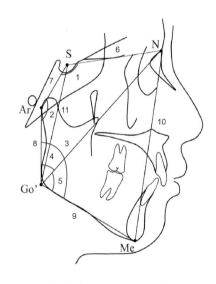

图2-4　Jarabak分析法：1. N–S–Ar角(Saddle/Sella Angle)；2. S–Ar–Go'角(Articular Angle)；3. Ar–Go'–Me角(Gonial/Jaw Angle)；4. Ar–Go'–N角(Upper Gonial Angle)；5. N–Go'–Me角(Lower Gonial Angle)；6. S–N(Anterior Cranial Base)；7. S–Ar(Posterior Cranial Base)；8. Ar–Go'(Ramus Height)；9. Go'–Me(Mandibular Body Length)；10. N–Me(Anterior Face Height)；11. S–Go'(Posterior Face Height)

小，则下颌支倾向于前倾，预示着颏部前突的可能性；关节角增大，下颌支后下旋转，在正畸治疗过程中后牙区升高会使下颌后下旋转增加，面型恶

化。当后牙前移或者垂直向获得有效的控制后，下颌前旋，关节角减小，面型改善。

（4）Ar–Go'–Me角（Gonial/Jaw Angle）：下颌角，下颌支后切线与下颌体下缘切线的交角。下颌角的大小反映下颌骨的形状，同时也决定了面下份的生长方向。较小的下颌角，下颌骨呈方形，角前切迹较小，面下1/3短。较大的下颌角见于长面型个体，角前切迹深，前牙开殆倾向。

（5）Sum of Angles：鞍角、关节角、下颌角之和。这3个角之和在正常殆的个体中存在互相补偿的关系，根据测量值可以判断下颌骨的生长趋势是逆时针旋转还是顺时针旋转。这种综合测量方法能有效评估面部生长量、生长方向以及矫治对下颌旋转的影响。

（6）Ar–Go'–N角（Upper Gonial Angle）：下颌角上角。当上角角度较小时，下颌支更为直立，下颌骨更多表现为垂直向即向下生长，向前生长量较小，颏部向前生长有限。

（7）N–Go'–Me角（Lower Gonial Angle）：下颌角下角。较大的下角反映出垂直向的下颌生长以及前牙开𬌗的趋势。相反，较小的角度则表现出水平向生长和深覆𬌗的趋势。

（8）S-Ar（Posterior Cranial Base）（mm）：后颅底长度。该距离描述了后颅底的长度。

（9）Ar-Go'（Ramus Height）（mm）：下颌支高度。该距离描述了下颌支的高度。

（10）S-N（Anterior Cranial Base）（mm）：前颅底长度。该距离描述了前颅底的长度。

（11）Go'-Me（Mandibular Body Length）（mm）：下颌骨体的长度。该距离描述了下颌骨体的长度。

（12）S-Go'（Posterior Face Height）（mm）：后面部高度。

（13）N-Me（Anterior Face Height）（mm）：前面部高度。

2. 上颌骨长度及位置（图2-5）

系。如果该角度过大，则表示上颌骨过度向前；如果该角度过小，则表示上颌骨过度向后。

（2）Ptm-A（mm）：翼上颌裂点与前鼻棘点在FH平面上垂足间的距离。该距离描述了上颌骨的长度。

（3）Ptm-S（mm）：翼上颌裂点与蝶鞍中心点在FH平面上垂足间的距离。表明上颌后界与蝶鞍中心点间的位置关系，也反映上颌骨的前后位置关系。

（4）Co-A（mm）：代表有效上颌长度。

（5）A-N perp（Maxillary Skeletal）（mm）：上颌突度。McNamara线[9]：从N点做眶耳平面的垂线；A-NP：上牙槽座点至鼻根点垂线的距离；A点在NP线前，该值为正，反之为负。该距离能判断上颌突度，增大为上颌前突，减小为上颌后缩。

3. 下颌骨长度及位置（图2-6）

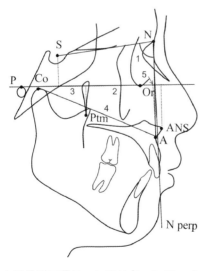

图2-5　上颌骨测量项目：1. SNA角；2. Ptm-A；3. Ptm-S；4. Co-A；5. A-N perp(Maxillary Skeletal)

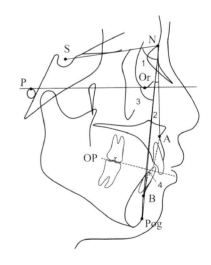

图2-6　下颌骨测量项目：1. SNB角；2. ANB角；3. NP-FH角；4. Wits值

（1）SNA角：A点相对于N点的突度。上颌骨的位置。该角度描述了上颌骨相对于颅底的位置关

（1）SNB角：下颌骨的位置。该角度描述了下颌骨相对于颅底的位置关系。B点相对于N点的突度。如果该角度过大，则表示下颌骨过度向前；如

果该角度过小，则表示下颌骨过度向后。

（2）ANB角：上下颌骨的位置关系。该角度描述了上下颌骨之间的前后位置关系。正常值为3°±2°。如果该角度过大，则表示上颌骨过度向前或下颌骨过度向后移动；如果该角度过小，则表示上颌骨过度向后或下颌骨过度向前移动。N点的位置变化也会改变ANB角的大小：相同上下颌骨位置下，若N点靠后则ANB角增大；反之，N点靠前则ANB角减小。

（3）Wits值：A点、B点相对Downs𬌗平面的关系，该指数描述了上下颌骨之间的前后位置关系。正常值为（0±1）mm。如果该测量值过大，则表示上颌骨过度向前或下颌骨过度向后移动；如果该测量值过小，则表示上颌骨过度向后或下颌骨过度向前移动。

功能𬌗平面的倾斜角度变化，会导致Wits值的变化。OP-FH角减小，Wits值会增大，呈现Ⅱ类趋势；OP-FH角增大，Wits值会减小，呈现Ⅲ类趋势。

（4）NP-FH角：面角。面平面NP与眶耳平面FH相交的后下角。此角反映下颌的突缩程度。此角越大表示下颌越前突，反之则表示下颌后缩。

4. 下颌骨前导稳定性（图2-7）

（1）ANS-Xi-Pm角：下面高角。用于评价面高及面型。骨性开𬌗时，该角增大；骨性深覆𬌗时，该角减小。

（2）Dc-Xi-Pm角：下颌弓角。下颌体轴（Xi-Pm）与下颌支轴（Xi-Dc）的后上交角。用于评估下颌骨形态和位置，以判断下颌角是锐角生长型或钝角生长型。Dc为髁突中心点，为颅底平面穿过髁突部分的中心点。此角大小影响面型及前牙深覆𬌗趋势。

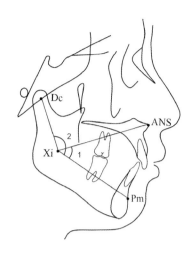

图2-7　下颌骨前导稳定性评估：1. ANS-Xi-Pm角；2. Dc-Xi-Pm角

5. 颌骨生长型及离散度（图2-8）

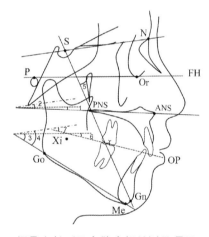

图2-8　颌骨生长型及离散度相关测量项目：1. PP-FH角；2. SN-PP角；3. FMA角；4. SN-MP角；5. Y轴角；6. OP-FH角；7. SN-OP角

（1）PP-FH角：代表腭平面（PP）与眶耳平面（FH）之间的角度，用于评估腭平面的倾斜和上颌骨的旋转方向。

（2）SN-PP角：代表腭平面与前颅底平面之间的角度。测量值反映了上颌骨相对于颅底的垂直位置。较大的值表示上颌骨较高，而较小的值则表示上颌骨较低。

（3）FMA角：代表眶耳平面与下颌平面的交角，以下颌下缘的切线作为下颌平面。描述了下颌骨垂直向生长趋势。如果该角度过大，则表示下颌骨顺时针/垂直生长趋势；如果该角度过小，则表示下颌骨逆时针/水平生长趋势。

（4）SN-MP角：描述下颌骨生长趋势及颏部位置。

（5）Y轴角（Y-Axis）：Y轴（S-Gn）与FH平面所成之前下交角。代表面部的生长方向和颏部的突缩程度。如果角度过小，表示水平生长型，颏部前突；如果角度过大，表示垂直生长型，颏部后缩。

（6）OP与Xi的关系：下颌支中心点（Xi）与𬌗平面的关系。

（7）OP-FH角：𬌗平面与眶耳平面的交角。此角代表𬌗平面的倾斜程度。此角越大代表𬌗平面越陡，为安氏Ⅱ类面型倾向；反之此角越小代表𬌗平面越平，为安氏Ⅲ类面型倾向。𬌗平面采用第一恒磨牙及上下颌中切牙的中点组成。

（8）SN-OP角：代表𬌗平面倾斜情况。

6. 上下前牙定位指标（图2-9）

（1）U1-SN角：上颌中切牙长轴与SN平面相交的下内角，反映上切牙相对于前颅底的倾斜度。此角过大表示上颌中切牙唇倾，反之为舌倾。

（2）FMIA角（L1-FH）：下颌中切牙长轴与眶耳平面的交角。在Tweed分析法中，不论错𬌗畸形的类型，均以下颌的分析为依据。Tweed认为，FMIA角65°是建立良好面型的重要条件。因而，FMIA角65°成为矫治追求的目标。中国人为54.9°±6.1°。

（3）IMPA角（L1-MP）：下颌中切牙长轴与下颌平面相交的上内角。反映下颌中切牙相对于下

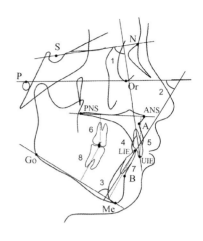

图2-9　上下前牙定位指标：1. U1-SN角；2. FMIA角；3. IMPA角；4. U1-L1角；5. U1-PP；6. U6-PP；7. L1-MP；8. L6-MP

颌平面的倾斜度。此角过大表示下颌中切牙唇倾，此角过小表示下颌中切牙舌倾。

（4）U1-L1角（Interincisal Angle）：上颌中切牙长轴与下颌中切牙长轴的交角。反映上下颌中切牙特别是上下颌前部牙弓的突度；此角越小突度越大，反之突度越小。

（5）U1-PP（mm）：上前牙（U1）到腭平面（PP）的垂直距离，用于评估上前牙的位置和倾斜程度。

（6）U6-PP（mm）：上后牙（U6）到腭平面（PP）的垂直距离，用于评估上后牙的位置和倾斜程度。

（7）L1-MP（mm）：下前牙（L1）到下颌平面（MP）的垂直距离，用于评估下前牙的位置和倾斜程度。

（8）L6-MP（mm）：下后牙（L6）到下颌平面（MP）的垂直距离，用于评估下后牙的位置和倾斜程度。

（陆珮珺　熊鑫　向杰）

2.4 "十全十美"·Ⅱ类错殆畸形早期矫治诊疗逻辑标准化流程解析

病例实战：病例1、病例2对比分析

在Ⅱ类错殆畸形产生原因的分析中，同卵双胞胎的病例模型能清晰直观地展现遗传因素与环境因素之间的关系，以下是一对8岁同卵双胞胎的诊疗对比分析（图2-10~图2-26）。

病例1双胞胎弟弟	病例2双胞胎哥哥
遗传因素	
父亲与同卵双胞胎兄弟有相似面型	
环境因素	
有咬下唇习惯	无
治疗前面像和口内像	

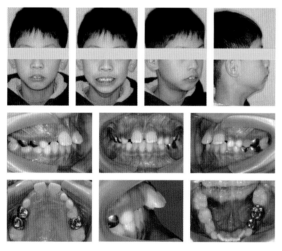

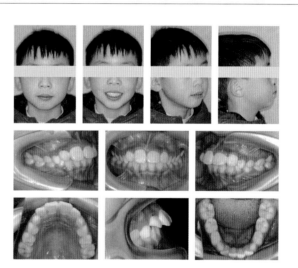

图2-10 正貌比例正常，左右基本对称，颏点居中，开唇露齿，唇无法自然闭合，闭合时上切牙位于下唇的外侧（被动咬下唇）；侧貌凸，鼻唇角正常，颏肌紧张，颏唇沟浅，颏颈距离短，上下唇均位于E线前。口内检查显示替牙期，磨牙远中关系，深覆殆、深覆盖Ⅲ度，上前牙前突；上下前牙尖圆形，上颌牙弓狭窄；下颌牙列轻度拥挤；上中线右偏；54、55、65、74、75金属预成冠

图2-18 正貌比例正常，左右基本对称，颏点居中，口唇闭合功能尚可；侧貌凸，鼻唇角正常，颏肌紧张，颏唇沟浅，颏颈距离短，上下唇均位于E线前。口内检查显示替牙期，磨牙远中关系，深覆殆、深覆盖Ⅱ度，上前牙前突，上下颌牙弓卵圆形，牙弓宽度匹配，上下颌牙列轻度拥挤

病例1双胞胎弟弟	病例2双胞胎哥哥

治疗前影像学资料

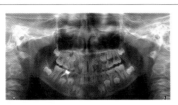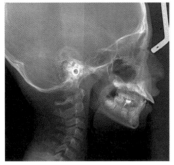

图2-11　治疗前影像学资料

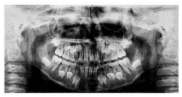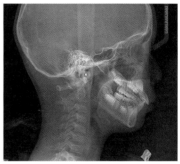

图2-19　治疗前影像学资料

诊断

患者处在CVS 2期；凸面型；骨性Ⅱ类，下颌后缩、下颌发育不足，平均生长型；磨牙远中关系，前牙深覆𬌗、深覆盖Ⅲ度；下颌牙列轻度拥挤；上前牙前突，上中线右偏	患者处在CVS 2期；凸面型；骨性Ⅰ类，平均生长型；磨牙远中关系，前牙深覆𬌗、深覆盖Ⅱ度；上下颌牙列轻度拥挤

治疗计划

双期矫治 一期早期矫治：功能矫形治疗，破除不良习惯，扩大上颌牙弓，前导下颌，内收上前牙 二期恒牙期矫治：根据具体情况决定二期正畸治疗的时机及方案	双期矫治 观察至青春期前行一期早期矫治，功能矫形治疗，前导结束后根据情况进行二期恒牙期矫治

治疗过程

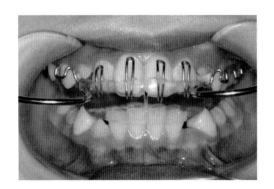

图2-12　上颌宽度足够后更换Vanbeek矫治器抑制上颌，继续前导下颌

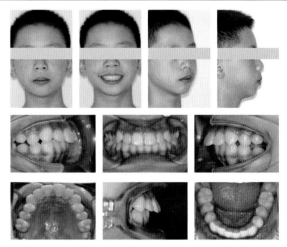

图2-20　观察至恒牙列早期，生长高峰期前，开始功能矫形治疗时的面像和口内像

病例1双胞胎弟弟	病例2双胞胎哥哥
治疗过程	

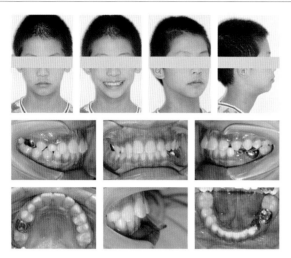

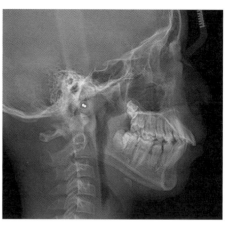

图2-13　矫治中，上前牙前突改善显著，前牙覆盖基本恢复正常，面型也得到显著改善

图2-21　开始功能矫形时的头颅定位侧位片

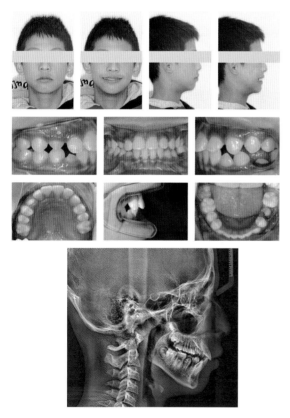

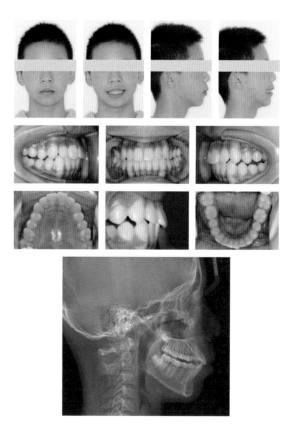

图2-14　治疗后面像和口内像及头颅定位侧位片

图2-22　治疗后面像和口内像及头颅定位侧位片

病例1双胞胎弟弟	病例2双胞胎哥哥
治疗结果	

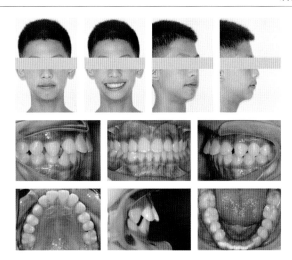

图2-15 随访1年面像和口内像

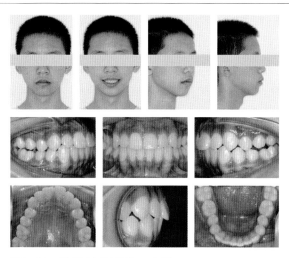

图2-23 随访1年面像和口内像

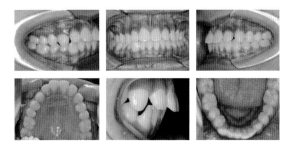

图2-16 随访3年口内像

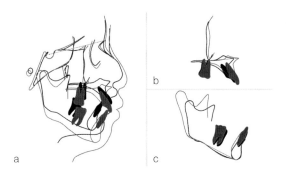

图2-17 治疗前后头影测量重叠图（治疗前黑色，治疗后红色）：（a）SN重叠；（b）上颌重叠；（c）下颌重叠

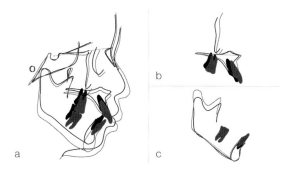

图2-24 治疗前后头影测量重叠图（治疗前黑色，治疗后红色）：（a）SN重叠；（b）上颌重叠；（c）下颌重叠

病例1双胞胎弟弟	病例2双胞胎哥哥
治疗结果	

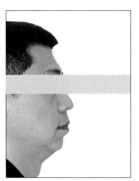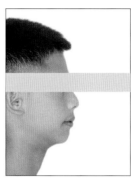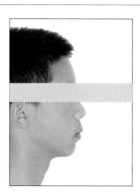

图2-25 父亲、病例1治疗后随访、病例2治疗后的侧貌对比

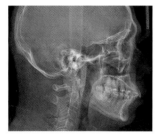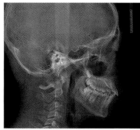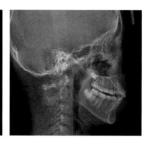

图2-26 父亲、病例1治疗后随访、病例2治疗后的头颅定位侧位片对比

病例小结

病例1的治疗过程很简单，上颌扩弓后，Vanbeek矫治器控制前牙突度、前导下颌。随着治疗，他的上前牙前突显著改善，前牙覆盖基本恢复正常，面型显著改善（图2-14）。

病例2则观察至青春期前开始治疗，图2-20和图2-21显示了观察至青春期前的矫治前面像、口内像及侧位片，侧貌凸面型，上颌前突下颌后缩，骨性Ⅰ类，平均生长型，上下颌的差异性生长随着生长发育逐渐表现出来。仍然使用Vanbeek矫治器，治疗后侧貌改善，覆盖正常，磨牙尖牙Ⅰ类关系。

双胞胎随访1年的照片显示覆殆覆盖正常，磨牙尖牙Ⅰ类关系保持良好。由于病例2（哥哥）初始时下切牙唇倾代偿更多，面型改善稍欠于病例1（弟弟）。但由于他们的生长发育尚未结束，二期矫治尚未完成，还有进一步改善的空间。随着生长发育（如上颌、鼻部及下颌的生长），面型将在生长发育期趋于更加直立。

（彭怡然）

病例1 vs 病例2“十全十美”·Ⅱ类错殆畸形早期矫治诊疗逻辑表对比小结（图2-27和图2-28）

对比病例1和病例2的诊疗逻辑表可看出，环境因素（咬下唇不良习惯）可作为生长发育高峰期引起骨性错殆畸形的独立风险因素。但遗传因素仍是不可忽视的，双胞胎随访1年的照片显示父子三人的侧貌和侧位片表现出了极高的相似性。如存在环境因素，应尽早进行阻断性治疗，可防止错殆畸形的进一步加重，降低二期治疗难度，而无特殊情况（病例2）也应观察至青春期前，必要时与家属沟通早期矫治面型改善的局限性。

病例1与病例2的对比分析重点提示了医生需要正视遗传因素与环境因素二者之间的关系，在积极去除环境因素中的不良干扰的同时，及时向患者及家长说明遗传因素的重要性，帮助医患双方对早期矫治的效能建立合理预期。

（彭怡然　王璟）

① 产生原因	遗传	父亲、兄弟有相似面型	环境	有咬下唇习惯		
② 形成机制	牙性	替牙期，安氏Ⅱ类；深覆殆、深覆盖Ⅲ度；下颌牙列轻度拥挤	骨性	骨性Ⅱ类	功能	上颌牙弓狭窄导致下颌位置靠后
③ 矫治时机（失衡点分析）	垂直	平均生长型	水平	上下颌牙弓尖圆形，上颌牙弓狭窄	矢状	上颌位置和长度尚可 下颌发育不足，下颌后缩
④ 方法工具	上颌	扩大牙弓（Bionator） 抑制上颌（Vanbeek）	下颌	下颌前导（配合上颌扩弓Bionator）、继续前导（Vanbeek）	全口	二期再行治疗
⑤ 预后评估	预后	破除不良习惯，扩大牙弓后，预后良好				

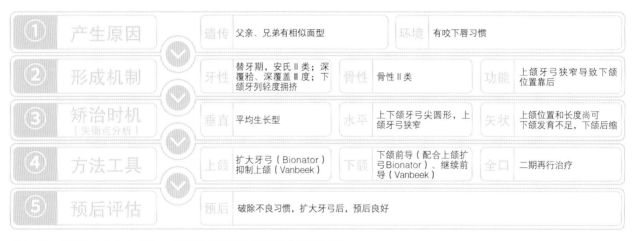

图2-27　病例1“十全十美”·Ⅱ类错殆畸形早期矫治诊疗逻辑表

① 产生原因	遗传	父亲、兄弟有相似面型	环境	无		
② 形成机制	牙性	替牙期，安氏Ⅱ类；深覆殆、深覆盖Ⅱ度；上下颌牙列轻度拥挤	骨性	骨性Ⅰ类	功能	无
③ 矫治时机（失衡点分析）	垂直	平均生长型	水平	上下颌牙弓卵圆形，宽度匹配	矢状	上颌位置和长度尚可 下颌发育不足，下颌后缩
④ 方法工具	上颌	抑制上颌（Vanbeek）	下颌	前导下颌（Vanbeek）	全口	观察至青春期前行功能矫形治疗，前导结束后根据情况进行二期治疗
⑤ 预后评估	预后	无不良习惯（下颌前突矫形治疗后预后良好）				

图2-28　病例2“十全十美”·Ⅱ类错殆畸形早期矫治诊疗逻辑表

附：病例1和病例2头影测量分析表（表2-1）

表2-1　病例1和病例2治疗前后头影测量分析表

测量项目	病例1 治疗前	病例1 治疗后	病例2 治疗前	病例2 治疗后	标准值	标准差
Jarabak分析						
Na–S–Ar (Saddle/Sella Angle) (°)	124.9	127.3	131.1↑	134.4↑	123.0	5.0
Combined Variation (°)	202.8↓	204.5↓	206.4	209.6	209.0	4.0
S–Ar–Go' (Articular Angle) (°)	150.0↑	144.3	148.3	146.8	143.0	6.0
Ar–Go'–Me (Gonial/Jaw Angle) (°)	122.9↓	129.6	125.3	122.4↓	130.0	7.0
Sum of angles (°)	397.9	401.2	404.6↑	403.6↑	396.0	6.0
Ar–Go'–N (Upper Gonial Angle) (°)	50.9↓	51.8	49.0↓	45.8↓	53.0	2.0
N–Go'–Me (Lower Gonial Angle) (°)	72.0	77.8↑	76.2↑	76.6↑	72.0	2.0
S–Ar (Posterior Cranial Base) (mm)	29.3	31.4	27.2	27.9	32.0	3.0
Ar–Go' (Ramus Height) (mm)	32.3	36.5	32.9	40.7	44.0	5.0
S–N (Anterior Cranial Base) (mm)	63.3	62.8	62.8	64.9	71.0	3.0
Go'–Me (Mandibular Body Length) (mm)	57.8	60.5	64.5	67.9	71.0	5.0
S–Go' (mm)	59.5	64.7	57.9	65.9	80.0	6.0
N–Me (Anterior Face Height) (mm)	98.9	108.0	106.2	115.1	112.0	7.0
上颌骨的位置及长度						
SNA (°)	77.8↓	77.2↓	75.3↓	75.1↓	83.0	4.0
Ptm–A (mm)	44.2	47.2	45.7	47.8	45.0	3.0
Ptm–S (mm)	18.9	15.7↓	17.3	18.0	18.0	2.0
Co–A (Midface Length) (mm)	71.9↓	75.1	72.4↓	76.6	78.0	4.0
A–N perp (Maxillary Skeletal) (mm)	–0.4	–0.6	0	1.9	1.0	2.0
下颌骨的位置及长度						
SNB (°)	70.8↓	73.0↓	70.8↓	71.1↓	80.0	4.0
ANB (°)	7.1↑	4.2	4.5	4.1	3.0	2.0
Wits (mm)	5.5↑	0.2	–1.7	0.8	0	2.0
NP–FH (Facial Angle) (°)	82.7	85.0	85.9	88.0	85.0	4.0
下颌骨前导稳定性						
ANS–Xi–Pm (°)	43.0	46.7	48.3	46.9	47.0	4.0
Dc–Xi–Pm (°)	36.2↑	33.2↑	35.0↑	38.4↑	26.0	4.0
颌骨的生长型及离散度指标						
PP–FH (°)	–1.9↓	0.9↓	3.7	6.2	4.0	3.0
FMA (FH–MP) (°)	26.9	29.8	29.6	27.1	26.0	4.0
SN–MP (°)	38.6↑	42.0↑	44.2↑	43.8↑	30.0	6.0
Y–Axis (SGn–FH) (°)	59.6↓	60.9↓	59.5↓	58.4↓	64.0	2.0
OP–FH (°)	9.0↓	10.6↓	13.9	6.9↓	15.0	4.0
SN–OP (°)	20.6	22.8	28.5↑	23.7↑	19.0	4.0
S–Go/N–Me (P–A Face Height) (%)	60.1↓	59.9↓	54.5↓	57.2↓	63.0	2.0
切牙及磨牙的定位指标						
U1–SN (°)	115.2↑	104.6	107.2	108.7	106.0	6.0
FMIA (L1–FH) (°)	56.6	55.4	55.0	52.9↓	55.0	2.0
IMPA (L1–MP) (°)	96.5	94.7	95.4	100.0	97.0	6.0
U1–L1 (Interincisal Angle) (°)	109.7↓	118.7	113.2↓	107.4↓	124.0	8.0
U1–PP (mm)	25.1↓	26.9	29.3	30.6↑	28.0	2.0
U6–PP (mm)	17.8↓	18.6↓	18.2↓	21.4	22.0	3.0
L1–MP (mm)	34.7↓	37.0↓	36.1↓	39.9	42.0	4.0
L6–MP (mm)	25.8↓	26.7↓	27.4↓	28.7↓	34.0	2.0

【知识补充包1】Ⅱ类错殆畸形的病因和形成机制

1. Ⅱ类错殆畸形的病因

错殆畸形是多种因素或机制共同作用的结果。其中绝大多数都是遗传因素与各种环境因素在牙列、颌面骨骼以及口颌系统神经、肌肉的发生、生长和发育过程中相互影响和相互作用的结果，不能过分强调其中任一方面。

总体上讲，错殆畸形的病因分为遗传因素和环境因素两大类。目前许多研究结果表明，错殆畸形具有多基因遗传的特征，而不是简单的单基因遗传方式，同时又受各种环境因素的作用和影响，最终形成复杂、多样的错殆畸形[10-11]。在错殆畸形的环境因素中，根据各种影响因素发生作用的时间不同，可分为先天因素和后天因素。从受孕后直到胎儿出生以前，任何能导致错殆畸形发生的发育、营养、疾病、外伤等原因，都称为先天因素。后天因素指的是自出生以后，可能导致错殆畸形的各种环境因素，包括全身性因素、颌面局部因素以及功能性异常、口腔不良习惯和外伤等[10]。

Ⅱ类错殆畸形相关局部因素：鼻咽部疾患，例如慢性鼻炎、腺样体肥大等会导致上气道狭窄，继而逐渐形成口呼吸习惯。长期的口呼吸习惯可形成上颌牙弓狭窄、前突、腭盖高拱，最终表现出前牙深覆盖和磨牙远中关系[8]。此外，口腔不良习惯、替牙障碍和下唇局部瘢痕也可导致前牙深覆盖。口腔不良习惯如长期吮拇指、咬下唇等不良习惯，可造成上前牙唇倾、下前牙舌倾、拥挤、前牙深覆盖、下颌后缩；而继发的咬下唇习惯会进一步加重Ⅱ类错殆畸形的发展[10]。

2. Ⅱ类错殆畸形的形成机制

对于错殆畸形的形成机制，当代的矫形和正畸治疗理论认为正常情况下形态与功能、遗传与环境是相互影响的，它们之间存在一种协调的中间状态[12-13]。错殆畸形不是牙齿和颌面部特征的简单遗传，也不能简单地通过口腔功能来解释错殆畸形，口呼吸、吐舌吞咽、软食、不良睡姿等因素不可被视为错殆畸形的主要甚至唯一病因。错殆畸形的形成是错综复杂的，一种因素可以同时影响骨骼、肌肉及牙齿，不仅引起解剖结构的形态变异，还可造成功能异常；多种因素也可能同时或先后作用，引起一系列牙颌面的改变。例如舔牙习惯可形成上前牙前倾，由于前牙覆盖增大，下唇可能置于上前牙的舌面，这样又会导致咬下唇不良习惯的发生，在这一继发性习惯的作用下，使上前牙更加唇向倾斜，而下前牙受力发生舌向倾斜和拥挤，并推动下颌向后，而引起下颌后缩和远中错殆。这样，由于舔上前牙的不良习惯，最终可导致产生Ⅱ类错殆畸形。功能和环境影响并非等同的，功能影响的某些方面也可以是遗传的，特别是肌肉和软组织的形态及姿势行为。功能会影响颌骨发育，颌骨发育反向也会影响功能。因此，错殆畸形的产生是由于以上这些原因引起对牙齿、肌肉、骨骼各方面造成的一连串作用的综合结果[12]。

【知识补充包2】Ⅱ类错殆畸形矫治时机的选择

对于Ⅱ类错殆畸形的干预时机一直是学术界争论不已的话题：提早干预还是将矫治时间推迟至生长发育高峰期？如何灵活把握时机，在最佳时机进行最有效的治疗？这些问题一直困扰着正畸医生。

Proffit[2]指出，应该基于以下3点考虑早期矫治的时机：生长改良在青春期开始并在快速生长发育停止前结束最有效（干预太早导致治疗时间延长，治疗太晚则不起作用）；颅颌面在三维方向上的发育速度存在差异；牙与骨的发育时机存在差异。同时还要考虑六因素：①社会心理因素；②牙外伤风险；③高角倾向的改善；④错殆畸形的严重程度；⑤治疗效果和效率；⑥生长发育水平。

1. 社会心理因素

美观诉求是进行正畸治疗的首要原因，错殆畸形严重程度的增加也会加重患者对于牙齿和外观的不满，尤其是前牙区；研究表明较小的前牙覆盖及牙齿暴露量，更小的鼻唇角可以增加侧貌轮廓的吸引力[14]。社会心理因素在儿童的生长发育过程中扮演着非常重要的角色[15]。正畸治疗是提高儿童生活质量的一种手段；在这个意义上，错殆的矫治具有显著的心理和社会意义。当错殆畸形对患者的心理精神状态产生不良影响时，哪怕治疗效率不高，也应及时启动正畸治疗[15-16]。

2. 牙外伤风险

牙外伤是仅次于龋病的造成儿童牙齿缺损或缺失的第二大疾患[17]，最常发生于上颌中切牙，其次为上颌侧切牙。针对54项来自非洲、美洲、亚洲和欧洲研究的Meta分析显示，全球牙外伤中由前牙覆盖过大导致的比例为21.8%（95%CI：9.7%～34.5%），过大的覆盖导致了全球2亿多例牙外伤（95%CI：104760000～372168000）[18]。因

此，严重的Ⅱ类错殆畸形，上前牙唇倾、深覆盖，患者嘴唇无法正常闭合，外伤风险大，应早期进行阻断治疗，研究表明早期治疗儿童突出的上切牙可以提供口腔保护，减少前牙外伤[19]。

3. 高角倾向的改善

面部垂直向发育与下颌骨生长过程中的旋转有关。高角和低角面型不仅与下颌骨生长型的差异有关，也与前下面高及后面高的发育差异有关。决定前下面高的因素有上下后牙的萌出及上颌高度的变化；面后部的高度取决于髁突的生长和关节窝表面的生长变化[20]。

对于牙性Ⅱ类高角错殆畸形患者，若后牙的垂直向萌出过多，会造成下颌骨向下向后旋转，下颌角变大，因此控制后牙垂直向萌出的高度对于牙性Ⅱ类高角错殆畸形患者尤其重要。

对于骨性Ⅱ类高角患者，如果任其过度生长而不进行干预，待进入恒牙列，可能会失去改变生长的机会，届时可能需要正畸-正颌联合治疗。如果垂直生长型患者想要获得成功的生长改良，需要进行早期预防性或者阻断性治疗。正畸治疗通常会使髁突向后生长移动，下颌向后旋转，并增加前面部高度。垂直向高度的控制可能是纠正垂直生长型病例的重要因素之一[20]。

Sankey等[21]研究了38例上颌狭窄和垂直向生长异常的患者，早期矫治显著促进了髁突生长，并改变了髁突的生长方向，使其更向前向上，从而产生下颌逆旋改善颏部位置的效果，颏部较对照组前移2.7倍。Haralabakis和Ulger等[22-23]研究了青春期患者使用颈带和下颌辅弓对垂直向的控制效果，指出通过早期矫治，Ⅱ类错殆畸形得到纠正，高角倾向未发生加重甚至发生下颌逆旋、颏部前移，

侧貌轮廓得到改善。

4. 错𬌗畸形的严重程度

不同患者的错𬌗畸形情况往往不同，通常认为严重的错𬌗类型需要优先治疗。与骨性后牙反𬌗相比，下颌骨移位造成的功能性后牙反𬌗更应及早治疗，因为后者可导致面部不对称并增加后续的治疗难度。与单侧侧切牙反𬌗相比，两颗中切牙的反𬌗更应及早治疗。如若仅考虑错𬌗畸形的严重程度也难免失之偏颇。假设患者有非常严重的Ⅱ类错𬌗畸形，考虑到将来很有可能要进行正颌手术，因此将正畸治疗推迟到生长发育后期是完全可以接受的。也就是说，有些严重的错𬌗畸形可以推迟到生长发育完成后，由正畸–正颌联合治疗一次完成[15]。

5. 治疗效果和效率

为确定最理想的治疗时间，必须充分考虑治疗的效果及效率。效果是对方法有效性的考量，是医生制订治疗决策时应考虑的重要因素。而效率则与时间相关：如我们需要多久才能达到预期的治疗效果，我们花费的人力、物力、财力是否能匹配所获得的治疗结果。如果付出与收益不匹配，是否还有必要进行早期正畸治疗。这些都是医患双方应考虑的问题。因此，在确定治疗方案前，应仔细思考如何兼顾效率与效果，在尽可能短的正畸治疗时间内获得最佳的疗效[15]。

关于早期矫治是否可以提高治疗效率、提高治疗效果，学界目前还存在诸多争议。

北卡罗来纳大学教堂山分校针对137名患者长达10年的临床随机对照试验（Randomized Controlled Trial，RCT）研究发现[24-25]：①一期早期矫治并没有减少二期恒牙期固定矫治的时间；②早期矫治没有降低二期恒牙期拔牙或手术的概率；③早期矫治的效果并没有明显优越性；④早期矫治效果的长期稳定性依旧存疑。

Arvystas[26]研究指出当生长发育基本停止时，治疗选择就变得相当有限。早期矫治可以有助于形成正常的咬合和面部和谐；通过对牙弓长度异常的早期干预，可以降低未来拔除前磨牙的可能性；通过消除病因，恢复正常生长，可以降低骨骼发育不良的严重程度；如果处理得当，可以在早期治疗中实现显著的矢状向、水平向和垂直向纠正。

6. 生长发育水平

正畸治疗开始前，医生应从各方面评估患者的生长发育水平，包括生理发育阶段及心理发育阶段的评估。

生理发育评估，主要通过改良颈椎分期法[27]、牙齿萌出状况或者手腕骨X线片来判断。心理发育评估指患者应具备的情感成熟度，因为这可以在一定程度上提升患者治疗时的舒适度并减少儿童患者进行早期矫治时可能遇到的风险。社会心理成熟度与生理年龄有关。美国正畸协会（AAO）曾提出：最好在孩子7岁之前进行首次正畸检查[28]。当然，是否进行早期正畸治疗应因人而异。此外，牙弓内问题较多时应评估牙龄，颌骨垂直向及矢状向存在问题时则应同时评估骨龄。

综上所述，对以上各因素的综合考虑可以帮助我们更好地决定：①是否有必要进行早期干预？②应在何时启动正畸治疗？

（陆珮珺　王璟）

病例实战：病例3、病例4对比分析

诊断，是决策Ⅱ类错殆畸形治疗计划的重要因素。Ⅱ类错殆畸形可分为牙性Ⅱ类、功能性Ⅱ类、骨性Ⅱ类。诊断正确的基础上，结合面型、口内情况，治疗计划则迎刃而解。

接下来将通过两个病例分别介绍Ⅱ类错殆畸形的不同解法（图2-29~图2-40）。

病例3	病例4
遗传因素	
无	
环境因素	
无	
治疗前面像和口内像及影像学资料	

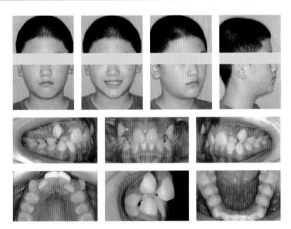

图2-29 直面型，前牙深覆殆、深覆盖Ⅰ度，磨牙关系Ⅱ类，13、23唇向错位，11、21直立，12、22、32、42反殆，牙列中度拥挤，上颌牙弓狭窄

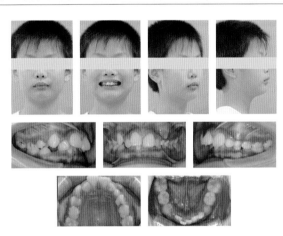

图2-35 正貌面部略不对称，颏点偏左，开唇露齿，唇无法自然闭合（由于拍照时患者刻意闭紧，导致未拍到开唇露齿状态），闭唇时颏肌紧张；侧貌凸面型，颏唇沟深，颏位略后。口内检查显示替牙期，12舌倾，11、21唇倾；上下颌牙列轻到中度拥挤；深覆殆、深覆盖Ⅲ度，上颌牙弓狭窄呈尖圆形，下颌牙弓卵圆形

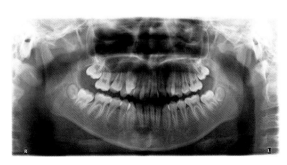

图2-30 治疗前影像学资料

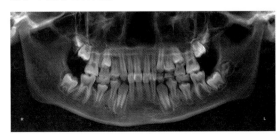

图2-36 治疗前影像学资料

病例3	病例4
治疗前面像和口内像及影像学资料	

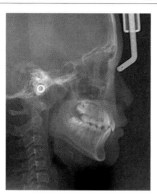

图2-30（续）

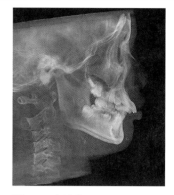

图2-36（续）

形成机制	
牙性：恒牙列早期；12、22反𬌗，13、23唇向错位；安氏Ⅱ类；牙列中度拥挤 骨性：骨性Ⅰ类 功能性：无	牙性：替牙期；12舌倾，11、21唇倾；安氏Ⅱ类；上下颌牙列轻到中度拥挤；深覆𬌗、深覆盖Ⅲ度 骨性：骨性Ⅰ类 功能性：存在功能性因素，12舌倾及上颌牙弓狭窄使下颌发育不足，位置靠后

矫治时机	
垂直向：平均生长型 水平向：上颌牙弓尖圆形，下颌牙弓卵圆形，上下颌牙弓不匹配 矢状向：上下颌发育尚可	垂直向：水平生长型 水平向：上颌牙弓尖圆形，下颌牙弓卵圆形，上下颌牙弓狭窄 矢状向：下颌位置靠后

方法工具	
上颌：上颌扩弓 下颌：下颌暂不治疗，积极观察 全口：采用无托槽隐形矫治器解决牙列问题，上颌磨牙远中移动，排齐牙列	上颌：上下颌扩弓 下颌：刺激下颌发育，前导下颌（Ⅱ类牵引） 全口：采用无托槽隐形矫治器调整替牙间隙分配，引导恒牙萌出；压低前牙，解除深覆𬌗；适度内收上前牙，改善前牙前突

实际治疗计划	
采用无托槽隐形矫治器扩弓，结合上颌磨牙远中移动，排齐牙齿	①无托槽隐形矫治器扩弓，调整替牙间隙分配，引导恒牙萌出 ②通过颌间Ⅱ类牵引引导下颌向前建立Ⅰ类关系，解除深覆盖 ③压低前牙，解除深覆𬌗 ④适度内收上前牙，改善上牙前突 ⑤恒牙替换完成后，排齐牙列，匹配上下颌弓形，建立稳定咬合

病例3	病例4
治疗过程	

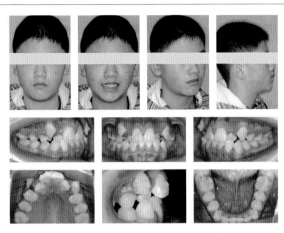

图2-31　佩戴至第20步矫治器复诊时面像和口内像

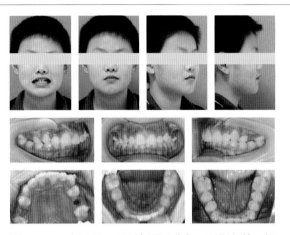

图2-37　9个月后，面型有明显改变，下颌向前，颏部位置前伸，面型更加直面

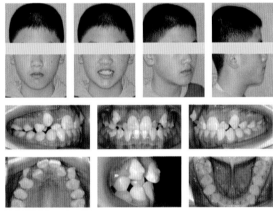

图2-32　佩戴至第27步矫治器复诊时面像和口内像

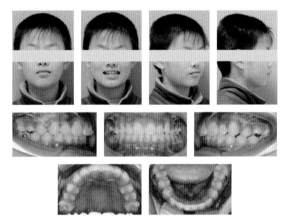

图2-38　治疗1年半后面像和口内像

病例3	病例4
治疗结果	

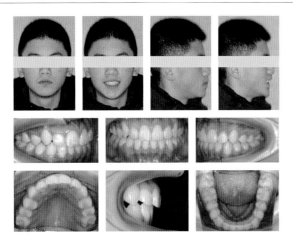

图2-33　治疗结束面像和口内像

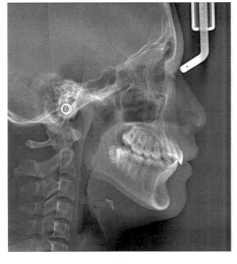

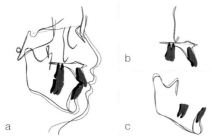

图2-34　治疗后头颅定位侧位片及头影测量重叠图（治疗前黑色，治疗后红色）：（a）SN重叠；（b）上颌重叠；（c）下颌重叠

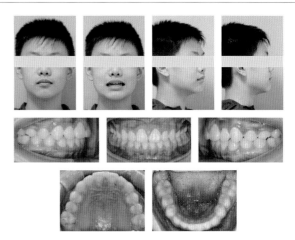

图2-39　治疗结束（26个月）面像和口内像

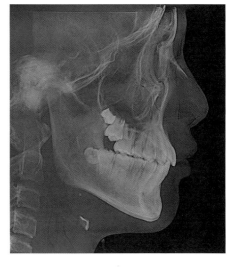

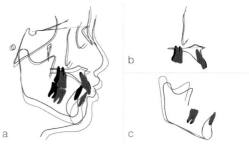

图2-40　治疗后头颅定位侧位片及头影测量重叠图（治疗前黑色，治疗后红色）：（a）SN重叠；（b）上颌重叠；（c）下颌重叠

病例小结

病例3：初诊时直面型，前牙Ⅰ度深覆殆、深覆盖，磨牙关系Ⅱ类，13、23唇向错位，11、21直立，12、22、32、42反殆，牙列中度拥挤，上颌牙弓狭窄。侧位片分析为骨性Ⅰ类。因此，该患者为牙性Ⅱ类。牙性Ⅱ类错殆畸形，应以牙移动为主，患者上前牙直立，且牙弓狭窄，有可扩弓的空间，允许一定牙代偿（即上前牙可唇倾），同时推磨牙远中，建立Ⅰ类咬合关系。因此治疗方案为采用无托槽隐形矫治器扩弓，结合上颌磨牙远中移动，排齐牙齿。最终患者牙齿排齐，面型基本无变化，仍为直面型。

病例4：初诊时正貌面部略不对称，颏点偏左，开唇露齿，唇无法自然闭合，闭唇时颏肌紧张，侧貌凸面型，颏唇沟深，颏位略后。口内检查替牙期，12舌倾，11、21唇倾；安氏Ⅱ类；上下颌牙列轻到中度拥挤；深覆殆、深覆盖Ⅲ度，上颌牙弓狭窄呈尖圆形，下颌牙弓卵圆形。功能检查开闭口型正常。从影像学检查可见，患者为水平生长型，下颌发育不足且位置靠后。头影测量数据ANB角为4.1°，骨性Ⅰ类，但面型为凸面型且下颌后缩，无家族遗传史，分析可能存在功能性因素，如12舌倾及上颌牙弓狭窄使下颌发育不足，位置靠后。治疗目标为恢复牙弓宽度及矢状向颌骨的协调生长，通过无托槽隐形矫治器扩大牙弓前导下颌，调整替牙间隙分配，引导恒牙萌出；压低前牙，纠正深覆殆；适度内收上前牙、改善前牙前突。该病例预后良好，其Ⅰ类咬合关系的建立有赖于牙弓宽度恢复，去除咬合干扰，并通过替牙间隙利用后的前牙内收以及通过Ⅱ类牵引少量前导下颌，最终获得了良好的牙弓形态和Ⅰ类咬合关系。

（刘人恺　李琥　鲍泓）

病例3 vs 病例4"十全十美"·Ⅱ类错殆畸形早期矫治诊疗逻辑表对比小结（图2-41和图2-42）

由于Ⅱ类错殆畸形的成因复杂、争议众多，主创团队在病例3和病例4这组对比中选取了在遗传因素和环境因素中均无异常的典型骨性Ⅰ类、牙性Ⅱ类病例，旨在探讨Ⅱ类错殆畸形的形成机制、矫治时机（失衡点分析）与矫治方法工具的选择三者之间的关联。病例3中主诊医生确认错殆畸形形成的主要因素仅存在于上颌牙列，故选择有针对性地对上颌进行磨牙远中移动的治疗，从而达到事半功倍的效果。而病例4中，临床检查与口内检查均提示患者的下颌位置及上下颌牙弓形态已有异常，需临床干预，但综合考量遗传因素与错殆畸形严重程度，主诊医生巧妙地选择了Ⅱ类牵引这一灵活简单的方式，帮助患者自身生长潜力释放，有效重建良好的口腔环境新稳态。

通过病例对比可知，形成机制与失衡点分析是Ⅱ类错殆畸形诊断的核心。只有通过模型分析、临床检查与头影测量分析等多种数据综合评价，更大程度地接近错殆畸形的形成原因，才能制订出合理的治疗方案。

（彭怡然　王璟）

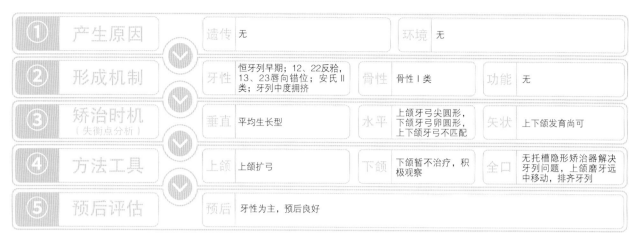

图2-41 病例3 "十全十美" · Ⅱ类错殆畸形早期矫治诊疗逻辑表

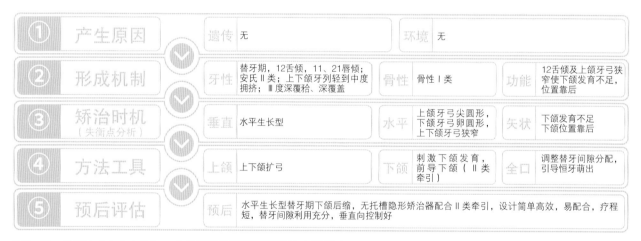

图2-42 病例4 "十全十美" · Ⅱ类错殆畸形早期矫治诊疗逻辑表

附：病例3和病例4头影测量分析表（表2-2）

表2-2　病例3和病例4治疗前后头影测量分析表

测量项目	病例3 治疗前	病例3 治疗后	病例4 治疗前	病例4 治疗后	标准值	标准差
Jarabak分析						
Na-S-Ar (Saddle/Sella Angle) (°)	121.9	120.0	121.3	119.0	123.0	5.0
Combined Variation (°)	201.6↓	202.0↓	202.4↓	199.8↓	209.0	4.0
S-Ar-Go' (Articular Angle) (°)	153.1↑	153.2↑	147.1	150.7↑	143.0	6.0
Ar-Go'-Me (Gonial/Jaw Angle) (°)	123.3	122.2↓	120.4↓	119.3↓	130.0	7.0
Sum of angles (°)	398.2	395.5	388.8↓	389.0↓	396.0	6.0
Ar-Go'-N (Upper Gonial Angle) (°)	46.5↓	45.8↓	49.9↓	47.6↓	53.0	2.0
N-Go'-Me (Lower Gonial Angle) (°)	76.7↑	76.5↑	70.5	71.7	72.0	2.0
S-Ar (Posterior Cranial Base) (mm)	29.1	31.3	39.4	43.4	32.0	3.0
Ar-Go' (Ramus Height) (mm)	40.8	45.9	47.5	49.8	44.0	5.0
S-N (Anterior Cranial Base) (mm)	63.3	65.7	71.9	74.4	71.0	3.0
Go'-Me (Mandibular Body Length) (mm)	67.8	68.7	69.3	76.7	71.0	5.0
S-Go' (mm)	68.1	75.1	83.4	90.2	80.0	6.0
N-Me (Anterior Face Height) (mm)	111.2	116.2	118.5	128.1	112.0	7.0
上颌骨的位置及长度						
SNA (°)	79.7	82.0	81.1	80.8	83.0	4.0
Ptm-A (mm)	43.9	47.1	51.4↑	52.1↑	45.0	3.0
Ptm-S (mm)	20.0	21.3↑	22.1↑	21.9↑	18.0	2.0
Co-A (Midface Length) (mm)	72.3↓	77.9	85.7↑	89.0↑	78.0	4.0
A-N perp (Maxillary Skeletal) (mm)	-0.7	1.9	0.1	-2.0↓	1.0	2.0
下颌骨的位置及长度						
SNB (°)	76.0	77.4	77.0	79.3	80.0	4.0
ANB (°)	3.7	4.6	4.1	1.5	3.0	2.0
Wits (mm)	-2.4↓	-0.2	3.4↑	-2.0	0	2.0
NP-FH (Facial Angle) (°)	87.2	89.4↑	87.4	87.9	85.0	4.0
下颌骨前导稳定性						
ANS-Xi-Pm (°)	48.0	45.5	41.6↓	42.7↓	47.0	4.0
Dc-Xi-Pm (°)	34.4↑	36.2↑	40.0↑	38.7↑	26.0	4.0
颌骨的生长型及离散度指标						
PP-FH (°)	2.6	2.1	-2.7↓	-3.9↓	4.0	3.0
FMA (FH-MP) (°)	28.7	25.9	20.8↓	21.1↓	26.0	4.0
SN-MP (°)	38.3↑	35.9	29.8	28.5	30.0	6.0
Y-Axis (SGn-FH) (°)	59.9↓	58.8↓	58.0↓	59.1↓	64.0	2.0
OP-FH (°)	13.2	9.1↓	5.4↓	8.2↓	15.0	4.0
SN-OP (°)	22.7	19.1	14.4↓	15.6	19.0	4.0
S-Go/N-Me (P-A Face Height) (%)	61.2	64.6	70.4↑	70.4↑	63.0	2.0
切牙及磨牙的定位指标						
U1-SN (°)	95.7↓	101.9	113.5↑	105.8	106.0	6.0
FMIA (L1-FH) (°)	62.0↑	56.8	67.2↑	62.9↑	55.0	2.0
IMPA (L1-MP) (°)	89.3↓	97.3	92.0	96.0	97.0	6.0
U1-L1 (Interincisal Angle) (°)	136.8↑	124.9	124.7	129.7	124.0	8.0
U1-PP (mm)	27.8	28.5	28.1	29.7	28.0	2.0
U6-PP (mm)	20.6	23.3	20.8	21.3	22.0	3.0
L1-MP (mm)	37.1↓	39.9	42.1	44.2	42.0	4.0
L6-MP (mm)	28.2↓	30.6↓	32.2	35.9	34.0	2.0

【知识补充包3】Ⅱ类错殆畸形的分类及构成特点

1. Moyers Ⅱ类错殆畸形分类

Moyers分析法（Moyers Analysis）[29]认为：鉴于牙颌畸形的病因各不相同，患者的治疗目的及预期效果不同，所选择的矫治器也不同。对Ⅱ类错殆畸形患者不仅要考虑牙齿、牙弓的分类问题，还应考虑面型的协调与补偿。因此，正畸医生不能忽视骨骼及肌功能的问题。为了更全面地了解错殆所涉及的组织范围，以制订出正确的治疗方案，有必要对错殆进行病理学分类：

牙性错殆：牙齿的数目、形态、大小及位置异常所致的Ⅱ类错殆畸形，如因乳磨牙早失或滞留导致的磨牙远中关系的错殆畸形，只表现为牙齿的Ⅱ类关系，无明显骨性不调因素。

功能性错殆：常由咬下唇、口呼吸及人工喂养姿势不正确等不良习惯所致。此外，下颌闭合道异常以及由于存在殆干扰常引起下颌功能性后缩或颌位偏斜等，在乳牙期儿童中较多见。功能性Ⅱ类错殆畸形的诊断必须进行相应的功能分析，包括头影测量分析、模型分析，尤其是口颌系统动态的功能分析，如息止殆位和牙尖交错位的检查、颞下颌关节的检查、颅面功能紊乱的检查等。由于不良的肌肉神经功能因素所导致的Ⅱ类错殆畸形，诸如上切牙内倾而限制下颌的前伸，应尽早去除不良的神经肌肉因素，并进行功能性矫治。

骨性错殆：Ⅱ类磨牙关系可因下颌骨发育不足、下颌位置后移、上颌发育过度、上颌位置前移等所致，并表现出典型的骨面型特征。目前，临床上往往采用侧貌观察及头影测量分析来评估牙颌畸形患者的面型特征。

大多数患者不是单纯的牙性、功能性、骨性Ⅱ类，常同时存在多种因素，并且互相影响，应该结合牙、颌骨的异常针对性地设计治疗方案。

（1）矢状向的特征[8,29]：可分为以下6型（图2-43）。

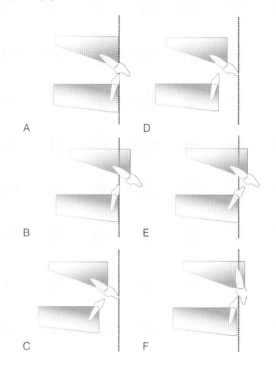

图2-43 Moyers Ⅱ类错殆畸形分类示意图

A型：该型的特征为颌骨大小、位置关系均正常，殆平面也正常，下颌牙列位置正常，仅上颌牙列前突，前牙覆殆覆盖较大，Ⅱ类磨牙关系。属牙性Ⅱ类错殆畸形，约占30%。矫治较容易，预后一般良好。

B型：其特征为上颌前突，下颌大小、位置均正常，呈典型的Ⅱ类骨面型。

C型：面部特征为明显的Ⅱ类骨面型，但上下颌骨对颅部关系呈后缩位。且上下颌骨均较短，下颌角小，前颅底平坦，上下前牙唇倾或上前牙直立。

D型：表现为后缩的骨骼外形，多为小的下颌配以正常或稍后缩的面中部。下切牙直立或舌向倾斜，上切牙显著唇倾。下颌角偏小。

E型：具有严重的Ⅱ类骨性特征。上颌前突配以正常或前突的下颌。上下牙槽前突，上下切牙明显前倾，虽然有些表现类似于B型，但实质上是双颌前突的Ⅱ类错殆畸形，此为E型的特征。与B型一起约占20%。

F型：水平F型是Ⅱ类倾向最轻的类型，骨骼外形的严重程度比B、C、D、E型轻，下颌可以小或后缩，面中部也可能小，牙齿位置变异不定，这一大类很少是同一性质，使其典型化很困难，但确是较为多见的一类。与C、D型一致的是均为下颌后缩，三者约占50%。

（2）垂直向的特征[8,29]

可分5型，5种垂直型不是在每一种水平型中可以见到，然而一定的垂直型与某些水平型有关联。水平A型和F型是真正的水平型，多无垂直异常。

垂直1型：其特征是下颌平面、功能殆平面、腭平面较正常的陡，前颅底斜向上倾斜，其结果是前面高大于后面高，即所谓"高角"病例或"长面综合征"。

垂直2型：实质上是一个方面型，下颌平面、功能殆平面、腭平面几乎平行，前颅底平面比正常的更水平，下颌角接近直角。切牙倾向于直立，前牙深覆殆。

垂直3型：该型的特征是腭平面向上，当生长时上下前面高不能维持协调，有很强的开殆趋势，若下颌平面比正常更陡，则形成骨性开殆是必然的。

垂直4型：此型的下颌平面、功能殆平面和腭平面均明显向下倾斜，下颌角钝，下切牙直立，但上牙槽突离唇线很远，上切牙唇倾，开唇露齿。所有垂直4型均发生在水平B型之中，而另外的B型中上切牙是直立的。此型是严重的垂直异常，较少见。

垂直5型：垂直5型与垂直2型关系最密切。下颌平面和功能殆平面是正常的，而腭平面向下倾斜，下颌角是所有型中最小的。下切牙明显唇向倾斜，上切牙直立，形成骨性深覆殆。即所谓的"短面综合征"。仅见于水平B、E两型中。

2. Ⅱ类错殆畸形的构成特点

Ⅱ类错殆畸形的构成中，上颌前突仅占10%～20%，可见不论生长发育期或成年期，在Ⅱ类错殆畸形形成机制中，下颌后缩比上颌前突更为常见，这表明在矫治过程中需要特别注意，谨慎考虑是否需要拔牙，并避免采取抑制上颌发育的方法。此外，尽管在所有研究中并未发现上颌前突和下颌后缩这种极端类型的情况，但在临床实践中仍然可以见到这种类型的患者。

下颌后缩是安氏Ⅱ类错殆畸形的主要特征[29~30]。关于Ⅱ类错殆畸形的生长变化，学者们也进行了许多研究，其结论尚存在争议。

Ⅱ类错殆畸形构成的另一特点，即垂直向发育异常[13,29]。以上研究结果表明Ⅱ类错殆畸形不仅涉及矢状向发育不调，还涉及垂直向发育的异常，而且这种异常的变化是复杂的，可因面型、生长发育和性别的不同而有所差异。Ⅱ类错殆畸形的垂直向发育异常，给治疗增加了困难。

在Ⅱ类错殆畸形的构成特点中，不可忽视的一点，即髁突关节窝的相对位置以及关节窝本身相对于颅底的位置，它们与Ⅱ类错殆畸形的构成有密切的关系[13,31]。

综上所述，以往研究提示临床上治疗Ⅱ类错殆畸形时，不仅要关注Ⅱ类错殆畸形的矢状向不调以及垂直向异常，还需关注盘-髁突-窝的位置关系，因为任何功能矫形治疗措施均牵涉髁凹关系的重建。

【知识补充包4】Ⅱ类错殆畸形早期矫治的方法和工具

每个病例的表现方式都不同，除了对于生长发育底层逻辑的了解，在矫治方式的选择上也有差异。

1. 矫治目标

Ⅱ类错殆畸形矫治的总目标为：去除干扰因素、协调上下颌生长、平衡肌功能、改善不良侧貌、降低外伤风险、促进心理健康。

牙齿：去除咬合干扰、协调上下颌牙弓、改善覆殆覆盖、达到尖牙和/或磨牙中性关系。

肌肉：通过肌功能训练使得口周肌肉运动协调，多学科联合达到气道通畅。

颌骨：协调上下基骨关系。

2. 具体方法

（1）牙性错殆

诊断要点：恒上前牙舌向错位、不齐、前突、间隙的深覆盖，确认基骨及牙弓之间协调，问题在于牙齿排列及对应问题。

治疗目标：匹配上下颌牙列。

计划策略：根据牙列拥挤度、前牙唇倾度等因素决定矫治方案。

计划选择：对于替牙期的患者，一般在已萌的第一恒磨牙上粘颊面管，前牙上粘托槽，采用弓丝上的曲或利用颌内及颌间牵引，排齐上前牙、解除咬合干扰、矫治深覆盖并改善咬合关系。对于恒牙列早期的患者，无拥挤或者轻度拥挤，上前牙唇倾，上后牙有足够间隙的患者，多采用不拔牙矫治，推上颌磨牙向远中的方法，缓解前牙拥挤，矫治Ⅱ类磨牙关系。如上颌牙弓相对下颌牙弓狭窄，需配合上颌扩弓以协调牙弓宽度。如上颌拥挤明显，上下颌牙弓拥挤不协调，可考虑拔除上颌两颗第二前磨牙，以Ⅱ类磨牙关系、Ⅰ类尖牙关系结束治疗。

治疗时机：推上颌磨牙向远中的最佳时机是在上颌第二恒磨牙未萌但牙冠已过第一磨牙牙颈部的位置，此时向远中移动上颌第一恒磨牙阻力小且不易引起第二恒磨牙阻生，每侧可以得到2～4mm的间隙。如果矫治时第二恒磨牙已萌出建殆，其远中的骨量足够上颌磨牙后移，在患者配合的情况下，也能使用口外力推磨牙向远中，此时远移阻力略大。推磨牙向远中可以采用口外弓、口内固定矫治器或两者兼用，以及种植体支抗配合固定矫治装置完成。近年出现的无托槽隐形矫治器，对推磨牙向远中也有较好疗效。

对于下前牙先天缺失造成的前牙深覆盖，若上颌牙弓正常，下颌牙弓前部发育不足，并有部分间隙。可扩展缺失牙位置的间隙，通过日后修复牙列缺损，改善前牙覆盖。若上前牙较唇倾或拥挤，下颌位置正常，则可以上颌单颌拔除前磨牙，利用拔牙间隙内收上前牙，矫治前牙深覆盖，以磨牙远中关系结束治疗。

（2）功能性错殆

诊断要点：患者口周肌松弛。

治疗目标：破除不良习惯、阻断畸形的发展。

计划策略：肌肉训练配合矫形治疗或者间隙管理，引导牙颌面正常生长发育。

计划选择：首先要识别不良习惯特征，以临床上较为常见的咬下唇习惯为例，咬下唇常造成上前牙因舌侧压力过大而唇倾前突，同时下切牙唇侧压力过大而内倾，妨碍下颌牙弓前段的发育，导致下颌后缩[8]。对于口唇不良习惯的破除，在早期可以通过阐明危害和利弊，调动患者自身的积极性，自行改正不良习惯。此时绝不能采用责备和打骂的方法，否则会增加患者的不安全感，不仅达不到效果，反而对患者的心理健康发育不利。如果不良的口唇习惯改正十分困难，可根据习惯特点设计制作破除不良习惯的矫治器如腭网、唇挡丝、唇挡、颊屏等[8]。

（3）骨性错𬌗

诊断要点：下颌后缩和上颌牙弓宽度不足是替牙期Ⅱ类错𬌗畸形患者最常见的临床特征。通过临床检查及头影测量分析确认上下颌骨关系不调，并分析是上颌发育过度、下颌发育不足，还是两者兼有。

治疗目标：协调上下颌骨位置及牙弓间关系。

计划策略：根据诊断，在早期引导下颌生长和/或限制上颌生长。

计划选择：上颌发育过度可以通过头帽口外弓抑制，低角或均角下颌发育不足同时颏部发育良好的患者可以通过功能矫治引导，二者兼有者可使用Vanbeek进行治疗。通常下颌前导过程中，需配合上颌扩弓，扩弓方式可根据患者年龄、腭中缝闭合程度及牙列替换情况进行选择。颌骨间关系严重不调者，需成年后正畸-正颌联合治疗。

治疗时机：大量临床研究表明功能矫治器的使用应该在生长发育高峰期进行，从而使矫形治疗能有效促进下颌骨的生长[10-11,13]。治疗时机远比采用

矫治器的类型更重要。

3. 前导下颌的功能矫治器

功能矫治器治疗Ⅱ类错𬌗畸形的矫治原理是通过重新定位下颌的位置，使其向前、向下移位，从而拉伸咀嚼肌和口周肌肉，这些肌肉组织收缩产生矫形力，从而改变下颌位置，刺激下颌髁突的增殖和关节窝的改建，使下颌向前下生长，并增加下颌支的高度。

常用的功能矫治器有肌激动器（Activator）、生物调节器（Bionator）、功能调节器（Frankel Function Regulator）、双𬌗垫矫治器（Twin-Block）、Herbst式矫治器、带前导下颌功能的隐形矫治器等。临床上具体使用哪种矫治器可根据患者具体情况和医生对矫治器掌握的熟练程度而定。近代功能矫治器在Activator基础上进行了许多改进，形成各具特色的多种矫治器，且相互影响，取长补短，不断完善，医生在临床上也可灵活应用。

前导下颌的功能矫治器背后的核心是诊疗逻辑，因为并不存在一种矫治器可称之为"最佳"，而只有"更适合"的矫治器。在治疗Ⅱ类错𬌗畸形中，由于功能因素居多，因此关键是如何充分发挥优势、扬长避短。正确选择适应证，并把握恰当的时机才是最重要的。

（陆珮珺　王璟）

71

治疗前评估

患者基本资料

7岁女孩，主诉下颌后缩。

治疗前照片与分析（图2-44）

颜面分析

正貌比例正常，左右对称，颏点居中，上唇短，唇闭合不全，固有口腔的容积和舌体大小不匹配；侧貌凸，鼻唇角略小，颏唇沟深，颏颈距离短，下唇位于E线后。

口内检查

替牙期；前牙深覆盖；上颌牙弓尖圆形、牙弓狭窄，下颌牙弓卵圆形，上下颌牙弓宽度不协调；上颌牙列轻度拥挤。

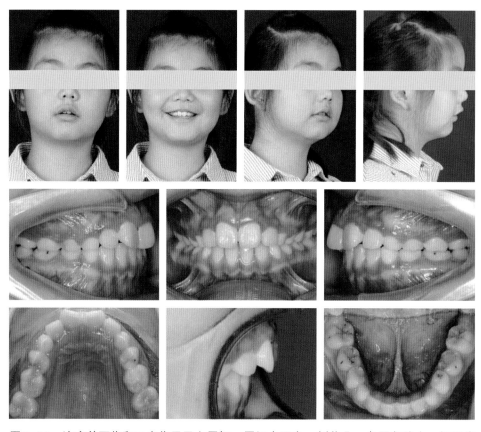

图2-44　治疗前面像和口内像显示上唇短，唇闭合不全，侧貌凸，鼻唇角略小，颏唇沟深，颏颈距离短，下唇位于E线后；替牙期；前牙深覆盖；上颌牙弓狭窄、轻度拥挤，上下颌牙弓宽度不协调

治疗前影像学检查与分析

全景片（图2-45）显示牙齿数目未见明显异常，恒牙胚有一定的拥挤度；17、27、37、47牙胚可见；颞下颌关节形态、位置未见异常。

头颅定位侧位片（图2-46）显示患者处于CVS 1期。

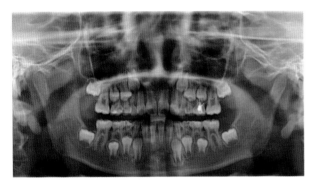

图2-45　治疗前全景片显示恒牙胚有一定的拥挤度，颞下颌关节形态、位置未见异常

治疗前头影测量分析（图2-47和表2-3）

骨性Ⅱ类，下颌后缩，水平生长型；上前牙唇倾。

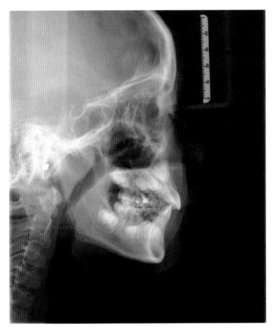

图2-46　治疗前头颅定位侧位片显示患者处于CVS 1期

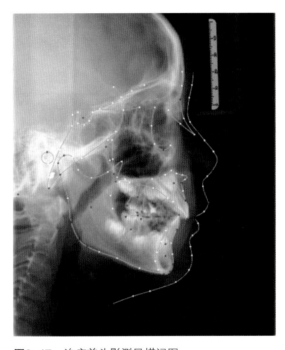

图2-47　治疗前头影测量描记图

表2-3 治疗前头影测量分析表

测量项目	治疗前	标准值	标准差
Jarabak分析			
Na-S-Ar (Saddle/Sella Angle) (°)	120.4	123.0	5.0
Combined Variation (°)	203.5↓	209.0	4.0
S-Ar-Go' (Articular Angle) (°)	145.3	143.0	6.0
Ar-Go'-Me (Gonial/Jaw Angle) (°)	124.2	130.0	7.0
Sum of angles (°)	389.9↓	396.0	6.0
Ar-Go'-N (Upper Gonial Angle) (°)	50.9↓	53.0	2.0
N-Go'-Me (Lower Gonial Angle) (°)	73.3	72.0	2.0
S-Ar (Posterior Cranial Base) (mm)	38.3	32.0	3.0
Ar-Go' (Ramus Height) (mm)	39.1	44.0	5.0
S-N (Anterior Cranial Base) (mm)	59.7	71.0	3.0
Go'-Me (Mandibular Body Length) (mm)	57.3	71.0	5.0
S-Go' (mm)	73.9	80.0	6.0
N-Me (Anterior Face Height) (mm)	104.0	112.0	7.0
上颌骨的位置及长度			
SNA (°)	83.1	83.0	4.0
Ptm-A (mm)	44.7	45.0	3.0
Ptm-S (mm)	15.3↓	18.0	2.0
Co-A (Midface Length) (mm)	74.3	78.0	4.0
A-N perp (Maxillary Skeletal) (mm)	0	1.0	2.0
下颌骨的位置及长度			
SNB (°)	77.2	80.0	4.0
ANB (°)	5.9↑	3.0	2.0
Wits (mm)	2.4↑	0	2.0
NP-FH (Facial Angle) (°)	84.9	85.0	4.0
下颌骨前导稳定性			
ANS-Xi-Pm (°)	45.5	47.0	4.0
Dc-Xi-Pm (°)	36.6↑	26.0	4.0
颌骨的生长型及离散度指标			
PP-FH (°)	-2.9↓	4.0	3.0
FMA (FH-MP) (°)	21.8↓	26.0	4.0
SN-MP (°)	28.8	30.0	6.0
Y-Axis (SGn-FH) (°)	61.6↓	64.0	2.0
OP-FH (°)	9.8↓	15.0	4.0
SN-OP (°)	16.8	19.0	4.0
S-Go/N-Me (P-A Face Height) (%)	71.1↑	63.0	2.0
切牙及磨牙的定位指标			
U1-SN (°)	104.3	106.0	6.0
FMIA (L1-FH) (°)	59.5↑	55.0	2.0
IMPA (L1-MP) (°)	98.7	97.0	6.0
U1-L1 (Interincisal Angle) (°)	128.2	124.0	8.0
U1-PP (mm)	26.3	28.0	2.0
U6-PP (mm)	18.9↓	22.0	3.0
L1-MP (mm)	36.5↓	42.0	4.0
L6-MP (mm)	29.8↓	34.0	2.0

诊断

凸面型；骨性Ⅱ类，上颌前突，下颌后缩，水平生长型；上颌牙弓狭窄；上前牙唇倾；安氏Ⅱ类；牙列拥挤Ⅰ度。

治疗计划

方案1：双期矫治

一期早期矫治：使用Twin-Block双殆垫矫治器进行上颌扩弓、下颌前导。

二期恒牙期矫治：待替牙期结束后，全口正畸治疗排齐牙列。

方案2：采用无托槽隐形矫治器

上颌扩弓，下颌前导，排齐牙列，解除扭转的上前牙对下颌的殆干扰；极大地降低恒牙期矫治的可能性或降低恒牙期矫治难度。治疗期间根据需要，使用唇颊肌屏障隔绝唇颊肌的压力，辅助扩弓。

患者选择方案2。

治疗过程

第一阶段治疗

我们选取了正中咬合和前导咬合（图2-48）的数字模型进行分析与设计，重点解决咬合干扰问题和水平向问题，同时结合前导，最终解决矢状向问题。

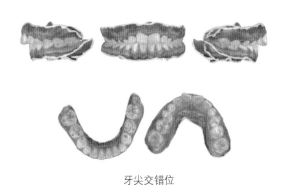

牙尖交错位

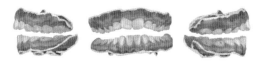

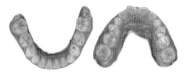

下颌前导位

图2-48 正中咬合和前导咬合的数字模型

初戴双殆垫无托槽隐形矫治器 + 唇颊肌屏障用于隔绝唇颊肌压力，辅助扩弓（图2-49）。

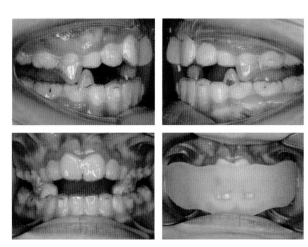

图2-49 初戴矫治器时口内像

第二阶段治疗

第一阶段的矫治器佩戴结束，下颌实现前导，前牙殆干扰基本消除，乳磨牙开始替换（图2-50），我们在确保恒牙即将萌出的情况下安排拔除Ⅲ度松动的乳牙，制取数字模型，进入下一阶段，进一步实现之前制订的治疗目标。

治疗前后照片对比（图2-51和图2-52）

治疗结束，面型恢复良好，口内像显示殆干扰消除，乳恒牙排列整齐，恒牙有足够的萌出间隙，磨牙尖牙Ⅰ类关系，前牙覆殆覆盖正常，前磨牙陆续萌出，牙弓长度保持良好。

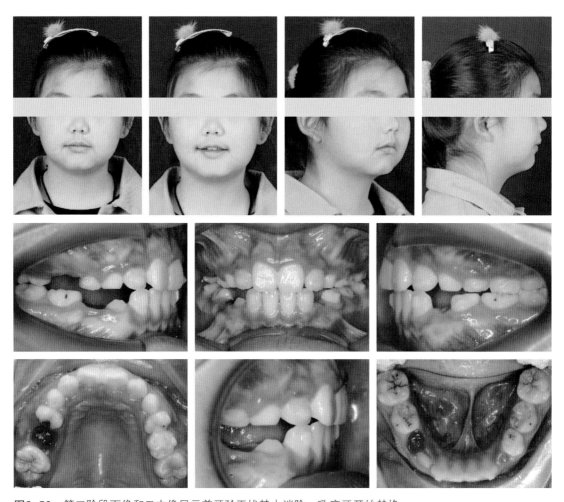

图2-50　第二阶段面像和口内像显示前牙殆干扰基本消除，乳磨牙开始替换

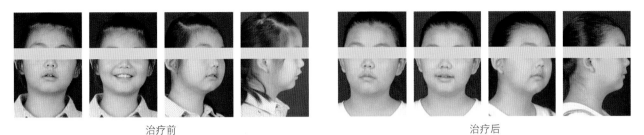

治疗前 治疗后

图2-51 治疗前后面像对比显示面型恢复良好

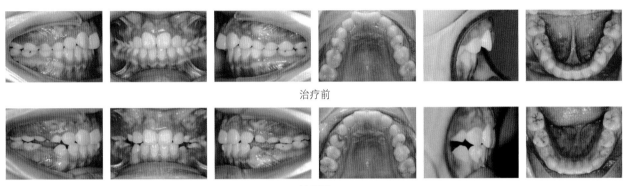

治疗前

治疗后

图2-52 治疗前后口内像对比显示殆干扰消除，恒牙有足够的萌出间隙，磨牙尖牙Ⅰ类关系，前牙覆殆覆盖正常，前磨牙陆续萌出，牙弓长度保持良好

治疗后影像学检查与分析

全景片（图2-53）显示恒牙萌出间隙足够，拥挤解除。

治疗前后头颅定位侧位片对比（图2-54）显示下颌前移；下前牙未发生代偿性唇倾，下前牙角度正常。

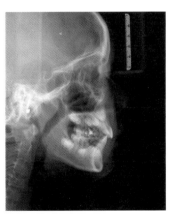

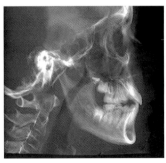

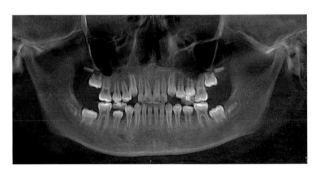

图2-53 治疗后全景片显示恒牙萌出间隙足够，拥挤解除

图2-54 治疗前后头颅定位侧位片对比显示下颌前移；下前牙未发生代偿性唇倾

治疗后头影测量分析（图2-55和表2-4）

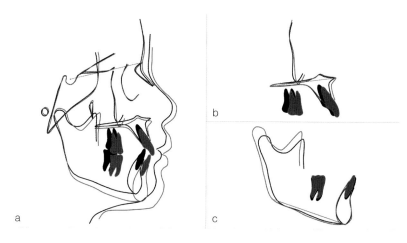

图2-55 治疗前后头影测量重叠图（治疗前黑色，治疗后红色）：（a）SN重叠；（b）上颌重叠；（c）下颌重叠

病例小结

诊断分析发现该病例是𬌗干扰导致的下颌被动后退，而垂直向发育相对正常，因此治疗计划以消除干扰、扩展牙弓，提供萌出间隙为主要策略，同时配合下颌前导，以达到调控发育的目的。

（王龙凤）

病例5·SOP小结（图2-56）

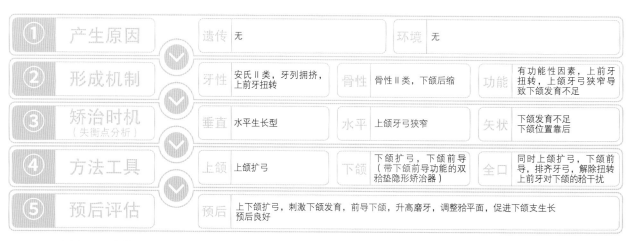

① 产生原因	遗传	无		环境	无
② 形成机制	牙性	安氏Ⅱ类，牙列拥挤，上前牙扭转	骨性 骨性Ⅱ类，下颌后缩	功能	有功能性因素，上前牙扭转，上颌牙弓狭窄导致下颌发育不足
③ 矫治时机（失衡点分析）	垂直	水平生长型	水平 上颌牙弓狭窄	矢状	下颌发育不足 下颌位置靠后
④ 方法工具	上颌	上颌扩弓	下颌 下颌扩弓，下颌前导（带下颌前导功能的双𬌗垫隐形矫治器）	全口	同时上颌扩弓，下颌前导，排齐牙弓，解除扭转上前牙对下颌的𬌗干扰
⑤ 预后评估	预后	上下颌扩弓，刺激下颌发育，前导下颌，升高磨牙，调整𬌗平面，促进下颌支生长 预后良好			

图2-56 病例5·Ⅱ类错𬌗畸形早期矫治诊疗逻辑表

表2-4 治疗前后头影测量分析表

测量项目	治疗前	治疗后	标准值	标准差
Jarabak分析				
Na–S–Ar (Saddle/Sella Angle) (°)	120.4	119.4	123.0	5.0
Combined Variation (°)	203.5↓	201.7↓	209.0	4.0
S–Ar–Go' (Articular Angle) (°)	145.3	149.4↑	143.0	6.0
Ar–Go'–Me (Gonial/Jaw Angle) (°)	124.2	121.5↓	130.0	7.0
Sum of angles (°)	389.9↓	390.3	396.0	6.0
Ar–Go'–N (Upper Gonial Angle) (°)	50.9↓	47.1↓	53.0	2.0
N–Go'–Me (Lower Gonial Angle) (°)	73.3	74.4↑	72.0	2.0
S–Ar (Posterior Cranial Base) (mm)	38.3	37.3	32.0	3.0
Ar–Go' (Ramus Height) (mm)	39.1	43.7	44.0	5.0
S–N (Anterior Cranial Base) (mm)	59.7	61.3	71.0	3.0
Go'–Me (Mandibular Body Length) (mm)	57.3	62.7	71.0	5.0
S–Go' (mm)	73.9	78.2	80.0	6.0
N–Me (Anterior Face Height) (mm)	104.0	110.6	112.0	7.0
上颌骨的位置及长度				
SNA (°)	83.1	82.3	83.0	4.0
Ptm–A (mm)	44.7	46.9	45.0	3.0
Ptm–S (mm)	15.3↓	15.5↓	18.0	2.0
Co–A (Midface Length) (mm)	74.3	76.0	78.0	4.0
A–N perp (Maxillary Skeletal) (mm)	0	−0.1	1.0	2.0
下颌骨的位置及长度				
SNB (°)	77.2	79.5	80.0	4.0
ANB (°)	5.9↑	2.8	3.0	2.0
Wits (mm)	2.4↑	0.5	0	2.0
NP–FH (Facial Angle) (°)	84.9	87.5	85.0	4.0
下颌骨前导稳定性				
ANS–Xi–Pm (°)	45.5	47.4	47.0	4.0
Dc–Xi–Pm (°)	36.6↑	38.6↑	26.0	4.0
颌骨的生长型及离散度指标				
PP–FH (°)	−2.9↓	−2.2↓	4.0	3.0
FMA (FH–MP) (°)	21.8↓	21.8↓	26.0	4.0
SN–MP (°)	28.8	29.4	30.0	6.0
Y–Axis (SGn–FH) (°)	61.6↓	60.7↓	64.0	2.0
OP–FH (°)	9.8↓	5.9↓	15.0	4.0
SN–OP (°)	16.8	13.5↓	19.0	4.0
S–Go/N–Me (P–A Face Height) (%)	71.1↑	70.7↑	63.0	2.0
切牙及磨牙的定位指标				
U1–SN (°)	104.3	105.8	106.0	6.0
FMIA (L1–FH) (°)	59.5↑	61.0↑	55.0	2.0
IMPA (L1–MP) (°)	98.7	97.2	97.0	6.0
U1–L1 (Interincisal Angle) (°)	128.2	127.6	124.0	8.0
U1–PP (mm)	26.3	27.5	28.0	2.0
U6–PP (mm)	18.9↓	23.2	22.0	3.0
L1–MP (mm)	36.5↓	37.7↓	42.0	4.0
L6–MP (mm)	29.8↓	30.2↓	34.0	2.0

【知识补充包5】模型测量分析和CBCT影像评估的方法

1. 模型测量分析

（1）牙弓宽度测量[9]

基骨弓宽度：左右第一前磨牙颊侧黏膜移行皱襞最凹点之间的距离。

牙槽弓宽度：左右第一前磨牙牙槽骨最突点之间的距离。

牙弓宽度：前段：尖牙牙尖之间的距离；中段：第一前磨牙中央窝之间的距离；后段：第一磨牙中央窝之间的距离。

（2）WALA嵴测量法[32]

WALA嵴点：紧贴下颌膜龈联合稍上方软组织带的最凸点，位于FA（临床冠中心最突点）点正下方，接近下颌磨牙的阻抗中心，下颌磨牙的最佳位置是牙根直立于基骨中央，其轴面（FA）点或牙冠中心距离WALA嵴的水平位置为2mm。

1）下颌牙弓宽度

下颌前段WALA嵴宽度：下颌尖牙区WALA嵴点间距离。

下颌中段WALA嵴宽度：下颌前磨牙区WALA嵴点间距离。

下颌后段WALA嵴宽度：下颌第一磨牙区WALA嵴点间距离。

下颌牙弓的宽度：WALA间距−4mm。

2）上颌牙弓宽度：双侧磨牙的FA点间水平距离（观察上颌磨牙的角度，并估计当双侧磨牙处于最佳角度时FA点会发生的水平变化量）。

3）上下颌牙弓宽度关系：为达到最佳位置和牙尖交错的咬合，上颌牙弓的宽度应比下颌牙弓大5mm。

上颌牙弓宽度−（后段WALA嵴宽度−4mm）=5mm

研究表明：青少年扩弓治疗后，WALA嵴宽度会相应增加。

2. 影像学评估

（1）凯斯西储大学（CWRU）CBCT横向分析法[33-34]

基本原理：采用角度常量而非线距常量（牙弓的横向边界不可知），基骨对于牙齿的侧方限制是一个良好的横向测量指标。

测量项目：测量角度12个，包括上下颌尖牙倾斜角度，上下颌第一磨牙倾斜角度，上下颌尖牙间倾斜角及上下颌第一磨牙间倾斜角。上颌磨牙长轴为近中腭尖至腭根根尖的连线，下颌磨牙长轴为中央窝至近中根根尖点的连线，尖牙长轴为牙尖至根尖点的连线。

参考线：测量上颌牙齿角度时，选择鼻腔下缘的连线作为参考线；测量下颌角度时，选择两侧下颌下缘的连线作为参考线，冠状面上牙齿长轴与对应参考线所成的夹角即为牙齿倾斜角；上下颌尖牙或磨牙牙长轴之间的夹角即为尖牙间、磨牙间所成角。

CWRU CBCT横向分析法可以测量：①上颌骨横向宽度大小；②上下颌尖牙和第一磨牙颊舌向倾斜度大小（正常/过度/不足）。

大于标准值提示牙性代偿，宜骨性扩弓；小于标准值提示代偿少或无，可牙性扩弓。

（2）宾夕法尼亚大学CBCT横向分析法（Penn CBCT测量法）[35]

标志点定位：首先，在冠状面上找到经过下颌双侧第一磨牙中点的截面，然后在水平面上找到双侧下颌第一磨牙根分叉处对应的颊侧骨密质点。同理，先在冠状面上找到经过上颌双侧第一磨牙中点的截面，再在轴状面上找到双侧上颌第一磨牙根分叉处对应的颊侧骨密质点。

测量上下颌宽度关系：通过上述标志点，可以计算出下颌基骨宽度和上颌基骨宽度，并评估其一致性。上下颌骨间正常，宽度差为5mm，当上下颌宽度差小于5mm时可诊断其上颌骨宽度不足。

该方法还能够评估牙弓的横向生长以及后牙的颊舌向倾斜度（Wilson曲线）。

（3）韩国延世大学CBCT横向分析法[36]

标志点定位：选择第一磨牙的阻抗中心点，即根分叉中心点为上下颌基骨宽度的测量点。

上下颌宽度协调时上颌第一磨牙阻抗中心点之间的距离与下颌相应距离之差的正常范围，即延世大学横向指数（Yonsei Transverse Index，YTI）为：（-0.39±1.87）mm。若测得上颌骨宽度小于45.66mm，上下颌骨宽度差值小于2.26mm，可诊断该患者的上颌骨宽度发育不足。

（4）下颌前伸位评估

骨性Ⅱ类病例，尝试下颌前伸的方式来判断上下颌牙弓宽度是否协调。

（陆珮珺　王龙凤）

 病例实战：病例6、病例7对比分析

骨性Ⅱ类一直以来都是Ⅱ类错殆畸形早期矫治中的难点，其矫治效果与远期预后也备受争议。下面将通过两个典型的骨性Ⅱ类错殆畸形病例的诊疗逻辑与治疗流程，探讨此类错殆畸形诊治的思考逻辑与方案确定逻辑（图2-57~图2-68）。

病例6	病例7
遗传因素	
无	
环境因素	
无	

病例6	病例7
治疗前面像和口内像及影像学资料	

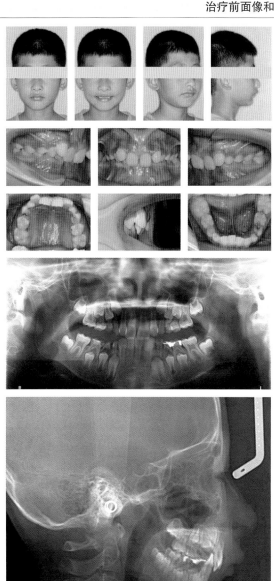 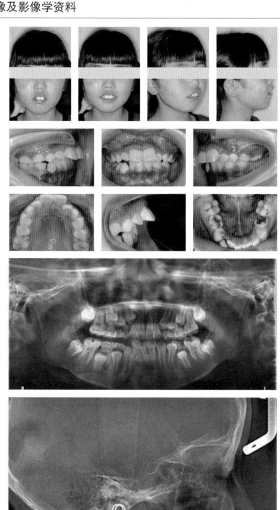

图2-57　正貌均面型，基本对称，面部比例均衡，微笑露龈；侧貌凸面型，鼻唇角正常，上唇位于E线前，颏唇沟深，颏位基本正常。口内检查显示替牙期，上下前牙内倾，深覆𬌗、深覆盖Ⅲ度，上颌中度拥挤，下颌轻度拥挤，上下颌牙弓方圆形。影像学检查显示恒牙胚数目正常，多颗乳牙龋坏；侧位片显示骨性Ⅱ类（ANB角9.8°），下颌后缩，平均生长型

图2-63　正貌略不对称，颏部右偏，开唇露齿，微笑露龈；侧貌凸面型，鼻唇角小，唇位前，颏唇沟浅，闭唇颏肌紧张。口内检查显示替牙期，多颗乳牙龋坏，深覆𬌗Ⅰ度，深覆盖Ⅲ度；31缺失，12、22舌向错位，11、21前突，上颌轻度拥挤，下颌中度拥挤，Spee曲线深。影像学检查显示骨性Ⅱ类，下颌后缩，下颌发育不足；上颌前突；高角，垂直生长型

病例6	病例7
形成机制	
牙性：替牙期，安氏Ⅱ类2分类；上下前牙内倾，深覆殆Ⅲ度，上颌中度拥挤，下颌轻度拥挤 骨性：骨性Ⅱ类 功能性：存在功能性因素，上前牙舌倾及深覆殆使下颌发育不足，位置靠后	牙性：替牙期，安氏Ⅱ类；31缺失，12、22舌向错位，11、21唇倾，上颌轻度拥挤，下颌中度拥挤；Spee曲线深 骨性：骨性Ⅱ类 功能性：可能存在功能性因素，上颌牙弓狭窄，12、22舌倾会影响下颌骨位置
矫治时机	
垂直向：平均生长型 水平向：上下颌牙弓方圆形 矢状向：上颌骨基本正常 　　　　下颌发育不足 　　　　下颌位置靠后	垂直向：高角，垂直生长型 水平向：上下颌牙弓尖圆形，牙弓狭窄 矢状向：上颌发育过度 　　　　下颌发育不足 　　　　下颌位置靠后
方法工具	
上颌：2×4唇倾排齐上前牙消除功能性因素，创造覆盖 下颌：刺激下颌发育，前导下颌（Twin-Block） 全口：固定矫治器进一步协调上下颌弓形，压低上下前牙，打开咬合	上颌：上颌扩弓，抑制上颌发育（Vanbeek） 下颌：下颌扩弓，刺激下颌发育，前导下颌（Vanbeek） 全口：2×4矫治解决牙列问题，排齐内收上前牙
实际治疗计划	
双期矫治 一期早期矫治：使用2×4唇倾上前牙，恢复上前牙正常唇倾度，创造覆盖；Twin-Block双殆垫矫治器前导下颌至浅覆殆、浅覆盖；分次磨除殆垫，升高后牙，以获得稳定咬合 二期恒牙期矫治：采用固定矫治器进一步整平Spee曲线	双期矫治 一期早期矫治：上颌扩弓协调弓形，解除上颌拥挤；2×4排齐上前牙；佩戴Vanbeek矫治器减少上前牙突度，前导下颌，同时控制垂直向生长 二期恒牙期矫治：全口固定矫治，排齐牙列
治疗过程	

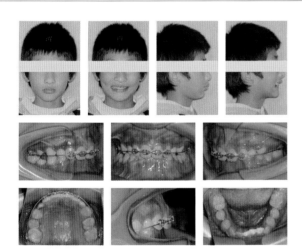

图2-58 2×4排齐并唇倾上前牙，待上前牙唇倾，有足够的覆盖，取模制作Twin-Block矫治器

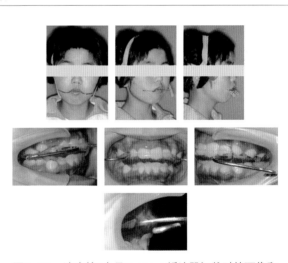

图2-64 治疗第9个月Vanbeek矫治器初戴时的面像和口内像

病例6	病例7
治疗过程	

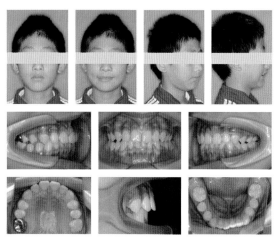

图2-59　一期早期矫治，下颌前导结束的面像和口内像

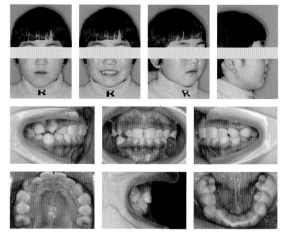

图2-65　治疗第21个月，面型呈直面型，患者鼻唇角大，前牙正常覆𬌗覆盖；去除头帽后扩弓2个月，患者不愿继续配合佩戴，故结束治疗，医嘱加强肌功能训练，进入保持

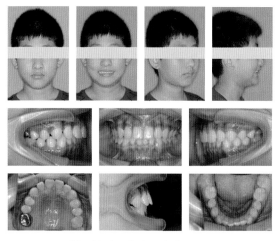

图2-60　二期开始时面像和口内像

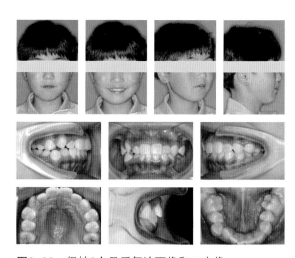

图2-66　保持6个月后复诊面像和口内像

病例6	病例7
治疗结束	

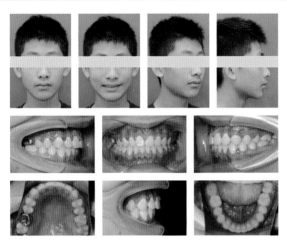

图2-61 治疗结束后面像和口内像

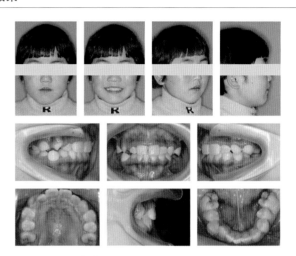

图2-67 治疗结束后面像和口内像

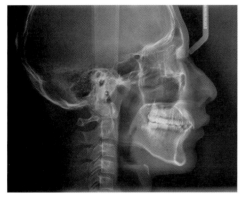

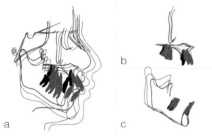

图2-62 治疗后头颅定位侧位片和头影测量重叠图（治疗前黑色，治疗中蓝色，治疗后红色）：（a）SN重叠；（b）上颌重叠；（c）下颌重叠

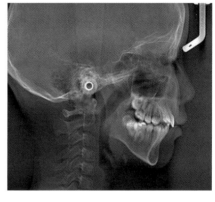

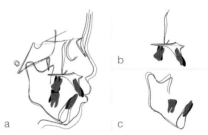

图2-68 治疗后头颅定位侧位片和头影测量重叠图（治疗前黑色，治疗后红色）：（a）SN重叠；（b）上颌重叠；（c）下颌重叠

病例小结

病例6：该患者家长起初并未意识到下颌后缩的问题，和绝大多数家长一样，只是觉得孩子面型并不是特别好看、牙齿不齐，但说不上来面容哪里不好看。当正畸医生为她指出，其实是下颌问题时，才恍然大悟，发现下颌过于后缩。这个患者便是常常被家长忽略的Ⅱ类2分类错殆畸形，又称作内倾性深覆殆，由于上前牙直立或者内倾，鼻唇角一般不大，尤其是均角或低角患者颏部发育良好，面容接近直面型，容易误认为面型很好而耽误治疗。当这类患者成年后再寻求矫治时，还可能被告知需要手术才能前徙下颌，或因拔牙治疗面型反而恶化。然而，Ⅱ类2分类错殆畸形对颌面发育的影响却是巨大的，常伴随下颌后缩，尤其内倾的上前牙可能限制下颌向前及功能咬合运动，可能导致牙齿磨损或颞下颌关节问题，因此，建议早发现、早治疗，尽早恢复前牙正常轴倾度，恢复下颌的正常生长和功能。治疗方案：局部固定矫治唇倾上前牙，恢复上前牙正常唇倾度后，Twin-Block矫治器前导下颌。二期全口固定矫治排齐牙列。治疗结果下颌后缩侧貌有所改善，牙齿排列整齐，前牙正常覆殆覆盖，尖牙磨牙Ⅰ类关系。结束时侧位片显示ANB角有所减小，但仍为骨性Ⅱ类范围。

病例7：骨性Ⅱ类，下颌后缩，下颌发育不足，上颌前突，高角，垂直生长型。治疗通过扩大上颌牙弓，恢复牙弓正常生长，排齐上前牙，去除侧切牙舌倾可能带来的功能因素。颌骨方面，抑制上颌生长发育，前导下颌，通过头帽牵引控制垂直向生长。治疗方案：一期早期矫治：上颌扩弓协调弓形，解除上颌拥挤；2×4排齐上前牙；佩戴Vanbeek矫治器减少上前牙突度，前导下颌，同时控制垂直向生长。二期恒牙期矫治：全口固定矫治，排齐牙列。经过治疗，上前牙前突改善，拥挤改善，前牙覆殆覆盖正常，磨牙Ⅰ类关系，侧貌改善，鼻唇角增大，颏唇沟正常，基本直面型。从结束侧位片上可以看到，患者仍为骨性Ⅱ类高角，但比初诊时ANB角有较大改善（7.1°→3.9°）。垂直向高度较初诊时有一定增加，而随着青春期来临，可能会产生更多的垂直向生长，需要定期观察。

（彭怡然　刘人恺）

病例6 vs 病例7"十全十美"·Ⅱ类错殆畸形早期矫治诊疗逻辑表对比小结（图2-69和图2-70）

病例6和病例7这组对比病例中选取了两种典型骨性Ⅱ类病例。同样是骨性Ⅱ类，其形成机制也不相同。此时，需要医生对不同分型的骨性Ⅱ类错殆畸形成病因了解的基础上进一步准确把握失衡点分析。利用青少年时期上下颌骨发育的特点进行合理的发育引导。既要有处理改善已形成的颌骨畸形的手段（病例6，Twin-Block矫治器前导下颌），又要有对生长发育趋势的预判能力（病例7，Veebank矫治器垂直向控制）。尽管儿童生长发育存在很多尚待解决与探索的课题，其规律与趋势仍是每一位医生不可忽视的。保有审慎严谨的态度与细心积累总结的能力，不断练就一双"动态之眼"，才能在打破原有不良环境状态时，在生长变化的环境中帮助患者找到新的牙-骨-肌稳态的平衡点，以达到真正的生长状态改良与远期效果稳定。

（邓舒文　王璟）

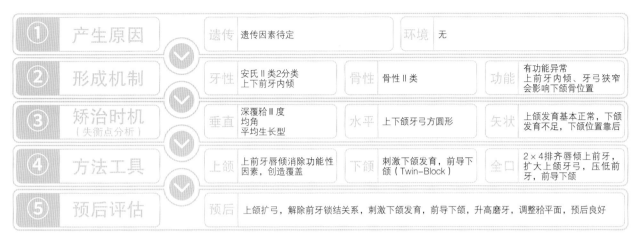

图2-69　病例6"十全十美"·Ⅱ类错殆畸形早期矫治诊疗逻辑表

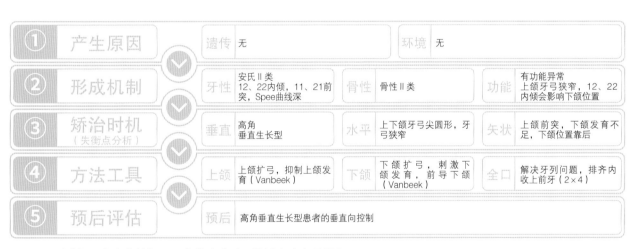

图2-70　病例7"十全十美"·Ⅱ类错殆畸形早期矫治诊疗逻辑表

附：病例6和病例7头影测量分析表（表2-5）

表2-5 病例6和病例7治疗前后头影测量分析表

测量项目	病例6 治疗前	病例6 治疗后	病例7 治疗前	病例7 治疗后	标准值	标准差
Jarabak分析						
Na-S-Ar (Saddle/Sella Angle) (°)	120.7	116.2↓	124.9	127.2	123.0	5.0
Combined Variation (°)	207.2	204.8↓	202.8↓	201.8↓	209.0	4.0
S-Ar-Go' (Articular Angle) (°)	151.9↑	160.2↑	150.0↑	139.8	143.0	6.0
Ar-Go'-Me (Gonial/Jaw Angle) (°)	121.2↓	113.3↓	122.9↓	136.5	130.0	7.0
Sum of angles (°)	393.8	389.8↓	397.9	403.6↑	396.0	6.0
Ar-Go'-N (Upper Gonial Angle) (°)	47.4↓	41.5↓	50.9↓	51.9	53.0	2.0
N-Go'-Me (Lower Gonial Angle) (°)	73.9	71.8	72.0	84.7↑	72.0	2.0
S-Ar (Posterior Cranial Base) (mm)	34.3	41.4	29.3	34.8	32.0	3.0
Ar-Go' (Ramus Height) (mm)	38.1	45.8	32.3	42.8	44.0	5.0
S-N (Anterior Cranial Base) (mm)	61.2	68.2	63.3	61.9	71.0	3.0
Go'-Me (Mandibular Body Length) (mm)	62.8	80.0	57.8	53.1	71.0	5.0
S-Go' (mm)	70.2	85.9	59.5	73.0	80.0	6.0
N-Me (Anterior Face Height) (mm)	106.4	124.3	98.9	115.2	112.0	7.0
上颌骨的位置及长度						
SNA (°)	86.5	88.6↑	77.8↓	74.6↓	83.0	4.0
Ptm-A (mm)	48.7↑	56.1↑	44.2	42.2	45.0	3.0
Ptm-S (mm)	16.7	19.7	18.9	14.6↓	18.0	2.0
Co-A (Midface Length) (mm)	79.6	89.9↑	71.9↓	69.9↓	78.0	4.0
A-N perp (Maxillary Skeletal) (mm)	2.5	4.1↑	-0.4	-6.3↓*	1.0	2.0
下颌骨的位置及长度						
SNB (°)	76.7	81.0	70.8↓	70.7↓	80.0	4.0
ANB (°)	9.8↑	7.6↑	7.1↑	3.9	3.0	2.0
Wits (mm)	5.1↑	4.2↑	5.5↑	5.9↑	0	2.0
NP-FH (Facial Angle) (°)	84.0	88.0	82.7	80.1↓	85.0	4.0
下颌骨前导稳定性						
ANS-Xi-Pm (°)	42.7↓	42.1↓	43.0	55.3↑	47.0	4.0
Dc-Xi-Pm (°)	32.3↑	37.5↑	36.2↑	23.9	26.0	4.0
颌骨的生长型及离散度指标						
PP-FH (°)	3.2	4.0	-1.9↓	3.4	4.0	3.0
FMA (FH-MP) (°)	27.9	24.1	26.9	34.9↑	26.0	4.0
SN-MP (°)	34.0	29.2	38.6↑	43.8↑	30.0	6.0
Y-Axis (SGn-FH) (°)	63.5	61.9↓	59.6↓	67.7↑	64.0	2.0
OP-FH (°)	14.0	10.2↓	9.0↓	7.3↓	15.0	4.0
SN-OP (°)	20.0	15.3	20.6	16.2	19.0	4.0
S-Go/N-Me (P-A Face Height) (%)	66.0↑	69.1↑	60.1↓	63.4	63.0	2.0
切牙及磨牙的定位指标						
U1-SN (°)	81.4↓	104.8	115.2↑	98.3↓	106.0	6.0
FMIA (L1-FH) (°)	73.1↑	50.9↓	56.6	59.3↑	55.0	2.0
IMPA (L1-MP) (°)	78.9↓	105.0↑	96.5	85.8↓	97.0	6.0
U1-L1 (Interincisal Angle) (°)	165.8↑	121.0	109.7↓	132.1↑	124.0	8.0
U1-PP (mm)	27.2	26.2	25.1↓	24.5↓	28.0	2.0
U6-PP (mm)	16.6↓	21.1	17.8↓	20.1	22.0	3.0
L1-MP (mm)	40.4	44.2	34.7↓	43.2	42.0	4.0
L6-MP (mm)	29.2↓	36.1↑	25.8↓	28.9↓	34.0	2.0

【知识补充包6】上下颌骨的生长发育规律

了解上下颌骨的生长发育状况可以帮助我们深入了解和掌握面部发育规律，预防和治疗各种错殆畸形。

人类的颅颌面分为颅部和面部两部分，随着人类的演化历程，颅脑在量和质上呈发展趋势，而颌面处于退化的状态。颅脑的生长较早完成，处于主导地位，直接影响了面部生长的诸多方面[13]。

颅面部各部位生长有与之相对应的部位，比如上颌骨的生长与鼻上颌复合体上部、颅前窝、上腭、下颌骨体部相关联；下颌支的生长也会受到颅中窝和咽间隙的影响；颅中窝的生长带动上下颌骨，对上颌作用更大。若各部位与相对应的部位生长方向一致时，就达到了平衡，将会有良好的面型；若不一致，则会导致错殆畸形的发生。

颅颌面骨骼的生长机制主要包括生长改建和生长移动，这两种不同的生长过程，同时进行达到不同的组织结构、形态和功能的平衡。生长改建主要为骨重塑和骨重建：骨重塑通过成骨漂移和破骨漂移形成及维持骨组织的外部形状；骨重建是把网状骨转换为具有相应的生物力学功能的板层骨。颅面骨骼的生长移动主要通过骨移位完成。所谓骨移位是指整个骨块作为一个单位所产生的物理性移动，移位的动力来自不同骨生长的推动力时，称为继发性骨移位；当骨块本身增生长大时，产生的物理性移动称为原发性骨移位。这两种主要的生长运动方式不仅仅是重要的生长概念，同时，无论采用何种矫治器或其他临床措施，这两种生长运动方式在临床上也都具有很大的意义。在生长的调控过程中，不同的临床措施可引起不同的生长变化，如头帽是对上颌骨或上颌牙弓多方向和量的移位运动，随着骨和软组织的改建对整体及局部的移位进行调节；牙周膜是牙移动时牙槽骨改建的调节器；功能矫治器的作用则是移位和改建的结合[13]。

1. 上颌骨的发育特点

翼上颌裂点（Pterygomaxillary Fissure, Ptm）：翼上颌裂轮廓的最下点。翼上颌裂的前界为上颌窦后壁，后界为蝶骨翼突板的前缘[8]。翼上颌裂点常作上颌后界的参考点，并可确定上颌磨牙的近远中向位置及后部空间，可预测上颌骨未来的生长潜力。

上颌结节是上颌骨主要的生长区之一，当上颌骨生长向前、向下移位时，上颌结节后表面会发生骨沉积，而相应的内侧骨皮质会被吸收，从而导致上颌牙弓长度的增加。颧骨外、后侧的表面骨质增生，内侧表面骨质吸收，使颧骨能够向后扩大，以适应上颌牙弓后部的增长[8]。

上颌骨的生长主要包括两种形式[10]：①被动性移位，鼻上颌复合体随颅底向前下生长而向前下移位，同时周围软组织的发育扩大和鼻中隔软骨发育也会推动上颌骨向前移位；②为上颌和鼻本身的主动性生长。因此上颌骨的最终表达量为上颌主动生长产生的骨改建和被动生长产生的骨移位的结合。

乳牙期，上颌骨的继发性移位在上颌骨生长中扮演着重要的角色。随着中枢神经系统的发育完成，上颌骨的生长逐渐减缓。然而，在7～15岁期间，约1/3的上颌骨前移量是由被动性移位引起的。因此，早期通过前方牵引治疗骨性Ⅲ类错𬌗畸形是临床治疗的重要原则之一[13]。

2. 下颌骨的发育特点

下颌骨生长有几个不同区域：下颌体、下颌角、颏部、下牙槽、颞下颌关节等，重要的生长区域有下颌支和髁突。

下颌骨的成骨方式主要是骨表面的膜内成骨和髁突表面的软骨内成骨。其生长机制包括同时发生的骨改建和骨移位的过程[10]。骨改建主要在于下颌支前缘吸收，后缘增生，导致升支整体后移，从而增加下颌体部长度和磨牙远中空间。此过程中升支水平宽度不变。髁突生长导致显著的高度及长度增长。

骨移位指随着周围软组织的发育扩大，下颌骨也发生原发性和继发性移位，髁突生长帮助下颌骨稳定在前移位的位置上。下颌支（包括髁突）可以适应颅面生长变化，当中颅底和大脑水平向生长扩大时，促进鼻上颌复合体的向前移位，咽间隙的宽度也相应增大，由于咽部的顶就是对应中颅底窝的底，而下颌支的大小和中颅底窝是直接的对应关系，因此下颌支等量增大支撑咽间隙宽度，为生命中枢发挥作用提供保证[13]。

3. 上下颌骨的发育平衡

判断患者矢状向发育是否平衡，取决于计算上下颌前移量是否一致，如果一致，则为骨性Ⅰ类。

矢状向发育平衡的判断指标有：①上颌结节向后生长量；②上颌骨整体前移量；③下颌支前缘改建量和下颌体部的增长量；④下颌支后部向后生长量；⑤下颌骨整体前移量。

垂直向发育平衡的判断指标有：①下颌垂直生长总量（髁突向上向后的生长量）；②鼻上颌复合体垂直生长总量；③下颌牙槽嵴向上的累积变化量。

水平向发育平衡的判断指标有：①咽间隙宽度，即气道宽度；②颅底宽度；③髁突间宽度；④腭部宽度；⑤下颌支间宽度。其中咽间隙宽度（气道宽度）及腭部宽度是能通过矫治来调整的（详见1.4.1上颌骨水平向发育及调控）。

若患者在三维方向上发育失衡，则会发生各种类型的错𬌗畸形。矢状向发育失衡会形成骨性Ⅱ或Ⅲ类错𬌗畸形；垂直向发育失衡会带来生长型的改变，比如垂直/水平/平均生长型或者覆𬌗变深；水平向发育失衡则会造成上下颌宽度不协调，狭窄或者过宽。

上下颌骨在生长发育过程中，特别是青春发育期，还有一个重要的特征，即上下颌的生长表现为上颌生长较少、较早结束，而下颌的生长量均较上颌为多且较晚结束，导致出现颌骨的差异性生长。在临床工作中，上下颌骨的差异性生长对于治疗设计和预后判断具有重要的指导意义[13]。

【知识补充包7】Ⅱ类错殆畸形早期矫治的生物学基础

1. 正畸治疗的本质

面部生长是一个复杂的过程，涉及多个组织结构间的协调。这个过程中，各个结构都在不断地生长和变化，同时软硬组织的功能也在逐渐成熟。这意味着任何结构都无法完全独立的生长发育，它们之间是相互影响和相互依赖的。因此，在临床治疗中，必须考虑到平衡状态，确保任何治疗措施都不会对其他结构和生理平衡状态造成不良影响。如果需要对某个关键结构进行临床治疗，应在不影响其他结构及生理平衡状态的条件下进行。

从本质上来说，正畸治疗的目的是最大限度地获得各部分组织结构的补偿效益，以获得美观而和谐的咀嚼系统[37]。

临床干预措施施加于这一生物学调控过程中，增强某种信号激活控制程序，通过生理补偿（代偿）来实现临床控制。生理补偿实际上是一个内置的保护机制，这种机制允许人类的面部发生巨大的变化，但却仅允许少量咬合改变[7]。正畸医生能够施加的干预措施是有限的，对生长发育可以刺激，但不能逆转。

2. 早期矫治的基础

早期矫治的基础是儿童早期阶段的生物学反应高峰，上颌–下颌复合体骨骼组织的生长可以在数量和方向上进行干预[37]。

从发育、生长和适应过程的协调及整合的角度，个体发育（一个人的生命史）可以从细胞到有机体水平进行考虑。发育是一个终生的过程，从分化开始，到成熟结束。一旦细胞分化，生长过程会通过细胞活动导致组织和器官的大小与质量增加。适应是指在整个生命周期中发育可塑性和补偿性生长的潜力。

3. 平衡原理

Enlow教授在《颅面生长发育学》中提到[7]，整个颅颌面部形态发生是一个具有细胞学和组织学水平的潜在调控机制的生物学过程。形态的发育逐渐向一个整体发展，使机体各部分处于相对平衡的状态，这意味着各部分软硬组织逐渐发育并融合为一个功能性整体，各个互补的组件共同生长并行使功能。即便是出现某种错殆畸形，机体也是处于一种相对平衡状态，这也是机体自身的代偿机制。

在发育过程中，因为生长本身持续性地进行，正常的局部不平衡始终存在。这就要求各部分能够相互适应并朝向整体平衡的方向发展。这种不平衡本身触发了信号，从而激活组织间相互作用。机体在获得一段时间的平衡之后，信号被关闭，局部生长活动停止。这一过程从童年到成年阶段不断循环进行着，最后到了老年阶段，在内部和外部条件的不断变化中各部分形态变化始终处于平衡状态。

例如，肌肉在生长发育中体积不断长大且功能逐渐成熟，在体积和机械功能上，它将超出其所附着的骨组织。随后，这种不平衡信号将激活成骨、成软骨、成神经及成纤维组织并立即发生反应，骨骼及其结缔组织、供血血管和支配神经开始发育（发生改建），逐渐朝平衡状态发展。

（陆珮珺　王璟）

2.5　圆桌总结

通过前文的病例分析可以看到，无论选择何种矫治方法/工具，都能达到想要的效果。但单纯聚焦在掌握矫治方法/工具，则很容易陷入知识幻觉的陷阱，要跨越"知识的幻觉"陷阱，真正从"模仿"到"会用"，就要不断地去分析总结矫治方法/工具背后的底层逻辑。这一切都源于对诊断的明确，而明确的诊断则来源于对生长发育的理解。因此，本书主创团队提出的"十全十美"·Ⅱ类错𬌗畸形早期矫治诊疗逻辑表，分别从产生原因、形成机制、矫治时机、方法工具、预后评估5个方面进行诊断评估，便于临床诊疗分析。

"有道无术，术尚可求也，有术无道，止于术"，"道"是规则，"术"是具体的方法和技术，对于Ⅱ类错𬌗畸形，如何由"道"而"术"，需要我们深入理解颅面部生长发育，才能掌握知识的本质。

建立正确的正畸诊疗逻辑框架至关重要。并非只是简单记住正确的结论，而是要掌握科学的方法。正确的逻辑能够保证正畸诊疗流程的合理性，但它本身与结论正确是两个不同的概念。

逻辑正确≠结论正确：逻辑正确仅代表流程正确，与结论正确性无关。如果前提和适用范围改变了，即使逻辑再严谨也推算不出一样的结果。同时，即使逻辑正确，也可能因未满足某些隐藏条件而导致非预期的结果；还需要考虑患者的个体差异、环境变化等因素，这些都可能影响最终的治疗效果。正所谓"成功的方法看似统一，而不幸的案例却各有各的不幸"。此外，在临床实践中，有时候错误的逻辑也可能意外得到正确的结果，但这种现象不可靠，不能作为常规诊疗的依据。正确的逻辑应该能够在不同情况下持续一致地产生正确的结果。而结果正确≠经验可复制：即便结果正确，诊疗经验的可复制性仍需逻辑的严谨性来保证。

正畸医生在积累临床经验时，应该区分哪些成果是通过正确的诊疗方法获得的，哪些可能只是偶然的好运气。对于那些看似正确的结果，应该深入分析其背后的逻辑关系，确保这些经验是基于科学原理和可靠证据的。同时，即使在使用正确诊疗逻辑的情况下，也要意识到理论学习与实际应用间可能存在差距，需通过实践探索诊疗中相关的隐藏条件，并在实践中不断调整和完善治疗策略，才能熟练应用于复杂的临床情境。就像很多医生会觉得"花了很多时间精力，听了很多课，为什么还是看不好患者？"很多人会因此怀疑听的课程有问题。其实学习课程本身没有错，可能在实践中因为缺少了某些条件，所以不能得到理想的结果。如同我们羡慕别人优雅的谈吐，觉得自己听过并且也听懂了，但却没有想过别人也是日积月累后的呈现。仅通过看到、听到的几分钟就想熟练运用是不现实的，只有不停尝试，不断触摸隐藏的条件，才有可能无限趋近于真实情况。

综上所述，正畸临床决策应基于可靠的逻辑和证据，同时保持对治疗结果的审慎评估，以确保治疗方法的可复制性和迁移性。

（王璟）

2.6　答案之书

我们团队对替牙期骨性Ⅱ类患者的分布情况做了初步探究，其中上颌正常、下颌后缩的患者占绝大多数（表2-6）。首先，及时辨析下颌后缩的病因和诱因对此类错𬌗畸形的早期矫治至关重要。其次，从我们的临床经验中得出结论：下颌前导是有意义的治疗。例如针对乳牙期和替牙期反殆，大家为何会及时治疗？因为我们知道，任其发展会发展成下颌发育过度的骨性反殆，同时还会抑制上颌的发育。那么，一个早期反殆和戴用一个下颌前导矫治器，对下颌生长的影响有什么区别呢？可能的区别只是一个是24小时全天候戴用，一个可能戴用时间不足。事实上，现在方便全天戴用的前导矫治器越来越多，如无托槽隐形矫治器，粘接式的SGTB等，这些全天戴用的矫治器前导效果较传统矫治器有所提升。

为了更好地评估Ⅱ类患者的结构特征和正畸疗效预测，本书设计选取了"十全十美"·Ⅱ类错殆畸形早期矫治诊疗逻辑表·头影测量参考指标。在此我将着重介绍两个关键指标：

（1）鞍角：鼻根点与蝶鞍点、与关节点连线的夹角。

意义：表示下颌关节窝-髁突的相对位置。

鞍角过大，关节窝的位置相对于理想位置更向后及轻微向上，随着患者的生长，关节窝位置更为向后（髁突），这使下颌无法向前生长，Ⅱ类患者下颌保持后缩，大多数需要掩饰治疗或下颌手术。

鞍角越小，Ⅲ类生长趋势越强。

若是Ⅱ类伴随较小的鞍角——可治疗。因为生长会增加后面高，所以前导疗效更好。

（2）三角之和（Sum of Angles）：鞍角、关节角、下颌角的总和（注意：此角数学上=SN-MP+360°）。

意义：下颌生长趋势。

增大：下颌呈顺时针旋转生长；减小：下颌呈逆时针旋转生长。

希望汇集讲师团集体智慧的"十全十美"·Ⅱ类错殆畸形早期矫治诊疗逻辑表可以更好地帮助大家进行临床诊疗。

（王军）

表2-6　替牙期不同类型骨性Ⅱ类的分布情况

形成机制	上颌前突下颌正常	上下颌均前突	上颌前突下颌后缩	上下颌均正常	上颌正常下颌后缩	上下颌均后缩
女性（人）	21	6	2	38	72	36
男性（人）	13	4	2	31	61	24
占比（%）	10.97	3.23	1.29	22.26	42.90	19.35
下颌平面角（°）	26.74 ± 5.96	样本量过小		27.23 ± 4.44	28.69 ± 4.85	30.89 ± 5.45

参考文献

[1] Sloman S, Fernbach P. The knowledge illusion: why we never think alone[M]. New York: Riverhead Books, 2017.

[2] Proffit WR. The timing of early treatment: an overview[J]. Am J Orthod Dentofacial Orthop, 2006, 129(4 Suppl):S47–S49.

[3] Baccetti T, Franchi L, Kim LH. Effect of timing on the outcomes of 1-phase nonextraction therapy of Class II malocclusion[J]. Am J Orthod Dentofacial Orthop, 2009, 136(4):501–509.

[4] Cha JY, Kennedy DB, Turley PK, et al. Outcomes of early versus late treatment of severe Class II high-angle patients[J]. Am J Orthod Dentofacial Orthop, 2019, 156(3):375–382.

[5] von Bremen J, Pancherz H. Efficiency of early and late Class II Division 1 treatment[J]. Am J Orthod Dentofacial Orthop, 2002, 121(1):31–37.

[6] Kopecky GR, Fishman LS. Timing of cervical headgear treatment based on skeletal maturation[J]. Am J Orthod Dentofacial Orthop, 1993, 104(2):162–169.

[7] Enlow DH. 颅面生长发育学[M]. 林久祥译. 北京: 北京大学医学出版社, 2012.

[8] 陈扬熙. 口腔正畸学——基础、技术与临床[M]. 北京: 人民卫生出版社, 2012.

[9] McNamara JA. A method of cephalometric evaluation[J]. Am J Orthod, 1984, 86(4):449–469.

[10] 赵志河. 口腔正畸学[M]. 北京: 人民卫生出版社, 2020.

[11] Proffit WR. 当代口腔正畸学[M]. 王林译. 北京: 人民军医出版社, 2014.

[12] Graber LW, Vanarsdall RL, Vig KWL, et al. Orthodontics: current principles and techniques[M]. Sixth edition. Philadelphia: Elsevier, 2017.

[13] 赵美英, 罗颂椒, 陈扬熙. 牙颌面畸形功能矫形[M]. 北京: 科学技术文献出版社, 2016.

[14] Seehra J, Newton JT, Dibiase AT. Interceptive orthodontic treatment in bullied adolescents and its impact on self-esteem and oral-health-related quality of life[J]. Eur J Orthod, 2013, 35(5):615–621.

[15] Araújo EA, Buschang PH. 早期错𬌗畸形: 辨析与治疗[M]. 白玉兴等译. 沈阳: 辽宁科学技术出版社, 2018.

[16] Kiyak HA. Patients' and parents' expectations from early treatment[J]. Am J Orthod Dentofacial Orthop, 2006, 129(4 Suppl):S50–S54.

[17] 葛立宏. 儿童口腔医学[M]. 北京: 人民卫生出版社, 2020.

[18] Petti S. Over two hundred million injuries to anterior teeth attributable to large overjet: a meta-analysis[J]. Dent Traumatol, 2015, 31(1):1–8.

[19] Thiruvenkatachari B, Harrison J, Worthington H, et al. Early orthodontic treatment for Class II malocclusion reduces the chance of incisal trauma: Results of a Cochrane systematic review[J]. Am J Orthod Dentofacial Orthop, 2015, 148(1):47–59.

[20] 林久祥, 李巍然. 现代口腔正畸学(口腔颌面正畸学)——健康、科学、艺术的统一[M]. 北京: 北京大学医学出版社, 2021.

[21] Sankey WL, Buschang PH, English J, et al. Early treatment of vertical skeletal dysplasia: the hyperdivergent phenotype[J]. Am J Orthod Dentofacial Orthop, 2000, 118(3):317–327.

[22] Haralabakis NB, Sifakakis IB. The effect of cervical headgear on patients with high or low mandibular plane angles and the "myth" of posterior mandibular rotation[J]. Am J Orthod Dentofacial Orthop, 2004, 126(3):310–317.

[23] Ulger G, Arun T, Sayinsu K, et al. The role of cervical headgear and lower utility arch in the control of the vertical dimension[J]. Am J Orthod Dentofacial Orthop, 2006, 130(4):492–501.

[24] Tulloch JFC, Proffit WR, Phillips C. Outcomes in a 2-phase randomized clinical trial of early class II treatment[J]. Am J Orthod Dentofacial Orthop, 2004, 125(6):657–667.

[25] Tulloch JFC, Phillips C, Koch G, et al. The effect of early intervention on skeletal pattern in Class II malocclusion: A randomized clinical trial[J]. Am J Orthod Dentofacial Orthop, 1997, 111(4):391–400.

[26] Arvystas MG. The rationale for early orthodontic treatment[J]. Am J Orthod Dentofacial Orthop, 1998, 113(1):15–18.

[27] Baccetti T, Franchi L, Mcnamara JA. The Cervical Vertebral Maturation (CVM) Method for the Assessment of Optimal Treatment Timing in Dentofacial Orthopedics[J]. Semin Orthod, 2005, 11(3):119–129.

[28] American Association of Orthodontists. The Importance of Early Check-Ups[EB/OL]. https://aaoinfo.org/child-orthodontics, 2024.

[29] Moyers RE, Riolo ML, Guire KE, et al. Differential diagnosis of class II malocclusions. Part 1. Facial types associated with class II malocclusions[J]. Am J Orthod, 1980, 78(5):477–494.

[30] 邹冰爽, 曾祥龙, 曾应魁. 安氏Ⅱ类1分类错𬌗颅颌面类型的研究[J]. 中华口腔医学杂志, 1999(1):36.

[31] 施洁珺, 曾祥龙. 功能矫治前徙下颌对颞下颌关节盘-突-窝位置关系影响的MRI研究[J]. 中华口腔医学杂志, 2007, 42(11):665–668.

[32] 林泉宏, 柯杰, 赵桂芝, 等. 下颌扩弓结合固定矫治后牙弓和WALA嵴宽度的变化[J]. 北京口腔医学, 2016, 24(2):92–95.

[33] Yehya Mostafa R, Bous RM, Hans MG, et al. Effects of Case Western Reserve University's transverse analysis on the quality of orthodontic treatment[J]. Am J Orthod Dentofacial Orthop, 2017, 152(2):178–192.

[34] 王映, 王浩然, 陈彬. 骨性Ⅲ类患者正颌外科术前术后

基骨及牙弓宽度变化的CBCT研究[J]. 口腔生物医学, 2022(2):107–112.

[35] Tamburrino RK, Boucher NS, Vanarsdall RL, et al. The transverse dimension: diagnosis and relevance to functional occlusion[J]. RWISO J, 2010, 2(1):11–20.

[36] Koo YJ, Choi SH, Keum BT, et al. Maxillomandibular arch width differences at estimated centers of resistance: Comparison between normal occlusion and skeletal Class III malocclusion[J]. Korean J Orthod, 2017, 47(3):167–175.

[37] Carlson DS. Biological rationale for early treatment of dentofacial deformities[J]. Am J Orthod Dentofacial Orthop, 2002, 121(6):554–558.

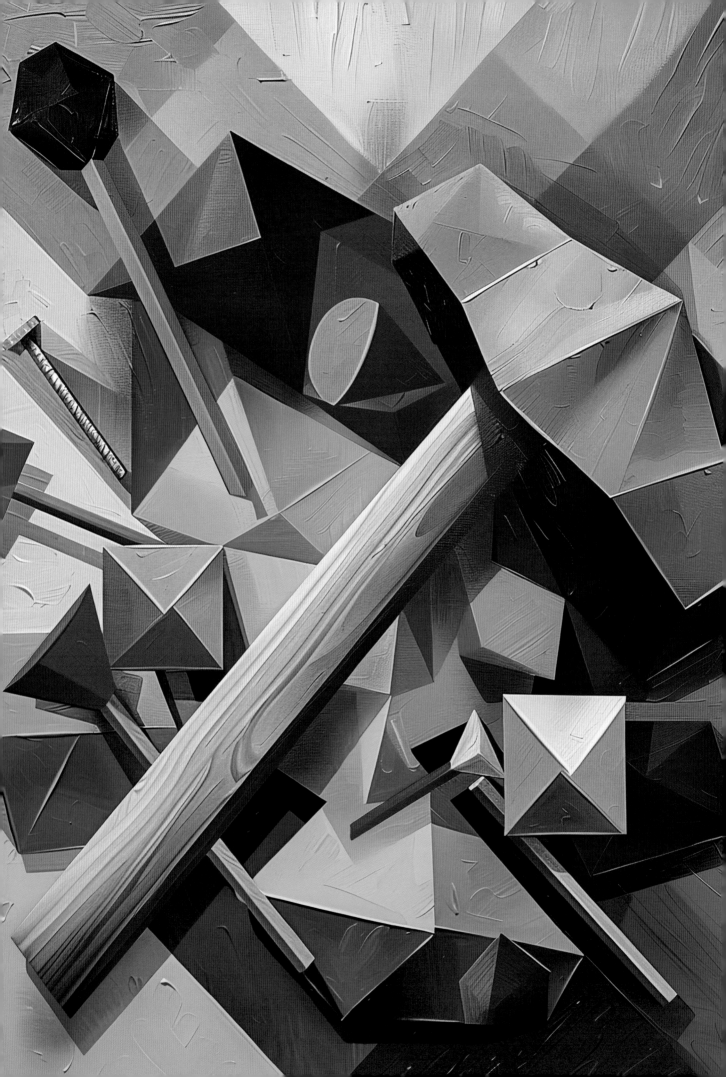

3 CHAPTER

第3章

Ⅲ 类错殆畸形早期矫治的诊疗逻辑（避免"锤子综合征"）

DIAGNOSES AND EARLY
ORTHODONTIC TREATMENT LOGICS
FOR CLASS III MALOCCLUSION
(AVOIDING "HAMMER SYNDROME")

引子："毫厘千里"的迷局

迷局一：毫厘之别的开端（图3-1和图3-2）

病例1	病例2
治疗前面像和口内像及头颅定位侧位片	

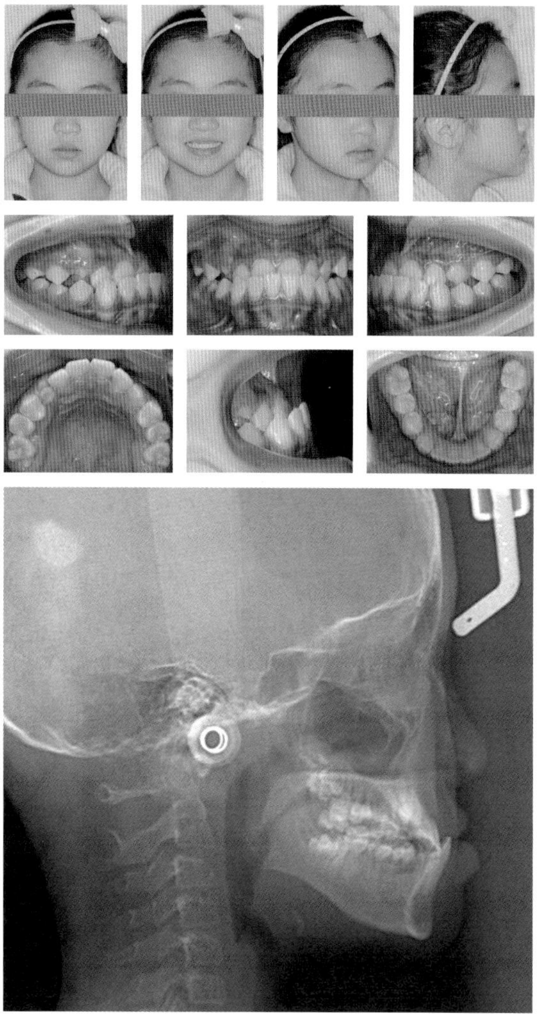

图3-1 治疗前面像和口内像及头颅定位侧位片

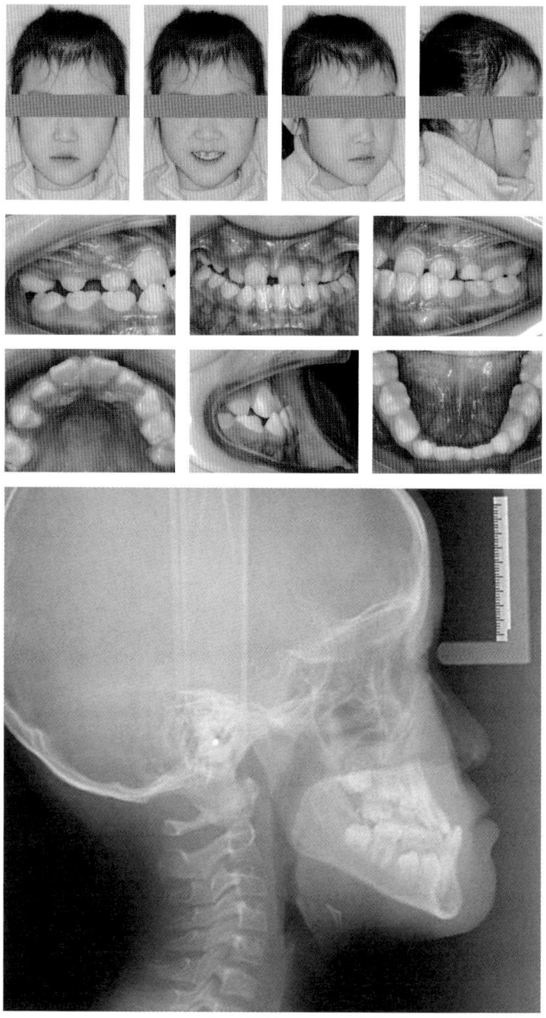

图3-2 治疗前面像和口内像及头颅定位侧位片

迷局二：差之千里的结局（图3-3和图3-4）

病例1	病例2
治疗后面像和口内像及头颅定位侧位片	

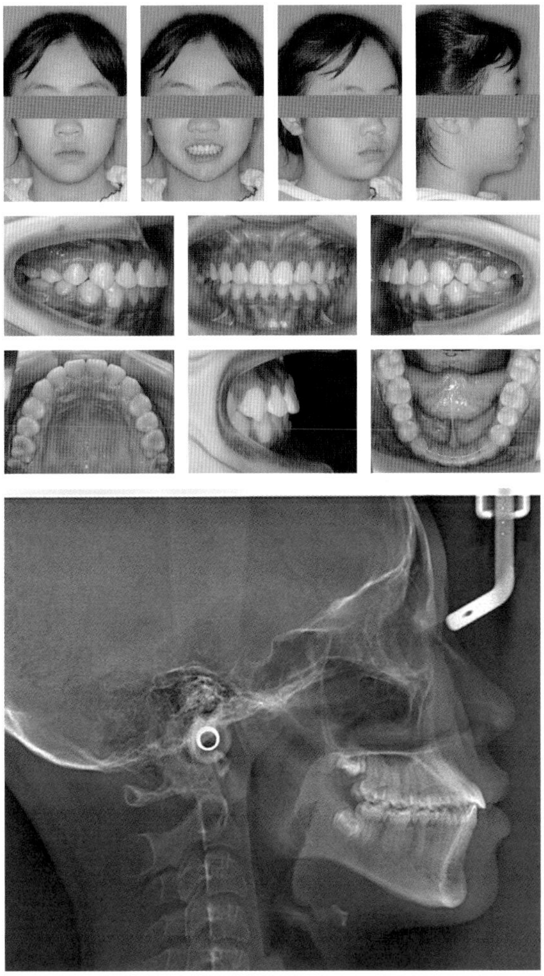

图3-3　治疗后面像和口内像及头颅定位侧位片

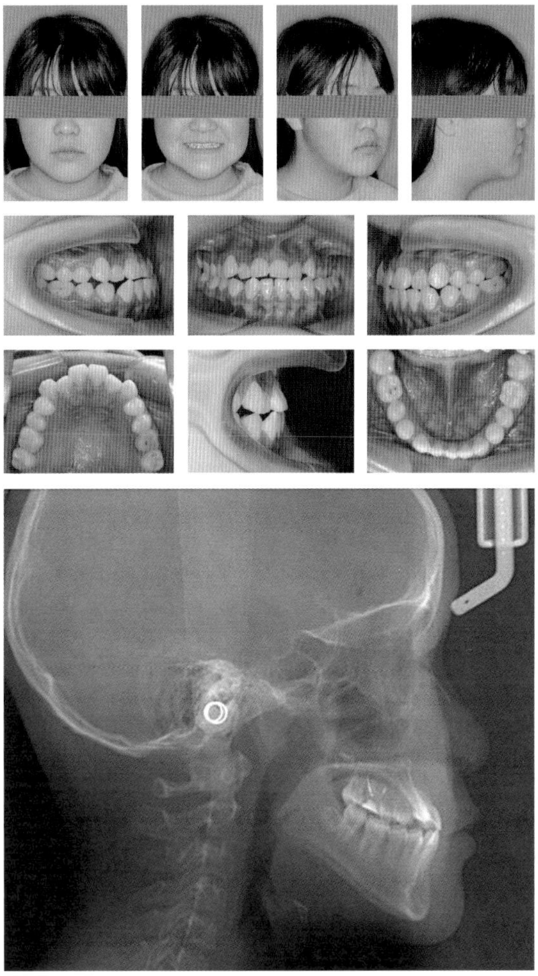

图3-4　治疗后面像和口内像及头颅定位侧位片

治疗结果	
预后良好	预后不稳定性较大

迷局反思：找出"局势变换"的关键

我们来思考一个问题，两个引子病例来自同一位主诊医生，介入的发育阶段差不多，初诊时的前牙反𬌗程度接近，矫治方法也较为相似，但最终一个咬合保持良好，一个复发为对刃𬌗，这究竟是为什么？"局势变换"的关键到底是什么？

3.1 思维模型：避免"锤子综合征"

3.1.1 模型概述

美国著名的投资家查理·芒格（CharlieT. Munger）[1]在《穷查理宝典》一书中提到了一种思维层次的病叫作"锤子综合征"。这个概念源自一个谚语："对于一个拿着锤子的人来说，他眼中的问题都像钉子。"芒格用这个谚语来说明一个心理倾向，即人们往往会过度依赖他们最熟悉的解决方案来应对问题，即使这些解决方案并不总是最合适的。他强调，避免这种倾向的最好方法是掌握多种学科的知识和思维模型，这样在面对问题时就能够从多个角度进行思考，而不是单一地依赖一种工具或方法。同理，临床中很多复杂的问题亦不能通过单一的矫治工具而轻易解决。

路径依赖和"锤子综合征"都是认知偏差，常出现在医生的临床实践中，是指医生在诊断和治疗疾病时，由于既往经验和先入为主的观念，会根据自己的经验和知识，形成一种固定的思维模式，可能会把新的病情信息解释为已知的疾病，而忽略了一些重要的病情信息或者采用了错误的治疗方案，导致病情恶化或者延误治疗的现象。这种思维模式

可以帮助医生快速诊断疾病，但也容易导致医疗错误。

为了避免路径依赖或"锤子综合征"的发生，医生需要保持开放的思维，认真收集和分析病情信息，不断更新自己的知识和技能，以便更好地诊断和治疗疾病。此外，医生还需要与患者进行充分的沟通，了解其病史、症状和体征等信息，以便准确判断疾病。

（王璟）

3.1.2 圆桌嘉宾思维对话

王璟：提到Ⅲ类错𬌗畸形早期矫治，大家最先想到的是什么？是不是会想到凹面型，想到上颌发育不足和下颌发育过度，想到前牙反𬌗等。那么Ⅲ类错𬌗畸形早期矫治到底该如何治疗？是不是看到上颌发育不足就用前方牵引或者功能矫治器，有功能因素就去除，有不良习惯就纠正呢？诚然，许多患者在使用前方牵引矫治器后获得了良好的效果，但也有很多情况，正如前文中引子病例所展示的那样不尽如人意，一定有多种因素影响患者最终的结果。我想问大家一个问题，在临床上看到Ⅲ类凹面型就该用前方牵引矫治吗？我的答案当然是：不！两位嘉宾怎么看？

刘彧：璟教授抛出的这个问题，我的答案也是一样，这肯定是不对的。很多时候当我们去面对问题的时候，都想要找到一个固定的方式和方法，这是我们的一个路径依赖，就是开篇提到的"锤子综合征"。

如果我们把遇到的问题比作"钉子"，解决问题的方式比作"锤子"。在对整件事情的本质认识不够时，在你认知有带宽限制时，人们通常会握

紧已有的"锤子"去敲所有"钉子"。显而易见，这无法解决所有问题。随着问题的复杂化，"一招鲜"和"三板斧"将逐渐失灵。这时候就需要去扩宽自己的认知，丰富我们的"工具箱"，从而拥有更多的"锤子"能去应对更复杂的问题，邓博你怎么看？

邓潇：对于"锤子"和"钉子"这个问题，璟教授刚刚讲到第一层，刘彧讲到第二层，那我的看法可能还有一层。就是还需要确认"钉子"是什么型号的"钉子"，这相当于选好临床的适应证，后面的诊疗才能——匹配。我们既要选好"锤子"，也要认清"钉子"。

刘彧：所以邓博又提醒了一点，还是要回到"第一性原理"，找到和发现临床中不能被忽视、不能被删除的本质是什么。

王璟：对的，下文中将对两个引子病例的诊疗逻辑进行详细解析。

（王璟 刘彧 邓潇）

3.1.3 引子病例的诊疗逻辑解析

这两例病例均为凹面型，骨性Ⅲ类，存在家族遗传史，我们来看看具体有什么不同（图3-5～图3-20）。病例1，前牙反殆，上颌牙弓尖圆形，下颌牙弓卵圆形，弓形不协调，临床检查发现，存在一定功能因素，即下颌可部分后退，但无法后退至切对切。存在伸舌吞咽的不良习惯。头颅定位侧位片显示骨性Ⅲ类，上颌骨发育不足，下颌骨大小基本正常，上下颌骨矢状向位置不协调；低角，水平生长型；上前牙唇倾度较大，下前牙角度基本正常。CVS 2期。而病例2，口内全牙列反殆，上颌牙弓狭窄，存在乳磨牙间隙丧失，拥挤度较大，下颌不可后退。头颅定位侧位片显示骨性Ⅲ类，上颌发育略不足，下颌发育过度；高角，垂直生长型。CVS 2期。术前分析可以看到，病例1骨性上颌发育不足为主，存在一定功能因素，为混合性Ⅲ类错殆畸形。下颌发育基本正常。生长型为水平生长型，因此下颌顺时针旋转后预后较好。病例2下颌不可后退，骨性上颌发育不足、下颌发育过度，骨性Ⅲ类，且为垂直生长型，其生长趋势为下颌过度发育并有开殆趋势，预后差，是一个存在手术指征的患者。因此病例1的治疗目标为解除反殆，调整咬合去除殆干扰，建立正常咬合关系。而病例2则目标为尽量缓解现有错殆畸形程度，降低后续手术可能性或难度，缓解患者及家长容貌焦虑的心理状态。尽管上述两个患者都进行了上颌前方牵引矫治，且充分沟通下颌生长需长期观察，但在治疗的细节上仍略有不同。

病例1	病例2
遗传因素	
有一定遗传因素（祖父）	父系均有类似畸形
治疗前面像和口内像	

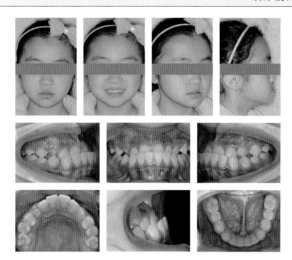

图3-5　治疗前面像和口内像

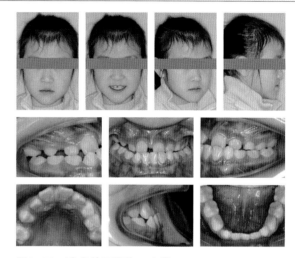

图3-13　治疗前面像和口内像

颜面分析	
正貌为均面型，左右对称，下面高正常，唇齿位正常，颏点居中，微笑露下前牙；侧貌为凹面型，鼻唇角小，下唇位于E线前，颏唇沟浅，颏位前，下颌角正常	正貌不对称，颏点偏左，右侧软组织较丰满；微笑像中线居中，唇齿位正常；侧貌为明显的凹面型，鼻唇角小，颏唇沟浅，颏位前，上唇位于E线后，下唇位于E线前
口内检查	
替牙期，53滞留，13萌出，其余恒牙均已替换 上下前牙唇倾，15、25偏颊向萌出 ICP位时前牙反覆𬌗、反覆盖，反覆盖约-4mm 上中线与面中线一致，下中线左偏2mm 上下颌牙弓不匹配 上颌牙列轻度拥挤，下颌牙列无拥挤，Spee曲线3mm 切牙关系：反𬌗，下颌可部分后退，无法后退至切对切咬合 磨牙关系：双侧磨牙近中关系 头颈姿势：颈前倾	替牙期，42先天缺失，55早失，间隙丧失 上切牙唇倾代偿 上中线居中，上下中线对齐 上颌牙弓尖圆形，下颌牙弓卵圆形，上颌牙弓较狭窄，Spee曲线较平 全牙列反𬌗，下颌不可后退 磨牙关系：双侧磨牙近中关系

病例1	病例2
治疗前影像学资料	

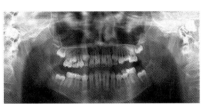

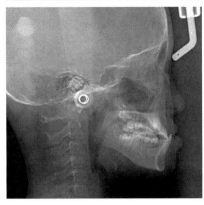

图3-6 头颅定位侧位片显示骨性Ⅲ类，上颌骨发育不足，下颌骨大小基本正常，上下颌骨矢状向位置不协调；低角，水平生长型；上前牙唇倾度较大，下前牙角度基本正常

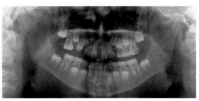

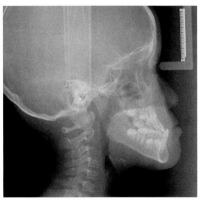

图3-14 头颅定位侧位片显示骨性Ⅲ类，上颌发育略不足，下颌发育过度；高角，垂直生长型

治疗前评估	

遗传评估：有遗传史
手术评估：存在手术可能，需长期随访观察
上颌骨：上颌骨发育不足+位置靠后
下颌骨：下颌骨长度、位置均正常，下颌可后退
生长型：低角，水平生长型
趋势：协调
切牙：下切牙角度基本正常

遗传评估：有遗传史
手术评估：存在较高手术可能，需长期随访观察
上颌骨：上颌骨发育不足
下颌骨：下颌骨发育过度，颏部前突，下颌不可后退
生长型：高角，垂直生长型
趋势：下颌骨发育过度+开殆倾向
切牙：下前牙舌倾代偿

一期早期矫治目的	

解除反殆，预后较好

降低手术可能性/难度

诊断	

骨性Ⅲ类伴功能因素，上颌发育不足，水平生长型
53滞留
前牙反殆，能部分后退，安氏Ⅲ类
伸舌吞咽

骨性Ⅲ类，高角，垂直生长型
55早失，间隙丧失，42先天缺失
牙弓全牙列反殆，安氏Ⅲ类
凹面型

治疗计划	

功能矫形治疗：上颌前方牵引促进上颌生长
舌肌功能训练，破除不良舌习惯
局部固定矫治排齐牙列，去除咬合干扰
下颌生长需长期观察

功能矫形治疗：上颌扩弓、前方牵引
下颌生长需长期观察

病例1	病例2
治疗过程	

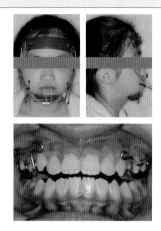

图3-7　佩戴上颌前牵引矫治器，上颌扩弓

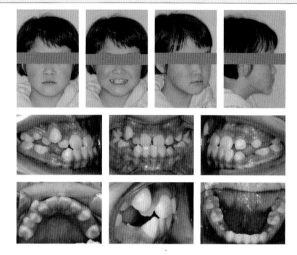

图3-15　治疗12个月凹面型有明显改善；15、13萌出，前牙浅覆𬌗、浅覆盖

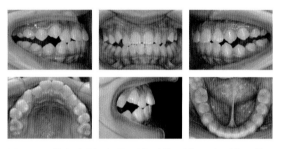

图3-8　前方牵引6个月，达到前牙浅覆𬌗、浅覆盖

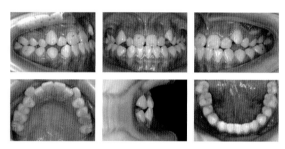

图3-16　治疗30个月，13、23排入牙弓间隙还不足，恒牙列早期，下颌牙弓宽大，舌体扁平，后牙仍为对刃𬌗状态；继续前方牵引和扩弓

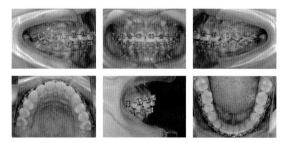

图3-9　上下颌粘接托槽，排齐牙列，促进后牙建𬌗

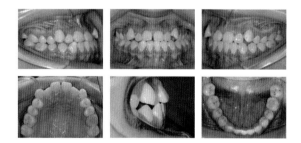

图3-17　治疗36个月后牙反𬌗纠正，前牙浅覆𬌗、浅覆盖

病例1	病例2
治疗结果	

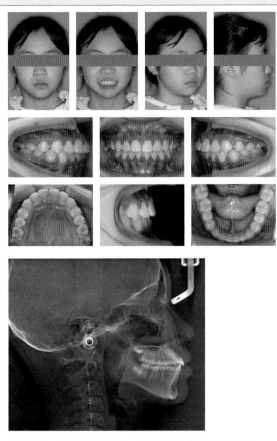

图3-10 治疗后面像和口内像及头颅定位侧位片

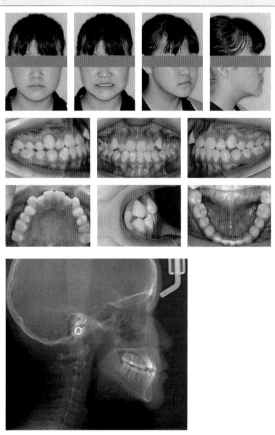

图3-18 一期治疗结束（12岁）面像和口内像及头颅定位侧位片

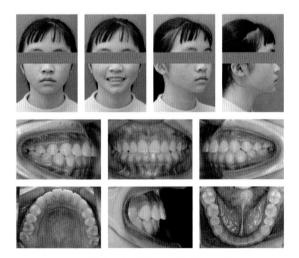

图3-11 治疗结束1年后复查面像和口内像

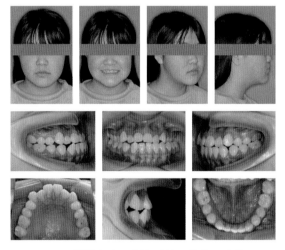

图3-19 一期结束（14岁）随访面像和口内像

病例1	病例2
治疗结果	

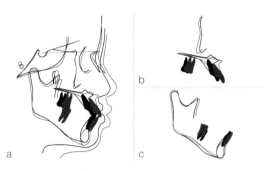

图3-12 治疗前后头影测量重叠图（治疗前黑色，治疗后红色）：（a）SN重叠；（b）上颌重叠；（c）下颌重叠。可见上下颌均有向前下的生长，上颌前移较多，下颌后下旋转，下切牙未舌倾代偿

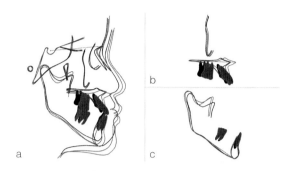

图3-20 治疗前后头影测量重叠图（治疗前黑色，治疗中蓝色，治疗后红色）：（a）SN重叠；（b）上颌重叠；（c）下颌重叠。可见上下颌均有向前下的生长，下颌后下旋转，上切牙唇倾，下切牙舌倾代偿

开篇时我们提出了"毫厘之别的开端"与"差之千里的结局"，解开"局势变换"的关键就在两个病例的诊断之中。病例2有家族遗传史，骨性Ⅲ类凹面型，高角，垂直生长型，早期矫治目标为尽量改善面型，促进上颌发育，观察下颌发育情况；同时长期随访其下颌发育，尽量降低将来的手术可能性和难度。反观病例1，虽为骨性Ⅲ类凹面型，但存在一定功能因素，属于骨性混合功能性的Ⅲ类低角患者，且允许一定的下颌后下旋转，有利于反𬌗的纠正。因此尽管两个病例都存在遗传因素，但生长型的差异、下颌角大小的区别、功能因素的存在与

否等都对预后有着不可忽视的影响。两个引子病例治疗前后头影测量分析见表3-1。

对于Ⅲ类错𬌗畸形早期矫治，除了判断骨性畸形发生的部位和程度之外，关注患者生长发育潜力、决定适合的序列治疗时机也非常重要。如何判断Ⅲ类患者的类型与预后？干预的合适时机为何？正如本章开篇"圆桌嘉宾思维对话"里提到的，我们既要选好"锤子"，也要认清"钉子"，这就需要回到本书所倡导的"第一性原理"，以问题为导向来分析Ⅲ类错𬌗畸形早期矫治。

（王璟　彭怡然）

表3-1　病例1和病例2治疗前后头影测量分析表

测量项目	病例1治疗前	病例1治疗后	病例2治疗前	病例2治疗后	标准值	标准差
上颌的位置及长度						
SNA (°)	82.1	84.3	81.6	85.6	83.0	4.0
Ptm–S (mm)	17.4	18.8	19.3	20.4↑	18.0	2.0
Ptm–A (mm)	43.3	46.4	38.4↓	43.3	45.0	3.0
A–N perp (Maxillary Skeletal) (mm)	−3.7↓	0	−0.4	3.2↑	1.0	2.0
Co–A (Midface Length) (mm)	59.2↓	65.7↓	68.2↓	72.8↓	78.0	4.0
下颌的位置及长度						
SNB (°)	84.3↑	83.3	85.0↑	85.4↑	80.0	4.0
ANB (°)	−2.2↓	1.0	−3.3↓	0.2↓	3.0	2.0
Pog–N perp (Mand. Skeletal) (mm)	0.1↑	1.0↑	5.8↑	6.5↑	−2.0	2.0
Co–Gn (Mandibular Length) (mm)	83.3	87.9	99.1	103.8	106.0	2.0
Wits (mm)	−3.1↓	−2.7↓	−10.7↓	−6.1↓	0	2.0
Pcd–S (mm)	27.1↑	26.1↑	22.2↑	24.1↑	17.0	3.0
切牙及磨牙的定位指标						
U1–SN (°)	100.5	111.0	109.6	119.1↑	106.0	6.0
FMIA (L1–FH) (°)	82.2↑	78.9↑	69.0↑	72.3↑	55.0	2.0
IMPA (L1–MP) (°)	72.5↓	75.0↓	81.4↓	77.9↓	97.0	6.0
U1–Apo (mm)	3.7↓	8.3	1.2↓	4.0↓	7.0	2.0
U1–A perp (mm)	1.8↓	0.9↓	3.9↓	5.3	5.0	1.0
L1–APo (mm)	−0.9	−2.9↓	5.0↑	2.6	1.0	2.0
颌骨的生长型及离散度指标						
SN–MP (°)	28.2	29.1	37.5↑	37.6↑	30.0	6.0
SN–OP (°)	8.2↓	13.5↓	19.4	15.0	19.0	4.0
FMA (FH–MP) (°)	25.3	26.1	29.6	29.8	26.0	4.0
APDI (°)	85.4↑	90.6↑	99.9↑	91.9↑	81.0	4.0
ODI (°)	63.9↓	69.6↓	53.1↓	56.4↓	73.0	5.0
S–Go/N–Me (P–A Face Height) (%)	68.2↑	66.4↑	62.2	61.8↓	64.0	2.0
Jarabak分析						
Na–S–Ar (Saddle/Sella Angle) (°)	121.7	121.4	113.5↓	114.9↓	123.0	5.0
S–Ar–Go' (Articular Angle) (°)	145.0	148.6	149.3↑	147.8	143.0	6.0
Ar–Go'–Me (Gonial/Jaw Angle) (°)	120.8↓	118.7↓	133.9	134.6	130.0	7.0
Ar–Go'–N (Upper Gonial Angle) (°)	50.1↓	49.2↓	52.3	52.0	53.0	2.0
Na–Go'–Me (Lower Gonial Angle) (°)	70.7	69.5↓	81.7↑	82.7↑	72.0	2.0
Sum of angles (°)	387.5↓	388.7↓	396.7	397.3	396.0	6.0
S–Ar (Posterior Cranial Base) (mm)	30.1	30.7	29.3	30.3	32.0	3.0
Ar–Go' (Ramus Height) (mm)	35.6	34.8	35.9	39.0	44.0	5.0
S–N (Anterior Cranial Base) (mm)	51.4	53.5	55.6	57.6	71.0	3.0
Go'–Me (Mandibular Body Length) (mm)	58.9	60.0	62.0	64.9	71.0	5.0
Combined Variation (°)	203.8↓	205.7	195.1↓	200.5↓	209.0	4.0

3.2 "十全十美" · Ⅲ类错殆畸形早期矫治诊疗逻辑表

"十全十美" · Ⅲ类错殆畸形早期矫治诊疗逻辑表是针对Ⅲ类错殆畸形患者临床诊疗的评估表（图3-22），分别从遗传与环境因素、形态与功能评估、手术风险评估、生长发育趋势、发育补偿参考、已有代偿评估等方面进行综合分析，帮助医生进行Ⅲ类错殆畸形早期矫治病例难易程度和预后的评估，方便医生进行临床矫治时机的确定及矫治方法的选择。

其中头影测量分析参考了陈扬熙[2]主编《口腔正畸学——基础、技术与临床》中的各种分析法，在Jarabak分析法的基础上，分别选取了手术风险评估、上下颌骨长度和位置、颌骨生长型、发育补偿参

考以及上下切牙位置等一系列指标，对Ⅲ类错殆畸形进行综合分析。本章将详细介绍该逻辑表中的各项指标的选取及应用（图3-21和图3-22），并通过临床典型病例解析，力求清晰展示"十全十美" · Ⅲ类错殆畸形早期矫治诊疗逻辑表的临床应用。

3.2.1 手术指标分析

通过头影测量以及家族史评估，对是否需要手术进行判断，可在青春期前进行矫形治疗促进上颌生长，或在生长高峰期后进行非手术单纯正畸代偿性治疗，或者是随访观察到生长发育高峰后，进行正畸-正颌联合治疗。

①ANB角（°）

②IMPA角（L1-MP）（°）

③Wits（mm）

④SNP角（°）

⑤Combined Variation（°）

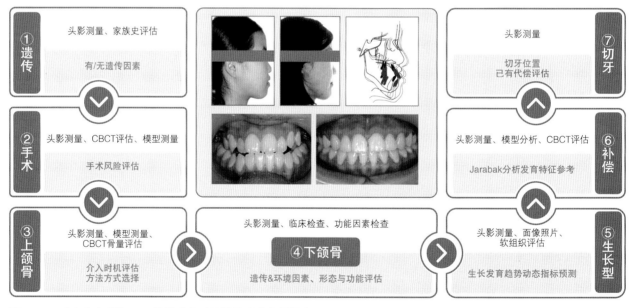

图3-21 "十全十美" · Ⅲ类错殆畸形早期矫治诊疗逻辑表

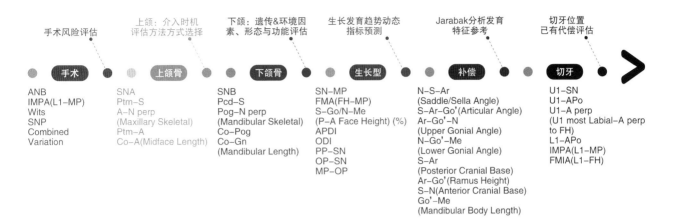

图3-22　"十全十美"·Ⅲ类错殆畸形早期矫治诊疗逻辑表·头影测量参考指标

详细解释

（1）ANB角：上下颌骨的位置关系。该角度
描述了上下颌骨之间的前后位置关系。正常值为
3°±2°。如果该角度过大，则表示上颌骨过度向
前或下颌骨过度向后移动；如果该角度过小，则表
示上颌骨过度向后或下颌骨过度向前移动。N点的
位置变化也会改变ANB角的大小；N点靠后的患者
更容易表现出Ⅱ类错殆畸形的倾向；N点靠前则更易
表现出Ⅲ类错殆畸形的倾向。

（2）IMPA角：下切牙的倾斜度。该角度描述
了下切牙相对于下颌骨的倾斜度。正常值为90°±
4°。如果该角度过大，则表示下切牙唇向倾斜；如
果该角度过小，则表示下切牙舌向倾斜。

（3）Wits值：A点、B点相对功能殆平面的关
系，该指数描述了上下颌骨的矢状向位置关系。正
常值为（0±1）mm。如果该测量值过大，则表示
上颌骨过度向前或下颌骨过度向后移动；如果该测
量值过小，则表示上颌骨过度向后或下颌骨过度向

前移动。

功能殆平面的倾斜角度变化，会导致Wits值大
小变化。OP-FH角减小，Wits值会增大，呈现Ⅱ类
趋势，OP-FH角增大，Wits值会减小，呈现Ⅲ类
趋势。

（4）SNP角：下颌骨的位置。该角度描述了下颌
骨相对于颅底的位置关系。正常值为81°±3.5°。
如果该角度过大，表示颏部前突；如果该角度过
小，则表示下颌骨过度后缩。

（5）Combined Variation（图3-23）：联合
变量，由于S点或N点的变异，单纯SNA角数值无法
代表上颌的凸缩程度。有学者发现，SNA角与N-S-
Ar角之间存在互补关系，两者为相关。两者相互补
偿，可以结合成正常面型，作为反映面中部矢状向
发育的指标，较单独一项指标更加准确。

ANB角<-4°、IMPA角<82°、SNP角>
83°、Combined Variation<201°是外科治疗的参
考指征。

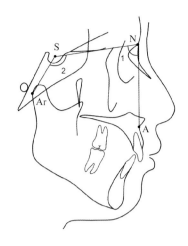

图3-23 Combined Variation：1. SNA角；2. N-S-Ar角

3.2.2 上颌骨发育指标分析

通过5项综合角度和线距测量值以及功能因素检查、模型测量和CBCT骨量评估，进行多维度关联评估上颌骨的位置和大小，评估早期矫治介入的时机以及选择的方法方式。

①SNA（°）

②Ptm-S（mm）

③A-N perp（Maxillary Skeletal）（mm）

④Ptm-A（mm）

⑤Co-A（Midface Length）（mm）

详细解释

（1）SNA角：A点相对于N点的突度。上颌骨的位置。该角度描述了上颌骨相对于颅底的位置关系。如果该角度过大，则表示上颌骨过度向前；如果该角度过小，则表示上颌骨过度向后。

（2）Ptm-S：上颌骨的长度。该距离描述了上颌骨的长度。

（3）A-N perp（Maxillary Skeletal）（图3-24）：上颌骨前部上牙槽座点相对于颅底的突缩程度。N perp即N perpendicular line：从N点做眶耳平面的垂线；A-N perp：上牙槽座点至鼻根点垂

线的距离；A点在NP线前，该值为正，反之为负。该距离能判断上颌突度，增大为上颌前突，减小为上颌后缩。

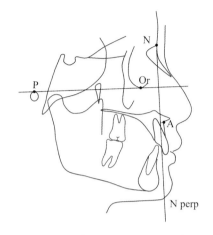

图3-24 A-N perp（Maxillary Skeletal）

（4）Ptm-A距离：该距离描述了上颌骨的长度。

（5）Co-A距离：代表有效上颌长度。

3.2.3 下颌骨发育指标分析

通过5项综合角度和线距测量值以及临床检查，进行多维度关联评估下颌骨的位置和大小，分析遗传或环境因素，评估下颌骨形态与功能。

①SNB（°）

②Pcd-S（mm）

③Pog-N perp（Mandibular Skeletal）（mm）

④Co-Pog（mm）

⑤Co-Gn（Mandibular Length）（mm）

详细解释

（1）SNB角：下颌骨的位置。该角度描述了下颌骨相对于颅底的位置关系。B点相对于N点的突度。如果该角度过大，则表示下颌骨过度向前；如

果该角度过小，则表示下颌骨过度向后。

（2）Pcd-S距离（髁突后缘切点-蝶鞍点距离）：分别从下颌髁突后缘切点（Pcd）和蝶鞍点（S）向眶耳平面作垂线，两垂足之间的距离代表了下颌髁突相对于颅底的矢状向位置关系。

（3）Pog-N perp距离（Pog-N perpendicular line）（图3-25）：Pog点至N点垂线的距离。Pog点在N点垂线前，该值为正，反之为负。该距离描述了下颌突度，增大为下颌前突，减小则为下颌后缩。正常值替牙期儿童为-8～6mm，成人为-2～4mm。

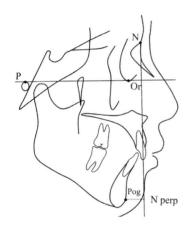

图3-25　Pog-N perp距离

（4）Co-Pog（髁顶点-颏前点距离）：从髁顶点和颏前点向下颌平面作垂线，两垂足间的距离代表下颌骨的总长度。

（5）Co-Gn（髁顶点-颏顶点距离）：髁顶点和颏顶点向下颌平面作垂线，两垂足间的距离也可用于描述下颌骨的长度。

3.2.4　生长型考量分析

通过8项综合角度、比例值和离散度分析，进行多维度关联佐证生长型，通过动态指标预测生长发育趋势。生长型对患者垂直向发育和预后影响更大。

①SN-MP（°）

②FMA（FH-MP）（°）

③S-Go/N-Me（P-A Face Height）（%）

④APDI（°）

⑤ODI（°）

⑥PP-SN（°）

⑦OP-SN（°）

⑧MP-OP（°）

详细解释

（1）SN-MP角：描述下颌骨的倾斜程度。

（2）FMA角：描述下颌骨生长垂直向趋势。如果该角度过大，则表示下颌骨顺时针/垂直生长趋势；如果该角度过小，则表示下颌骨逆时针/水平生长趋势。

（3）S-Go/N-Me（%）：后前面高比，描述下颌骨垂直向生长的趋势。

（4）APDI指数（Anteroposterior Dysplasia Indicator，矢状向不调指数）：APDI=AB平面与面平面交角+PP平面与FH平面交角+面平面与FH平面交角。当PP平面向前下倾斜时角度呈正值，反之为负值（PP平面与FH平面交角）。当A点在B点前时角度为负值，反之为正值（AB平面与面平面交角）。用于描述上下颌骨之间的前后位置关系。APDI值越大，上下颌基骨矢状向位置关系越倾向于Ⅲ类骨面型；反之，上下颌基骨矢状向位置关系越倾向于Ⅱ类骨面型。

（5）ODI指数（Overbite Depth Indicator，垂直向不调指数）：AB平面与下颌平面交角+PP平面与FH平面交角；当PP平面向前下倾斜时呈正值，反之为负值。ODI指数描述了上下颌骨之间的垂直位置关系，值越小，开𬌗趋势越大，反之亦然。

（6）PP-SN角：代表上颌骨相对于颅底的垂直向生长趋势。

（7）OP-SN角：代表𬌗平面倾斜情况。

（8）MP-OP角：该角度描述了下颌骨相对于𬌗平面的关系。正常值为25°±5°。如果该角度过大，则表示下颌骨顺时针/垂直生长趋势；如果该角度过小，则表示下颌骨逆时针/水平生长趋势。

生长型与遗传相关，很难去改变，但可部分影响/补偿。垂直向发育偏离正常越多，预后越差。

3.2.5　生长发育指标分析

Jarabak分析法[3-4]（图3-26）是基于11岁的高加索男性和女性（Björk的研究）得出的有助于预测颅面部生长情况、分析生长发育特征及辅助选择矫治机制的分析法。评价时不应局限于单一测量指标，更应着眼于其测量指标间的相互关系。

Jarabak分析法有利于判定患者的生长型，常用于骨性错𬌗发展趋势的预测。关于该分析法的主要测量指标描述可参见本书第2章"十全十美"·Ⅱ类错𬌗畸形早期矫治诊疗逻辑表·头影测量参考指标部分，此处不再赘述。本章重点分析其中一个测量指标：鞍角（N-S-Ar角），即前颅底和后颅底平面交角（图3-27）。该测量指标与Ⅲ类错𬌗畸形的诊疗密切相关，由于颅底部的蝶枕联合（软骨生长中心）的生长会影响位于颞骨岩部的关节位置，进而影响Ar位置，从而也会影响鞍角的大小，因此

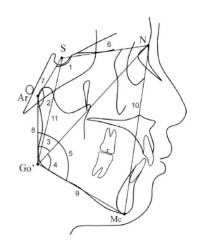

图3-26　Jarabak分析法：1. N-S-Ar(Saddle/Sella Angle)鞍角；2. S-Ar-Go'(Aricular Angle)关节角；3. Ar-Go'-N(Upper Gonial Angle)下颌角上角；4. N-Go'-Me(Lower Gonial Angle)下颌角下角；5. Ar-Go'-Me(Gonial/Jaw Angle)下颌角；6. N-S(Anterior Cranial Base)前颅底长度；7. S-Ar(Posterior Cranial Base)后颅底长度；8. Ar-Go'(Ramus Height)下颌支高度；9. Go'-Me(Mandibular Body Length)下颌体长度；10. N-Me(Anterior Face Height)前面部高度；11. S-Go'(Posterior Face Height)后面部高度

鞍角的大小可以反映骨性因素，正畸治疗无法改变其大小，但与下颌位置有关。当鞍角减小，S-Ar垂直向倾斜，使下颌骨位置更靠前，导致Ⅲ类骨面型倾向（图3-27A）。当鞍角增大，S-Ar水平向倾斜，关节窝位置更为靠后和靠下，下颌骨位置也将更靠后（图3-27B）。

3.2.6 切牙位置及代偿相关分析

通过4项指标，综合角度、线距进行多维度关联佐证切牙是否已有代偿。

①U1-SN（°）

②U1-APo（mm）

③L1-APo（mm）

④IMPA（L1-MP）（°）

详细解释

（1）U1-SN角：上切牙相对于前颅底的倾斜度。

（2）U1-APo距离：上切牙相对于上颌骨的突距。

（3）L1-APo距离：下切牙相对于下颌骨的突距。

（4）IMPA角：下切牙相对于下颌平面的倾斜度。

（陆珮珺　熊鑫　向杰）

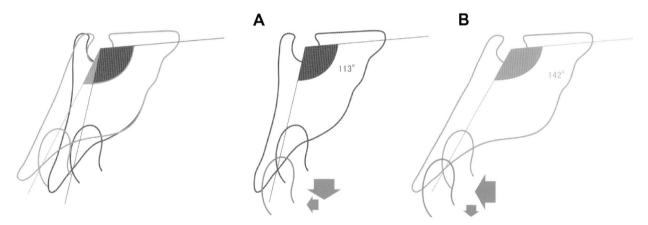

图3-27　N-S-Ar角：A. 鞍角减小；B. 鞍角增大

3.3 "十全十美" · Ⅲ类错殆畸形早期矫治诊疗逻辑标准化流程解析

 病例实战 · 乳牙期：病例1诊断分析与矫治策略选择

治疗前评估

患者基本资料

5岁女孩，乳前牙反殆求治。家族史：父亲有"地包天"面型及咬合。

治疗前照片与分析（图3-28）

颜面分析

正貌略不对称，左侧略丰满，颏点偏左；侧貌明显的凹面型，鼻唇角小，颏唇沟浅，颏位前，上唇位于E线后，下唇位于E线前。

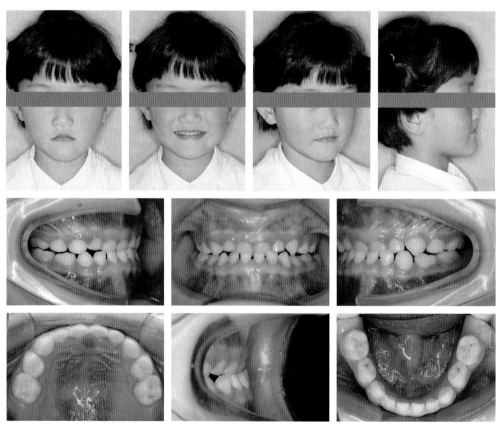

图3-28 治疗前面像和口内像显示因配合问题未紧密咬合：正貌略不对称，颏点偏左；凹面型，鼻唇角小，颏唇沟浅，颏位前，上唇位于E线后，下唇位于E线前；乳牙期；前牙反殆，上切牙舌倾，下颌可部分后退

口内检查

乳牙期；上颌牙弓卵圆形，下颌牙弓卵圆形，上下颌牙弓形态匹配；前牙反殆，上切牙舌倾，下前牙舌倾，下颌可部分后退；上下中线一致。

治疗前影像学检查与分析

头颅定位侧位片（图3-29）显示骨性Ⅲ类，上颌骨长度偏短、位置靠后，上颌发育不足，均角，平均生长型。

治疗前头影测量分析（表3-2）

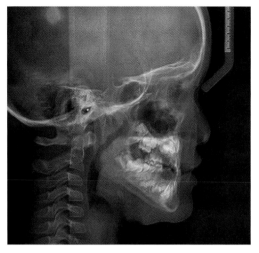

图3-29　治疗前头颅定位侧位片显示骨性Ⅲ类，上颌发育不足，均角，平均生长型

表3-2　治疗前头影测量分析表

测量项目	治疗前	标准值	标准差
上颌的位置及长度			
SNA（°）	82.1	83.0	4.0
Ptm-S (mm)	12.7↓	18.0	2.0
Ptm-A (mm)	37.0↓	45.0	3.0
A-N perp (Maxillary Skeletal) (mm)	-3.7↓	1.0	2.0
Co-A (Midface Length) (mm)	59.2↓	78.0	4.0
下颌的位置及长度			
SNB（°）	84.3↑	80.0	4.0
ANB（°）	-2.2↓	3.0	2.0
Pog-N perp (Mand. Skeletal) (mm)	-2.7	-2.0	2.0
Co-Gn (Mandibular Length) (mm)	83.3	106.0	2.0
Wits (mm)	-3.1↓	0	2.0
Pcd-S (mm)	27.1↑	17.0	3.0
切牙及磨牙的定位指标			
U1-SN（°）	100.5	106.0	6.0
FMIA (L1-FH)（°）	82.2↑	55.0	2.0
IMPA (L1-MP)（°）	72.5↓	97.0	6.0
U1-Apo (mm)	-2.1↓	7.0	2.0
U1-A perp (mm)	1.8↓	5.0	1.0
L1-APo (mm)	-0.9	1.0	2.0

测量项目	治疗前	标准值	标准差
颌骨的生长型及离散度指标			
SN-MP (°)	28.2	30.0	6.0
SN-OP (°)	8.2↓	19.0	4.0
FMA (FH-MP) (°)	25.3	26.0	4.0
APDI (°)	85.4↑	81.0	4.0
ODI (°)	63.9↓	73.0	5.0
S-Go/N-Me (P-A Face Height) (%)	68.2↑	64.0	2.0
Jarabak分析			
Na-S-Ar (Saddle/Sella Angle) (°)	121.7	123.0	5.0
S-Ar-Go' (Articular Angle) (°)	145.0	143.0	6.0
Ar-Go'-Me (Gonial/Jaw Angle) (°)	120.8↓	130.0	7.0
Ar-Go'-N (Upper Gonial Angle) (°)	50.1↓	53.0	2.0
Na-Go'-Me (Lower Gonial Angle) (°)	70.7	72.0	2.0
Sum of angles (°)	387.5↓	396.0	6.0
S-Ar (Posterior Cranial Base) (mm)	30.1	32.0	3.0
Ar-Go' (Ramus Height) (mm)	35.6	44.0	5.0
S-N (Anterior Cranial Base) (mm)	51.4	71.0	3.0
Go'-Me (Mandibular Body Length) (mm)	58.9	71.0	5.0
Combined Variation (°)	203.8↓	209.0	4.0

诊断

凹面型；骨性Ⅲ类，上颌发育不足，平均生长型；乳前牙反𬌗。

治疗计划

方案1：功能矫形治疗（面具前牵引+扩弓），促进上颌发育，上前牙轻微唇倾。

方案2：唇倾上前牙代偿治疗。

患者及家属选择方案1。

治疗过程

采用面具前牵引加扩弓的治疗方式（图3-30），允许上切牙一定程度的直立，但不过度唇倾。

治疗结束时（图3-31），面中份凹陷改善，颏部前突无法解决。

治疗结束3个月后复诊（图3-32），口内咬合正常，36、46萌出。

治疗结束1年后复诊（图3-33），面型保持直面型。

治疗结束3年后复诊（图3-34），可见颏部位置仍靠前，鼻底位置基本位于N点垂线上。

这时已经进入替牙期，患者8岁，前牙正常覆殆覆盖，尖牙关系中性，终末平面近中阶梯，磨牙尖对尖远中关系；上下颌牙列轻度拥挤，不需要额外干预。

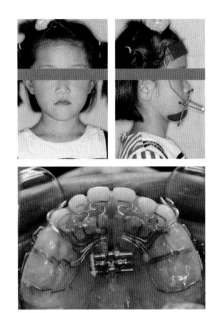

图3-30　初戴时面像和口内像显示采用面具前牵引加扩弓治疗

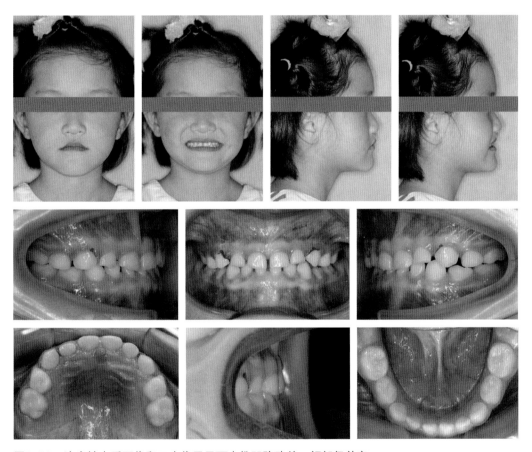

图3-31　治疗结束后面像和口内像显示面中份凹陷改善，颏部仍前突

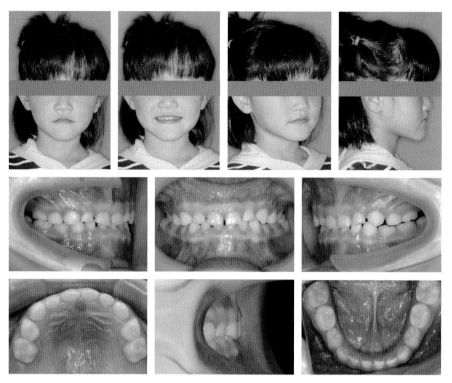

图3-32　治疗结束3个月后复诊面像和口内像显示口内咬合正常，36、46萌出

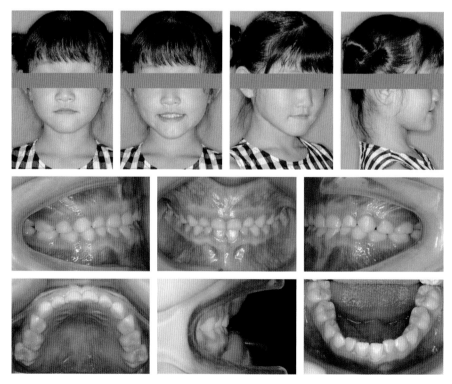

图3-33　治疗结束1年后复诊面像和口内像显示患者直面型及正常覆𬌗覆盖得到维持

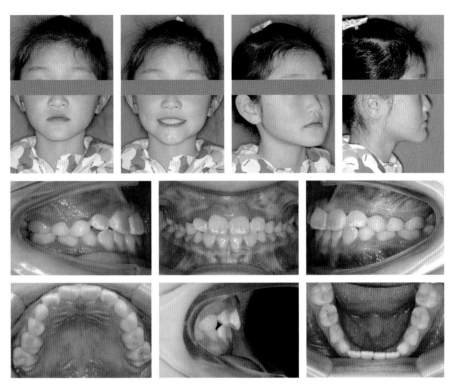

图3-34 治疗结束3年后复诊面像和口内像显示颏部位置仍靠前，口内正常覆𬌗覆盖，尖牙关系中性，轻度拥挤

治疗后评估

治疗前后照片对比（图3-35）

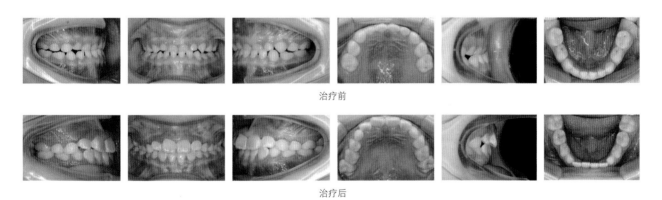

治疗前

治疗后

图3-35 治疗前后口内像对比显示前牙覆𬌗覆盖正常，尖牙关系中性，终末平面近中阶梯，磨牙尖对尖远中关系；上下颌牙列轻度拥挤

治疗后影像学检查与分析

头颅定位侧位片（图3-36）对比显示治疗后上

前牙直立，上颌骨向前生长，上下颌骨矢状向不调改善。

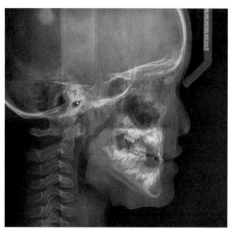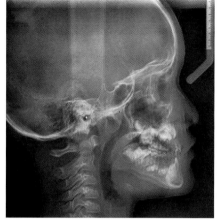

图3-36　治疗前后头颅定位侧位片对比

治疗后头影测量分析（图3-37和表3-3）

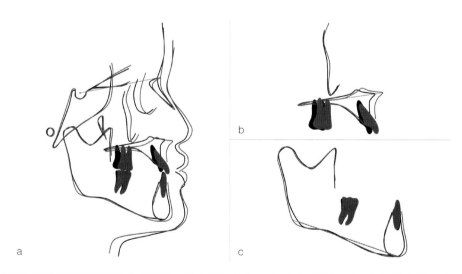

图3-37　治疗前后头影测量重叠图（治疗前黑色，治疗后红色）：（a）SN重叠；（b）上颌重叠；（c）下颌重叠。显示A点前移较多，上颌向前生长，下颌少量向前下生长

表3-3 治疗前后头影测量分析表

测量项目	治疗前	治疗后	标准值	标准差
上颌的位置及长度				
SNA (°)	82.1	84.3	83.0	4.0
Ptm-S (mm)	12.7 ↓	13.2 ↓	18.0	2.0
Ptm-A (mm)	37.0 ↓	39.8 ↓	45.0	3.0
A-N perp (Maxillary Skeletal) (mm)	-3.7 ↓	-2.2 ↓	1.0	2.0
Co-A (Midface Length) (mm)	59.2 ↓	65.7 ↓	78.0	4.0
下颌的位置及长度				
SNB (°)	84.3 ↑	83.3	80.0	4.0
ANB (°)	-2.2 ↓	1.0	3.0	2.0
Pog-N perp (Mand. Skeletal) (mm)	-2.7	-3.8	-2.0	2.0
Co-Gn (Mandibular Length) (mm)	83.3	87.9	106.0	2.0
Wits (mm)	-3.1 ↓	-2.7 ↓	0	2.0
Pcd-S (mm)	27.1 ↑	26.1 ↑	17.0	3.0
切牙及磨牙的定位指标				
U1-SN (°)	100.5	111.0	106.0	6.0
FMIA (L1-FH) (°)	82.2 ↑	78.9 ↑	55.0	2.0
IMPA (L1-MP) (°)	72.5 ↓	75.0 ↓	97.0	6.0
U1-Apo (mm)	-2.1 ↓	-0.3 ↓	7.0	2.0
U1-A perp (mm)	1.8 ↓	0.9 ↓	5.0	1.0
L1-APo (mm)	-0.9	-2.9 ↓	1.0	2.0
颌骨的生长型及离散度指标				
SN-MP (°)	28.2	29.1	30.0	6.0
SN-OP (°)	8.2 ↓	13.5 ↓	19.0	4.0
FMA (FH-MP) (°)	25.3	26.1	26.0	4.0
APDI (°)	85.4 ↑	90.6 ↑	81.0	4.0
ODI (°)	63.9 ↓	69.6	73.0	5.0
S-Go/N-Me (P-A Face Height) (%)	68.2 ↑	66.4 ↑	64.0	2.0
Jarabak分析				
Na-S-Ar (Saddle/Sella Angle) (°)	121.7	121.4	123.0	5.0
S-Ar-Go' (Articular Angle) (°)	145.0	148.6	143.0	6.0
Ar-Go'-Me (Gonial/Jaw Angle) (°)	120.8 ↓	118.7 ↓	130.0	7.0
Ar-Go'-N (Upper Gonial Angle) (°)	50.1 ↓	49.2 ↓	53.0	2.0
Na-Go'-Me (Lower Gonial Angle) (°)	70.7	69.5 ↓	72.0	2.0
Sum of angles (°)	387.5 ↓	388.7 ↓	396.0	6.0
S-Ar (Posterior Cranial Base) (mm)	30.1	30.7	32.0	3.0
Ar-Go' (Ramus Height) (mm)	35.6	33.8	44.0	5.0
S-N (Anterior Cranial Base) (mm)	51.4	53.5	71.0	3.0
Go'-Me (Mandibular Body Length) (mm)	58.9	60.0	71.0	5.0
Combined Variation (°)	203.8 ↓	205.7	209.0	4.0

病例小结

本病例为乳牙期骨性Ⅲ类患者，通过前牵引扩弓矫治器促进上颌发育，达到纠正颌骨矢状向不调的目的，替牙期恒牙萌出后咬合稳定。

对于乳牙期判定未来生长不佳的患者，不应在乳牙期使用牙性代偿治疗，仍应针对病因机制与诊断，尽量解决骨性问题，可促进替牙期牙、殆、颌骨的正常发育，降低重复治疗的概率、降低未来手术的可能性，或者降低将来手术的难度。

（彭怡然）

病例1 · SOP小结（图3-38）

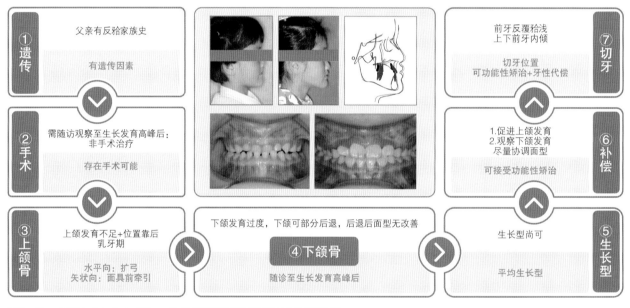

图3-38　病例1"十全十美"·Ⅲ类错殆畸形早期矫治诊疗逻辑表

【知识补充包1】Ⅲ类错殆畸形的病因和分类

1.Ⅲ类错殆畸形的病因

Ⅲ类错殆畸形同其他错殆畸形一样，病因分为遗传因素和环境因素两大类，二者常共同作用从而造成上颌骨与下颌骨的矢状向不调，如上颌骨后缩、下颌骨前突[5]。相关家族和双胞胎研究表明，Ⅲ类错殆畸形是一种具有多基因遗传模式的复杂疾病[6-7]。环境因素又分先天因素和后天因素。先天因素如先天性唇腭裂；后天因素包括先天性疾病、呼吸道疾病等迫使下颌习惯性前伸，尤其是扁桃体肥大，造成儿童舌体前下位、舌骨低位、下前牙唇倾从而形成Ⅲ类错殆畸形，以及切牙萌出方向异常，与对颌牙形成反殆关系等乳牙及替牙期的局部障碍[2]。

舌位通常与遗传、喂养方式、不良口腔习惯、呼吸方式、牙缺失等因素有关[8]，其对错殆畸形的形成、治疗及保持都有一定的影响[9]。舌位可分为静态舌位和动态舌位。静态舌位又称舌姿势位，即舌在自然放松时所处的位置；动态舌位指吞咽和言语时的舌位[8,10]。静态舌位分3类：①正常舌位通常为高舌位，正常放松情况下，舌尖应轻触上前牙后方约5mm（切牙乳头）处，舌体应紧贴上腭。舌不紧贴牙齿或堵塞口腔空间，也不过分下垂影响呼吸和吞咽功能。②舌抵住前牙甚至位于上下前牙之间：一种错误舌位，可能导致上下前牙前突，前牙开殆等畸形。③低舌位：错误舌位，舌体位于口腔的下部且后缩，对呼吸有显著影响。错误舌位无论在替牙期及恒牙期，都与错殆畸形的形成密切相关[11]。舌位的改变可能导致口腔内外肌力的不平衡，从而导致牙弓形状的改变。异常静态舌位，如低舌位时，上颌牙弓宽度发育不足，牙弓狭窄，造成牙列拥挤；若伴鼻阻塞时，还可能导致Ⅱ类错殆畸形[12]；舌低位时，下切牙受舌体向前的力增加，易

导致下切牙唇倾，伴扁桃体肥大时，易引起下颌前伸，造成Ⅲ类错殆畸形[12-13]。

常见的动态舌位异常多见于不良习惯，如吐舌、舔牙、吞咽异常等。最常见的吐舌行为是将舌尖放置于上下前牙之间，导致恒切牙不能萌出至殆平面，形成局部开殆；吐舌时以水平的舌运动为主，则会对下颌及牙齿产生持续的侧向力，容易造成上颌发育不足、下颌前突，形成反殆；侧向吐舌，即向磨牙方向的吐舌习惯，则可能导致后牙反殆或开殆；舌从替牙间隙中吐出的异常舌习惯，会阻碍恒牙的正常萌出与建殆，造成后牙开殆[10]。

舔牙习惯易在替牙列早期形成，替牙期儿童常用舌尖舔松动的乳牙、乳牙残根或初萌的恒牙，若该动作短时间存在，不会造成明显的错殆畸形；但若长期存在，且频率较高，可能导致前牙的过度唇倾，会形成前牙唇倾、前牙散在间隙、前牙反殆、双牙弓前突等各种类型的错殆畸形[14]。异常吞咽是指保留"婴儿式吞咽"未形成成人式吞咽，吞咽时上下颌牙齿在吞咽时不咬合接触，而是位于上下前牙之间与唇保持接触，舌体不上抬形成闭合腔而使用口唇面肌辅助吞咽，易造成前牙唇倾、前牙散在间隙、前牙反殆等错殆畸形[15]。

2.Ⅲ类错殆畸形的分类

Moyers[16-17]将Ⅲ类错殆畸形分为牙性、功能性和骨性Ⅲ类。

（1）牙性Ⅲ类错殆畸形：牙性Ⅲ类错殆畸形的上下颌骨形态、结构正常，仅由牙、牙槽错位引起，这种错殆畸形可表现为上切牙舌倾、下切牙唇倾或二者皆有，常与其他各类错殆畸形同时存在，诊断明确，矫治容易。个别牙反殆对颅颌面生长发育无明显影响，而多数前牙的反殆则将影响颌骨的

发育，形成殆干扰导致功能性前伸或有形成骨性Ⅲ类错殆畸形的倾向[17-18]。

（2）功能性Ⅲ类错殆畸形：功能性Ⅲ类错殆畸形是由于牙齿咬合干扰使下颌运动受限、不良习惯等因素导致下颌功能性前伸，形成多数切牙或前牙反殆，与骨性错殆不同，功能性Ⅲ类错殆畸形通常上下颌骨发育正常，少数患者可能存在轻度的骨性不调。临床表现为：多数前牙反殆；下颌闭合道非圆滑曲线，下颌姿势位时下颌可后退、侧貌改善，下颌骨由肌接触位至牙尖交错位时，下颌会前伸形成前牙反殆，同时面部呈凹面型；常伴有咬合障碍（如乳尖牙、恒尖牙的牙尖干扰）或前伸下颌、伸舌吞咽等不良习惯。这类错殆畸形存在于生长发育的各个阶段，直至成人期[17-18]。

（3）骨性Ⅲ类错殆畸形：骨性Ⅲ类错殆畸形表现为上下颌骨的长度及位置异常，形成口颌面部的不协调。口内常见的表现为上前牙唇倾、下前牙舌倾以代偿颌骨关系不调，下颌闭合道呈圆滑曲线，下颌骨无法后退至前牙对刃位，同时伴有明显的面部外观异常[17-18]。根据上下颌骨的异常结构，可以分为以下6种类型[19]：上颌正常下颌前突型、上颌后缩下颌正常型、上下颌均正常型、上颌后缩下颌前突型、上下颌前突型和上下颌后缩型。而牙性、功能性和骨性，除了单独出现之外，3个分型可以出现混合的情况，比如功能性和骨性可以混合存在。诊断的时候要对这3类情形进行判定：牙性Ⅲ类错殆畸形可见明显的牙齿倾斜度变化，面型和颌骨位置通常正常，而骨性和功能性Ⅲ类错殆畸形则会伴随面型的改变。功能性错殆应通过临床检查进行鉴别诊断，骨性畸形发生部位和严重程度的判定除了面部形态变化以外，还需结合头影测量综合判断，确定矢状向、垂直向上是否存在结构异常。骨性Ⅲ类错殆畸形通常还存在上下颌骨水平向问题，水平向问题需要有模型的测量和分析。

在错殆畸形的发展中，常常有关联因素参与进来，从更长的时间周期来看，错殆畸形的发生发展是一个动态的过程。关联因素的参与，可能使现有的病理分型发生变化。比如，牙性畸形同时合并呼吸道的问题，可能就会变成功能性畸形，如果同时又有不良习惯持续作用，最终可能形成骨性Ⅲ类错殆畸形。

病例实战·替牙期：病例2诊断分析与矫治策略选择

治疗前评估

患者基本资料

6岁男孩，发现"地包天"求治。

治疗前照片与分析（图3-39）

颜面分析

正貌可见右侧略丰满，颏点偏右；面中1/3略凹陷；侧貌直面型，颏位正常，下颌角正常，上下唇位于E线后。

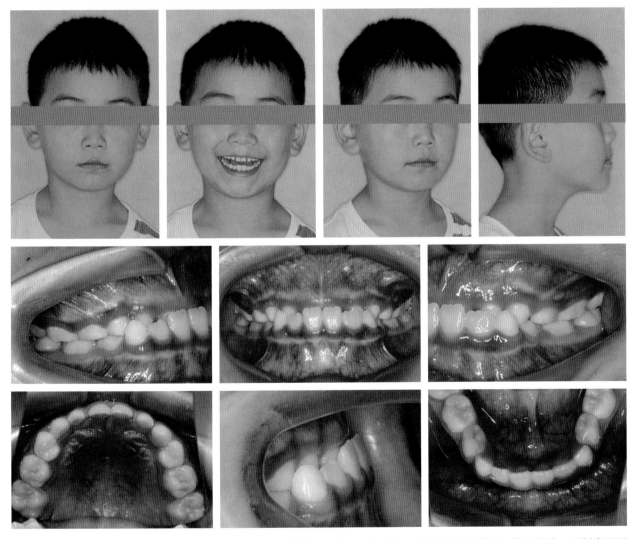

图3-39　治疗前面像和口内像显示右侧略丰满，颏点偏右；面中1/3略凹陷；上下唇位于E线后；前牙反殆，双侧磨牙近中关系；下颌可部分后退

口内检查

替牙列早期；上下颌牙弓卵圆形，上下颌牙弓形态匹配，Spee曲线深；前牙反𬌗，下颌可部分后退；双侧磨牙近中关系；上下中线居中。

治疗前影像学检查与分析

全景片（图3-40）显示42远中异位（42处可见一多生牙）。

头颅定位侧位片（图3-41）显示骨性Ⅲ类，上颌略有发育不足，上颌基骨长度不足；水平生长型，低角；上前牙（乳牙）舌倾。

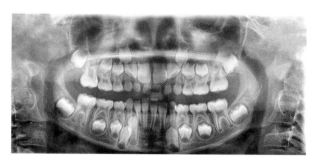

图3-40　治疗前全景片显示42远中异位（42处可见一多生牙）

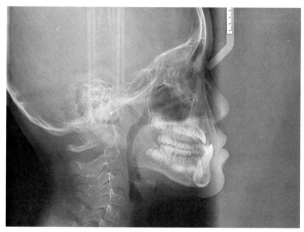

图3-41　治疗前头颅定位侧位片显示骨性Ⅲ类，上颌发育不足，水平生长型，低角，上前牙（乳牙）舌倾

治疗前头影测量分析（表3-4）

表3-4　治疗前头影测量分析表

测量项目	治疗前	标准值	标准差
上颌的位置及长度			
SNA（°）	77.8↓	83.0	4.0
Ptm-S (mm)	14.9↓	18.0	2.0
Ptm-A (mm)	42.4	45.0	3.0
A-N perp (Maxillary Skeletal) (mm)	-1.1↓	1.0	2.0
Co-A (Midface Length) (mm)	65.7↓	78.0	4.0
下颌的位置及长度			
SNB（°）	80.7	80.0	4.0
ANB（°）	-2.9↓	3.0	2.0
Pog-N perp (Mand. Skeletal) (mm)	3.3↑	-2.0	2.0
Co-Gn (Mandibular Length) (mm)	91.2	106.0	2.0
Wits (mm)	-5.9↓	0	2.0
Pcd-S (mm)	23.9↑	17.0	3.0
切牙及磨牙的定位指标			
U1-SN（°）	98.8↓	106.0	6.0
FMIA (L1-FH)（°）	70.8↑	55.0	2.0
IMPA (L1-MP)（°）	89.8↓	97.0	6.0
U1-Apo (mm)	-0.1↓	7.0	2.0
U1-A perp (mm)	2.3↓	5.0	1.0
L1-APo (mm)	4.2↑	1.0	2.0

测量项目	治疗前	标准值	标准差
颌骨的生长型及离散度指标			
SN–MP (°)	30.3	30.0	6.0
SN–OP (°)	15.4	19.0	4.0
FMA (FH–MP) (°)	19.4↓	26.0	4.0
APDI (°)	98.8↑	81.0	4.0
ODI (°)	67.2↓	73.0	5.0
S–Go/N–Me (P–A Face Height) (%)	65.5	64.0	2.0
Jarabak分析			
Na–S–Ar (Saddle/Sella Angle) (°)	122.5	123.0	5.0
S–Ar–Go' (Articular Angle) (°)	148.2	143.0	6.0
Ar–Go'–Me (Gonial/Jaw Angle) (°)	119.7↓	130.0	7.0
Ar–Go'–N (Upper Gonial Angle) (°)	48.8↓	53.0	2.0
Na–Go'–Me (Lower Gonial Angle) (°)	71.0	72.0	2.0
Sum of angles (°)	390.4	396.0	6.0
S–Ar (Posterior Cranial Base) (mm)	27.3	32.0	3.0
Ar–Go' (Ramus Height) (mm)	40.0	44.0	5.0
S–N (Anterior Cranial Base) (mm)	58.6	71.0	3.0
Go'–Me (Mandibular Body Length) (mm)	59.9	71.0	5.0
Combined Variation (°)	200.4↓	209.0	4.0

诊断

直面型；混合性Ⅲ类错殆畸形，上颌轻度发育不足，低角，水平生长型；前牙反殆，安氏Ⅲ类；下前牙区多生牙。

治疗计划

双期矫治

一期早期矫治：功能矫形治疗（FR-Ⅲ型功能调节器），解除功能干扰，刺激上颌生长；适当时机拔除多生牙。

二期恒牙期矫治：根据恒牙替换情况，决定二期治疗方案。

矫治过程

治疗24个月，佩戴FR-Ⅲ型功能调节器，拔除42处多生牙，观察42萌出。上前牙替换完成后，前牙反殆解除，覆殆覆盖正常，磨牙中性关系。2年完成治疗后（图3-42），进入随访观察。

结束治疗后7个月随访（图3-43），面型为直面型，口内侧方牙群进入替换期。

结束治疗后27个月随访（图3-44），面型维持良好，口内牙列进入恒牙列早期，咬合保持良好。

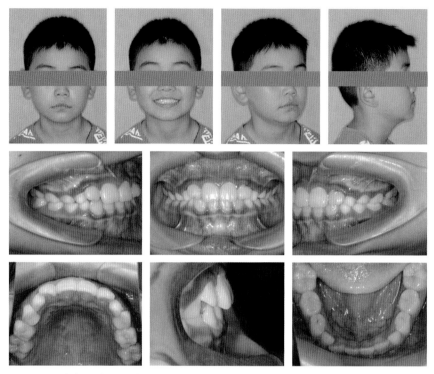

图3-42 治疗24个月面像和口内像显示拔除多生牙后42萌出；通过佩戴FR-Ⅲ型功能调节器，前牙反殆解除，磨牙中性关系，观察随诊

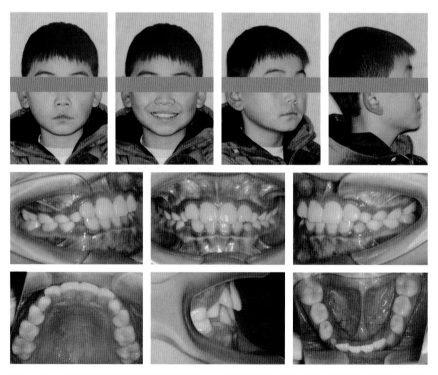

图3-43 结束治疗后7个月随访面像和口内像显示此时患者为直面型，侧方牙群进入替换期

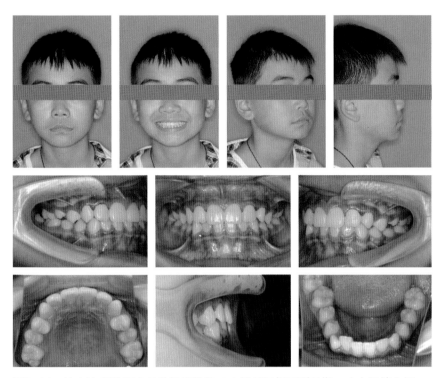

图3-44 结束治疗后27个月随访面像和口内像显示恒牙列早期，咬合保持良好

治疗后评估

治疗前后照片对比（图3-45和图3-46）

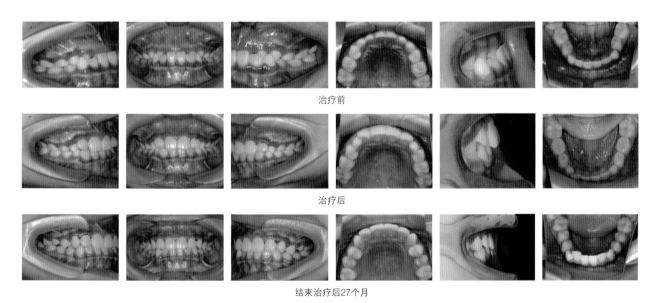

治疗前

治疗后

结束治疗后27个月

图3-45 治疗前后及结束治疗后27个月口内像对比显示前牙反殆解除，咬合保持良好

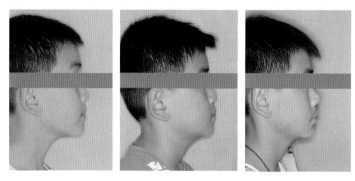

图3-46　治疗前后及结束治疗后27个月面像对比显示面型维持良好

治疗后影像学检查与分析

全景片（图3-47）显示上下切牙牙根发育正常，恒牙胚萌出方向无异常。

头颅定位侧位片（图3-48）对比显示直面型，下颌前突明显改善。

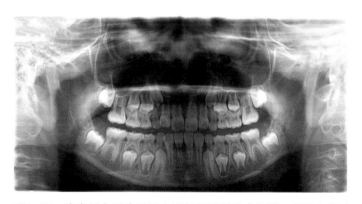

图3-47　治疗后全景片显示上下切牙牙根发育正常，恒牙胚萌出方向无异常

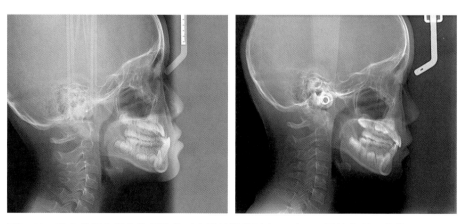

图3-48　治疗前后头颅定位侧位片对比显示侧貌呈直面型，下颌前突明显改善

治疗后头影测量分析（图3-49和表3-5）

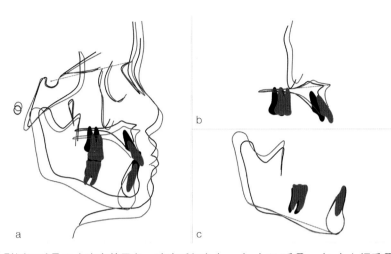

图3-49　治疗前后头影测量重叠图（治疗前黑色，治疗后红色）：（a）SN重叠；（b）上颌重叠；（c）下颌重叠

表3-5　治疗前后头影测量分析表

测量项目	治疗前	治疗后	标准值	标准差
上颌的位置及长度				
SNA (°)	77.8 ↓	79.6	83.0	4.0
Ptm-S (mm)	14.9 ↓	16.3	18.0	2.0
Ptm-A (mm)	42.4	44.6	45.0	3.0
A-N perp (Maxillary Skeletal) (mm)	-1.1 ↓	2.5	1.0	2.0
Co-A (Midface Length) (mm)	65.7 ↓	75.1	78.0	4.0
下颌的位置及长度				
SNB (°)	80.7	77.8	80.0	4.0
ANB (°)	-2.9 ↓	1.8	3.0	2.0
Pog-N perp (Mand. Skeletal) (mm)	3.3 ↑	2.6 ↑	-2.0	2.0
Co-Gn (Mandibular Length) (mm)	91.2	97.3	106.0	2.0
Wits (mm)	-5.9 ↓	-2.1 ↓	0	2.0
Pcd-S (mm)	23.9 ↑	26.3 ↑	17.0	3.0
切牙及磨牙的定位指标				
U1-SN (°)	98.8 ↓	106.0	106.0	6.0
FMIA (L1-FH) (°)	70.8 ↑	71.2 ↑	55.0	2.0
IMPA (L1-MP) (°)	89.8 ↓	88.3 ↓	97.0	6.0
U1-Apo (mm)	-0.1 ↓	5.0	7.0	2.0
U1-A perp (mm)	2.3 ↓	5.0	5.0	1.0
L1-APo (mm)	4.2 ↑	0.8	1.0	2.0
颌骨的生长型及离散度指标				
SN-MP (°)	30.3	33.6	30.0	6.0
SN-OP (°)	15.4	18.8	19.0	4.0
FMA (FH-MP) (°)	19.4 ↓	20.6 ↓	26.0	4.0
APDI (°)	98.8 ↑	81.3	81.0	4.0
ODI (°)	67.2 ↓	64.8 ↓	73.0	5.0
S-Go/N-Me (P-A Face Height) (%)	65.5	64.4	64.0	2.0

测量项目	治疗前	治疗后	标准值	标准差
Jarabak分析				
Na–S–Ar (Saddle/Sella Angle) (°)	122.5	127.7	123.0	5.0
S–Ar–Go' (Articular Angle) (°)	148.2	145.9	143.0	6.0
Ar–Go'–Me (Gonial/Jaw Angle) (°)	119.7↓	119.5↓	130.0	7.0
Ar–Go'–N (Upper Gonial Angle) (°)	48.8↓	48.5↓	53.0	2.0
Na–Go'–Me (Lower Gonial Angle) (°)	71.0	70.9	72.0	2.0
Sum of angles (°)	390.4	393.1	396.0	6.0
S–Ar (Posterior Cranial Base) (mm)	27.3	33.5	32.0	3.0
Ar–Go' (Ramus Height) (mm)	40.0	37.2	44.0	5.0
S–N (Anterior Cranial Base) (mm)	58.6	58.9	71.0	3.0
Go'–Me (Mandibular Body Length) (mm)	59.9	66.1	71.0	5.0
Combined Variation (°)	200.4↓	207.4	209.0	4.0

病例小结

反𬌗患者需明确诊断，如为功能性Ⅲ类错𬌗畸形，使用功能矫治器进行早期干预可达到理想效果，力求避免延误至恒牙期而加重为骨性问题的可能。

目前观察2年后咬合稳定，前牙维持正常覆𬌗覆盖，反𬌗未见明显复发。但因患者存在骨性因素，尚在生长发育期，建议长期观察下颌生长至生长高峰期后，根据随访情况拟订恒牙期常规正畸治疗方案。

（彭怡然）

病例2·SOP总结（图3–50）

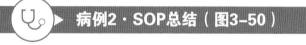
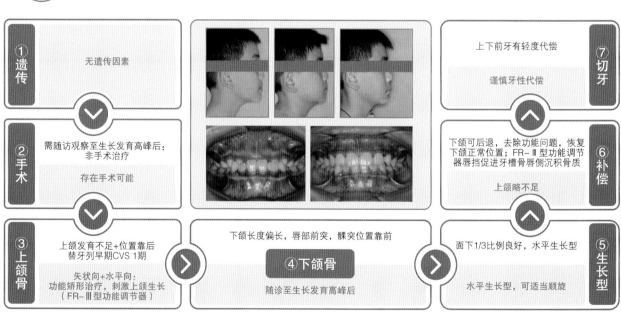

图3-50　病例2"十全十美"·Ⅲ类错𬌗畸形早期矫治诊疗逻辑表

【知识补充包2】Ⅲ类错𬌗畸形的生长发育特点

Ⅲ类错𬌗畸形是与生长发育紧密相关的结构异常，其治疗时机、治疗类型与发育的时期紧密相关。不同的牙列时期，由于生长潜力的不同，所采用的治疗类型也不同，在生物学上主要取决于矫治的目标区域在当下是否有良好的改建能力。

1. 乳牙期Ⅲ类错𬌗畸形的特点

（1）以功能性Ⅲ类错𬌗畸形最为常见，颌间关系不调主要由下颌骨的过度前伸造成。

（2）存在牙性的Ⅲ类错𬌗畸形，通常为上切牙舌向倾斜、下切牙唇向倾斜导致。

（3）少数为骨性颌骨关系不调的Ⅲ类错𬌗畸形，已表现出颅颌面结构异常。乳牙期的骨性Ⅲ类错𬌗畸形的形成机制主要与遗传有关。

（4）早期得到干预的错𬌗畸形，在后继生长中即便存在持续的遗传因素作用，成长为成年个体时，其畸形的严重程度可比没有受干预的轻很多，甚至可以达到免于手术的效果。

2. 替牙期Ⅲ类错𬌗畸形的特点

（1）大多数都由乳牙期Ⅲ类错𬌗畸形发展而来。前牙反𬌗，特别是反覆𬌗较深时，上颌骨的向前生长发育被抑制；而上颌骨的生长又推动了下颌过度向前生长，该期错𬌗畸形的程度较乳牙期严重，表现也更复杂。

（2）牙胚异位等因素引起的个别牙反𬌗在该期并不会明显影响颌骨的生长，诊断和矫治都较容易，但可能引起牙周损伤和咬合干扰。

（3）由于遗传因素的作用，即便很早干预严重颌骨畸形，仍然达不到理想效果，尤其是下颌发育过度的儿童，可能存在成年后手术的可能。

3. 恒牙列早期Ⅲ类错𬌗畸形的特点

（1）牙性、功能性和骨性Ⅲ类错𬌗畸形均可出现。

（2）Ⅲ类错𬌗畸形的患者的青春期较长。Jeelani等[20]回顾性横断面研究显示Ⅲ类比Ⅰ类青春发育高峰期平均长6个月，Ⅲ类为17个月。与Baccetti等[21]研究发现Ⅲ类错𬌗畸形平均为16个月，比Ⅰ类长5个月，结论相近。

（3）Ⅲ类错𬌗畸形青春期前面中部生长发育基本完成，下颌在青春期后仍有显著生长[22]。下颌骨在两个生长发育期（CVS 1期～CVS 2期及CVS 3期～CVS 4期）均十分迅速，并可持续至恒牙列早期（CVS 5期～CVS 6期）[23]；生长快速期男女有差异，女性10～12岁，男性12～15岁[22]。

（4）替牙期的功能性畸形逐渐发展为骨性畸形，骨性畸形有进一步加重的趋势[21]。Ⅲ类错𬌗畸形矢状向随着生长发育进一步恶化，男性上下颌骨的矢状向差异大于女性[24]。

（5）骨性Ⅲ类错𬌗畸形在生长发育过程中可能会进一步加重。尽管骨性上颌后缩本身并不会随着生长发育而加重[25]，但下颌后期的差异性生长和过度发育可能会导致下颌前突进一步增加[26]。随着年龄的增长，上下颌骨之间的不协调可能会变得更加严重[23]。这可能是由于骨骼生长的不平衡或其他因素所导致。

（6）骨性Ⅲ类下颌骨的生长趋势为向前上方旋转（即逆时针旋转）时，会加重Ⅲ类错𬌗畸形[27]。生长高峰后期下颌垂直向发育也不利于错𬌗畸形的矫治。

病例实战·替牙期：病例3诊断分析与矫治策略选择

治疗前评估

患者基本资料

10岁男孩，主诉"地包天"。否认家族史及不良习惯。

治疗前照片与分析（图3-51）

颜面分析

正貌不对称，颏点偏右，面下1/3比例偏大，下唇前突，闭唇时颏肌紧张；微笑像下中线偏右，上前牙暴露不足；侧貌凸面型，上下唇均位于E线前；侧面像和45°像显示上颌发育不足，面中1/3鼻旁略塌陷。

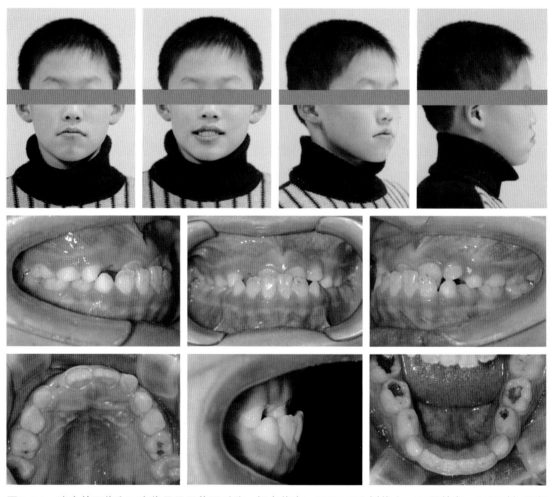

图3-51 治疗前面像和口内像显示正貌不对称，颏点偏右，面下1/3比例偏大，下唇前突，闭唇时颏肌紧张；微笑像下中线偏右，上前牙暴露不足；侧貌凸面型，上下唇均位于E线前；面中1/3鼻旁略塌陷；替牙期，22畸形过小牙；前牙反𬌗，下颌无法后退至对刃𬌗；下中线右偏3mm

口内检查

替牙期，22畸形牙；上切牙直立，下切牙直立；上颌牙弓卵圆形，下颌牙弓卵圆形，上颌牙弓较宽大；下颌Spee曲线过陡；前牙反拾，下颌无法后退至对刃拾；双侧磨牙近中关系，右侧乳尖牙近中关系，左侧中性关系；上中线居中，下中线右偏3mm。

治疗前影像学检查与分析

全景片（图3-52）显示33、34、43先天缺失；22为过小牙；恒牙胚正常发育中；双侧颞下颌关节形态正常。

头颅定位侧位片（图3-53）显示患者目前处于CVS 2期；腺样体、扁桃体未见明显肿大；气道未见明显异常。

治疗前头影测量分析（图3-54和表3-6）

骨性Ⅲ类，上颌骨位置靠后，但长度正常，高角，垂直生长型，开拾倾向，上下切牙均较为直立；凸面型。

诊断

凸面型；替牙期骨性Ⅲ类，高角，下颌右偏，安氏Ⅲ类，前牙反拾；先天缺牙，畸形牙。

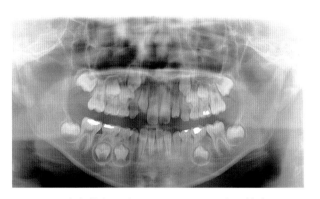

图3-52 治疗前全景片显示33、34、43先天缺失；22为过小牙

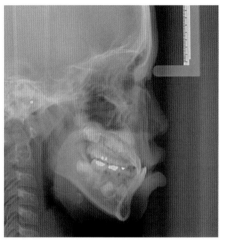

图3-53 治疗前头颅定位侧位片显示患者目前处于CVS 2期

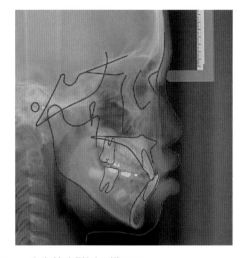

图3-54 治疗前头影测量描记图

表3-6　治疗前头影测量分析表

测量项目	治疗前	标准值	标准差
上颌的位置及长度			
SNA (°)	78.1 ↓	83.0	4.0
Ptm-S (mm)	17.0	18.0	2.0
Ptm-A (mm)	43.0	45.0	3.0
A-N perp (Maxillary Skeletal) (mm)	−3.4 ↓	1.0	2.0
Co-A (Midface Length) (mm)	72.2 ↓	78.0	4.0
下颌的位置及长度			
SNB (°)	78.8	80.0	4.0
ANB (°)	−0.6 ↓	3.0	2.0
Pog-N perp (Mand. Skeletal) (mm)	−5.0 ↓	−2.0	2.0
Co-Gn (Mandibular Length) (mm)	100.2	106.0	2.0
Wits (mm)	−5.8 ↓	0	2.0
Pcd-S (mm)	27.0 ↑	17.0	3.0
切牙及磨牙的定位指标			
U1-SN (°)	100.1	106.0	6.0
FMIA (L1-FH) (°)	62.8 ↑	55.0	2.0
IMPA (L1-MP) (°)	84.9 ↓	97.0	6.0
U1-Apo (mm)	3.2 ↓	7.0	2.0
U1-A perp (mm)	2.4 ↓	5.0	1.0
L1-APo (mm)	7.3 ↑	1.0	2.0
颌骨的生长型及离散度指标			
SN-MP (°)	40.5 ↑	30.0	6.0
SN-OP (°)	18.9	19.0	4.0
FMA (FH-MP) (°)	32.3 ↑	26.0	4.0
APDI (°)	85.7 ↑	81.0	4.0
ODI (°)	59.2 ↓	73.0	5.0
S-Go/N-Me (P-A Face Height) (%)	59.3 ↓	64.0	2.0
Jarabak分析			
Na-S-Ar (Saddle/Sella Angle) (°)	124.5	123.0	5.0
S-Ar-Go' (Articular Angle) (°)	138.5	143.0	6.0
Ar-Go'-Me (Gonial/Jaw Angle) (°)	136.7	130.0	7.0
Ar-Go'-N (Upper Gonial Angle) (°)	57.3 ↑	53.0	2.0
Na-Go'-Me (Lower Gonial Angle) (°)	79.4 ↑	72.0	2.0
Sum of angles (°)	399.7	396.0	6.0
S-Ar (Posterior Cranial Base) (mm)	30.8	32.0	3.0
Ar-Go' (Ramus Height) (mm)	37.3	44.0	5.0
S-N (Anterior Cranial Base) (mm)	62.2	71.0	3.0
Go'-Me (Mandibular Body Length) (mm)	64.6	71.0	5.0
Combined Variation (°)	202.6 ↓	209.0	4.0

治疗计划

治疗过程

双期矫治

一期早期矫治：纠正前牙反𬌗，改善面型，为颌骨发育创造良好条件。

1）使用𬌗垫式磁力功能矫治器，利用同极磁块相斥产生的力量，推下颌向后抑制下颌生长，促进上颌前移；以骨骼矢状向相对移动纠正前牙反𬌗。

2）在前牙反𬌗纠正后，逐渐调磨后牙𬌗垫，让后牙建立咬合接触，以稳定矢状向关系。

3）前牙有30%覆𬌗，后牙有接触以后，减少戴用时间为12小时，维持反𬌗矫治效果。

4）在3个月和6个月时，通过增加磁片、减小磁块间距加力。

二期恒牙期矫治：待一期矫治后，根据当时牙列发育情况，制订后继矫治方案，不排除减数拔牙或正颌手术的可能。

初戴𬌗垫式磁力功能矫治器（图3-55），患者需每天戴用20小时以上，确保矫形力有足够作用时间。

𬌗垫式磁力功能矫治器的原理见示意图（图3-56）：利用同极磁块相斥产生的力量，推下颌向后抑制下颌生长，前移上颌；以骨骼矢状向相对移动纠正前牙反𬌗；在前牙反𬌗纠正后，逐渐调磨后牙𬌗垫，让后牙建立咬合接触，以稳定矢状向关系。前牙有30%覆𬌗，后牙有接触以后，减少戴用时间为12小时，维持反𬌗矫治效果。在3个月和6个月时，通过减小磁块间距加力。

治疗2个月（图3-57），鉴于该患者是双牙弓前突性反𬌗，所以在整个治疗过程中保持了凸面型。唇位也发生了变化：上唇比下唇更靠前，回到正确的相对关系。

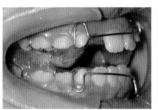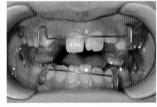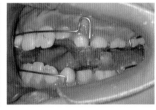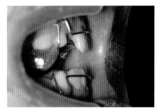

图3-55　初戴𬌗垫式磁力功能矫治器的口内像显示矫治器戴用情况，患者需每天戴用20小时以上，确保矫形力有足够作用时间

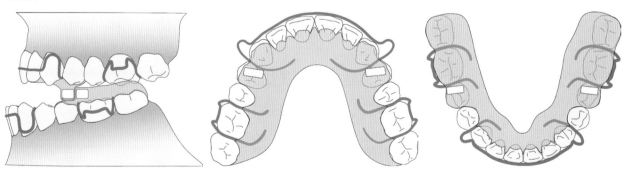

图3-56　𬌗垫式磁力功能矫治器的原理示意图可见利用同极磁块相斥产生的力量，推下颌向后抑制下颌生长，前移上颌；以骨骼矢状向相对移动纠正前牙反𬌗；在前牙反𬌗纠正后，逐渐调磨后牙𬌗垫，让后牙建立咬合接触，以稳定矢状向关系。前牙有30%覆𬌗，后牙有接触以后，减少戴用时间为12小时，维持反𬌗矫治效果。在3个月和6月时，通过减小磁块间距加力

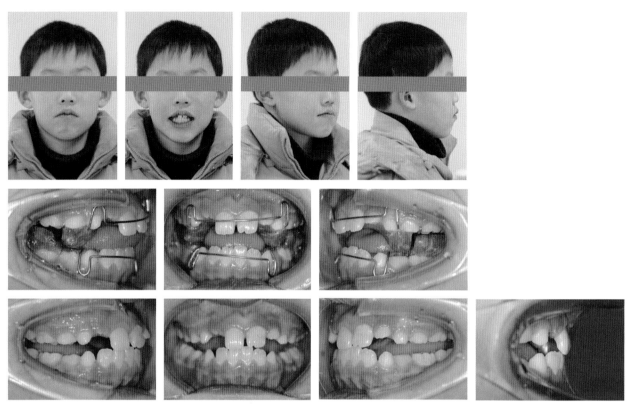

图3-57 治疗2个月面像和口内像显示患者维持凸面型；口内前牙反殆解除，前牙浅覆殆、浅覆盖；后牙开殆，需要后期逐渐调磨殆垫，使其建立咬合接触。口内像显示磁块之间的距离增大，当磁块间距离超过1mm时，可通过增加磁片来维持磁块之间的相互作用力，维持在每侧作用力≥3N

　　口内前牙反殆已经解除，建立了浅覆殆、浅覆盖的前牙关系，此时后牙开殆，需要后期逐渐调磨殆垫，让后牙有咬合接触。此外可以看到磁块之间的距离变大，在磁块间距离超过1mm时，可通过增加磁片来维持磁块之间的相互作用力，通常这个作用力会维持在每侧3N以上。

　　治疗6个月（图3-58），覆殆覆盖增加，后牙垂直距离逐渐变小，但Spee曲线仍较深。

　　治疗9个月（图3-59），前牙覆殆加深，后牙的垂直距离减小。在这个阶段仍然要求患者戴用下颌殆垫进食，避免前牙咬合创伤。

　　治疗12个月（图3-60），患者的下颌出现相对后退，鼻旁丰满度增加；上下唇相对关系回到正常；后牙开始有咬合接触；前牙有较深的覆殆。12个月以后，每天仅放学回家后佩戴矫治器以维持治疗效果。

　　治疗第16个月（图3-61），面部肌肉更加松弛自然，微笑时牙齿暴露量和上下唇的相对位置关系以及鼻旁丰满度均得到改善，但下颌仍然右偏。前后牙均衡接触。继续观察等待牙列替换及下颌生长。

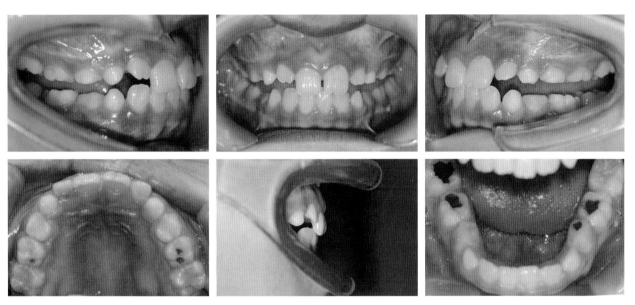

图3-58　治疗6个月口内像显示前牙覆𬌗覆盖增加，后牙垂直距离逐渐变小，但Spee曲线仍较深

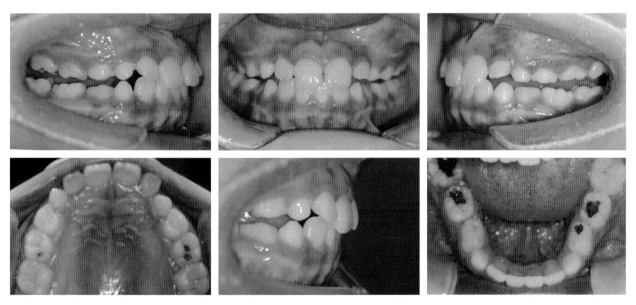

图3-59　治疗9个月口内像显示前牙覆𬌗加深，后牙的垂直距离减小，此阶段仍然要求患者戴用下颌𬌗垫进食，避免前牙咬合创伤

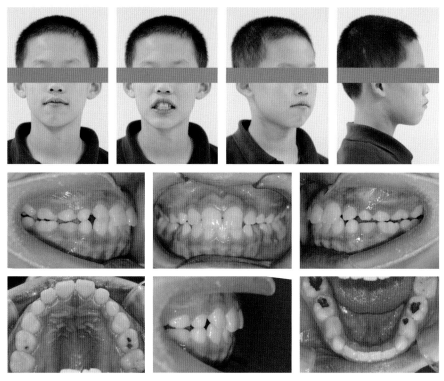

图3-60　治疗12个月面像和口内像显示患者的下颌出现相对后退，鼻旁丰满度增加，上下唇相对关系趋于正常；后牙开𬌗改善；前牙有较深的覆𬌗

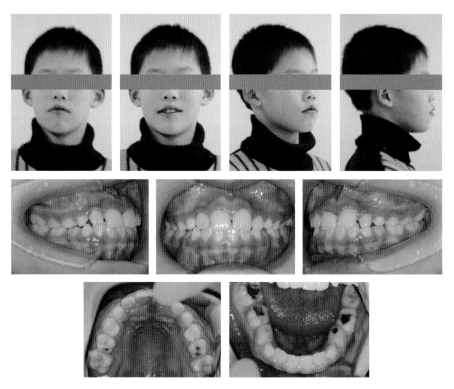

图3-61　治疗16个月面像和口内像显示面部肌肉更加松弛自然，微笑时牙齿暴露量和上下唇的相对位置关系以及鼻旁丰满度均得到改善，但下颌仍然右偏；前后牙均衡接触

治疗后评估

治疗前后照片对比（图3-62和图3-63）

对比治疗前后，我们发现诸多可喜的变化。首先是面部的自然和松弛程度与初诊相比得到了很大的改善，微笑时获得了正常的上前牙暴露，笑线也得到了明显提升。面部对称性有些许改善。侧面观发现鼻旁丰满度和上下唇关系得到改善。此外，颏部的紧张程度得到缓解以后，颏部的曲线比初诊时更为自然。上下颌牙弓前突的问题，可在生长高峰期后，二期恒牙期矫治中解决。

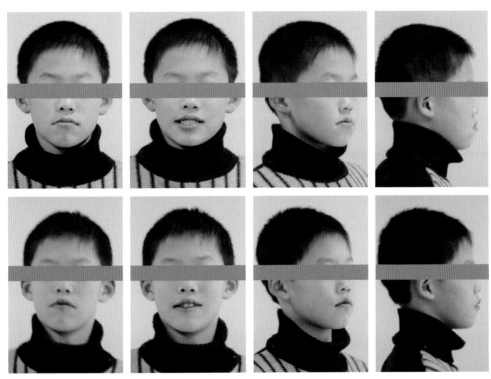

图3-62　治疗前后面像对比可见面部松弛程度改善，微笑时上前牙暴露量正常，面部对称性略有改善；侧面观可见鼻旁丰满度和上下唇关系改善；颏部的紧张程度缓解，曲线更为自然

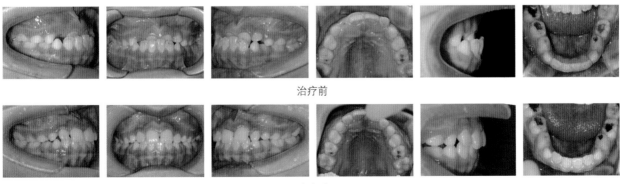

图3-63　治疗前后口内像对比

治疗后影像学检查与分析

头颅定位侧位片（图3-64）显示软硬组织发生的变化，上颌向前生长，下颌少量后下旋转，上前牙唇倾，下切牙直立，最终解除反殆。

治疗后头影测量分析

从测量的结果（图3-65和表3-7）看，上下颌骨的相对位置回到了正常范围，存在一些牙性的变化，上前牙少量唇倾，下前牙少量舌倾。上下颌骨的长度有所增加，上颌长度增加更多，下颌平面有少许顺时针的旋转。虽然开殆趋势仍然存在，但骨性Ⅲ类趋势得到控制。

重叠图（图3-66）显示上下颌骨都有向前发育，下颌骨出现了一定的顺时针旋转，这个旋转的改变量在可接受范围，并未出现明显的面下1/3高度增加。同时上颌骨的向前生长比下颌骨更多，矫治结果达到预期。

从骨骼改变的情况看，上下颌骨之间的相对位置发生了变化。ANB角从-0.6°变为2.2°，Wits值回到正常范围。

矫形治疗对上颌向前生长起到促进作用：上颌相对位置向前移动了1.1°，相对于颅底位置相对稳定，Ptm-A增加1.7mm，面中部长度增加3.9mm。下颌的位置SNB角减小了2.1°，下颌虽然在矫形力作用下受到抑制，但绝对长度在矫治过程中出现1.8mm生长。下颌增加了2°顺时针旋转，还是较好地控制了垂直向变化，开殆趋势得到减轻，反殆趋势消除。

在矫治器的设计上，虽然没有设计直接对前牙进行施力的结构，但作为牙支持式的矫治器，治疗过程中，矫形力不可避免地会施加到上下切牙。使得上切牙出现8.7°唇倾，下切牙出现4°舌倾。这种牙性效应在矫形治疗里几乎难以避免。颏部向前生长及开殆趋势依然存在。

总体而言，矫形力对上颌骨的效应是面部改善的重要原因，下颌生长方向基本维持，垂直向增加在可接受范围内。

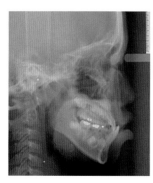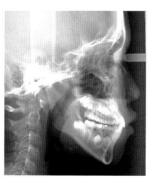

图3-64 治疗前后头颅定位侧位片显示患者上颌向前生长，下颌少量后下旋转，上前牙唇倾，下切牙直立，反殆解除

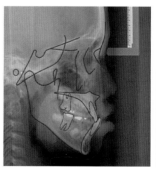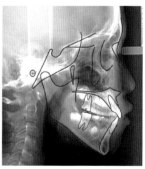

图3-65 治疗前后头影测量描记图显示上下颌骨的相对位置回到了正常范围，上前牙少量唇倾，下前牙少量舌倾；上下颌骨的长度均有所增加，上颌长度增加更多，下颌平面有少许顺时针的旋转，虽然开殆趋势仍然存在，但骨性Ⅲ类趋势得到控制

表3-7　治疗前后头影测量分析表

测量项目	治疗前	治疗后	标准值	标准差
上颌的位置及长度				
SNA (°)	78.1↓	79.0	83.0	4.0
Ptm–S (mm)	17.0	17.9	18.0	2.0
Ptm–A (mm)	43.0	44.7	45.0	3.0
A–N perp (Maxillary Skeletal) (mm)	−3.4↓	−2.2↓	1.0	2.0
Co–A (Midface Length) (mm)	72.2↓	76.1	78.0	4.0
下颌的位置及长度				
SNB (°)	78.8	76.7	80.0	4.0
ANB (°)	−0.6↓	2.2	3.0	2.0
Pog–N perp (Mand. Skeletal) (mm)	−5.0↓	−8.9↓	−2.0	2.0
Co–Gn (Mandibular Length) (mm)	100.2	101.6	106.0	2.0
Wits (mm)	−5.8↓	−0.3	0	2.0
Pcd–S (mm)	27.0↑	27.8↑	17.0	3.0
切牙及磨牙的定位指标				
U1–SN (°)	100.1	108.8	106.0	6.0
FMIA (L1–FH) (°)	62.8↑	63.8↑	55.0	2.0
IMPA (L1–MP) (°)	84.9↓	80.9↓	97.0	6.0
U1–Apo (mm)	3.2↓	6.8	7.0	2.0
U1–A perp (mm)	2.4	3.9	5.0	1.0
L1–APo (mm)	7.3↑	4.3↑	1.0	2.0
颌骨的生长型及离散度指标				
SN–MP (°)	40.5↑	43.9↑	30.0	6.0
SN–OP (°)	18.9	16.7	19.0	4.0
FMA (FH–MP) (°)	32.3↑	35.3↑	26.0	4.0
APDI (°)	85.7↑	82.3	81.0	4.0
ODI (°)	59.2↓	62.2↓	73.0	5.0
S–Go/N–Me (P–A Face Height) (%)	59.3↓	57.2↓	64.0	2.0
Jarabak分析				
Na–S–Ar (Saddle/Sella Angle) (°)	124.5	124.6	123.0	5.0
S–Ar–Go' (Articular Angle) (°)	138.5	141.9	143.0	6.0
Ar–Go'–Me (Gonial/Jaw Angle) (°)	136.7	136.4	130.0	7.0
Ar–Go'–N (Upper Gonial Angle) (°)	57.3↑	55.6	53.0	2.0
Na–Go'–Me (Lower Gonial Angle) (°)	79.4↑	80.9↑	72.0	2.0
Sum of angles (°)	399.7	402.9↑	396.0	6.0
S–Ar (Posterior Cranial Base) (mm)	30.8	31.8	32.0	3.0
Ar–Go' (Ramus Height) (mm)	37.3	36.3	44.0	5.0
S–N (Anterior Cranial Base) (mm)	62.2	64.2	71.0	3.0
Go'–Me (Mandibular Body Length) (mm)	64.6	66.4	71.0	5.0
Combined Variation (°)	202.6↓	203.6↓	209.0	4.0

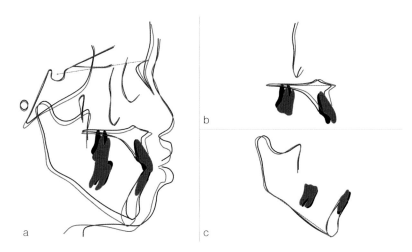

图3-66 治疗前后头影测量重叠图（治疗前黑色，治疗后红色）：（a）SN重叠；（b）上颌重叠；（c）下颌重叠

病例小结

患者为替牙期安氏Ⅲ类、骨性Ⅲ类、前牙反𬴃、反覆𬴃深、反覆盖2mm。下颌无法自主后退至对刃𬴃。无呼吸道疾病。

对已影响面型的轻度到中度骨性畸形，在生长高峰前期，乃至生长高峰期，通过正畸矫形治疗，仍然可以达到纠正错𬴃畸形、阻断颌骨向异常方向继续生长的目的。

前牙反𬴃纠正的两个要素是打开咬合和提供颌骨或者牙齿移动的合适力量。患者在矫治中每天戴用矫治器超过20小时，进食戴用下颌矫治器。在前牙反𬴃解除以后，逐渐降低后牙𬴃垫，引导后牙生长，整平Spee曲线。

病例亮点

（1）**矢状向**：面中部凹陷，下颌前突，上唇前突，鼻唇角小。需要同时实现促进上颌向前发育和抑制下颌生长——使用磁力矫治装置正好可以提供这样的交互支抗。诊断不同骨面型的矫治策略，针对上颌还是下颌，对应骨性畸形的判断（面型、牙代偿、自主后退）。

（2）**垂直向**：患者为高角，使用下颌旋转来调整下颌位置的空间有限，更多需要颌骨在矢状向位置发生变化；反覆𬴃较深，在矫治中，需要垂直向打开较多咬合，矫治后期需要重新建立后牙咬合，获得更好的稳定性——类似于双𬴃垫矫治器的逐渐调磨𬴃垫。对应诊断中不同生长类型的难度判定，矫治后要有稳定咬合才能保持疗效。

（3）**矫治器选择**：需要有较长时间的矫形力加载，且患者容易配合。磁力矫治器体积较小，戴用舒适，磁力提供的力量适宜，使用间歇力而非持续力，有利于患者佩戴足够时长、保证最终疗效。

（4）**需要克服的困难**：活动矫治器需要患者较高的配合度。患者唇、舌、颏肌的不调需额外进行肌功能训练。高角患者面型预后不良，尽量控制垂直高度。

（吴拓江）

病例3·SOP总结（图3-67）

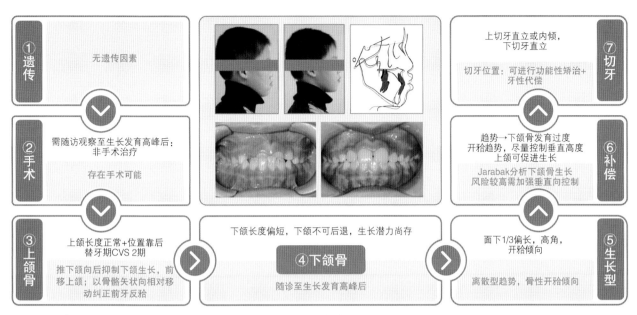

图3-67 病例3"十全十美"·Ⅲ类错殆畸形早期矫治诊疗逻辑表

【知识补充包3】Ⅲ类错殆畸形的矫治"工具库"

早期诊断和早期矫治对于Ⅲ类错殆畸形非常重要。由于前牙反殆的趋势可能随着生长而逐渐加重，早期矫治可以帮助引导颌面部向正常的方向发育。一期早期干预方法相对简单，可以通过调整牙齿的位置和颌骨的生长方向来纠正错殆畸形，同时还可以改善面部外观，提高患者的自信心和生活质量[19]。牙性或者功能性的Ⅲ类病例矫治较易，而伴有骨性Ⅲ类前牙反殆的病例，随生长发育有复发的可能，因此许多病例需要全局考量、分阶段治疗，随访观察或者矫治的时间比较长。对于不同年龄的患者需根据具体情况灵活应对。原则上患者年龄越大，功能矫治效果越有限，越倾向于矫形治疗。

1. Ⅲ类错殆畸形乳牙期矫治常用"工具库"

乳牙期前牙反殆是常见的错殆畸形之一，主要表现为上前牙向舌侧倾斜，伴或不伴下前牙向唇侧倾斜，形成前牙反殆，颌骨畸形一般不明显，但会影响颌骨的正常发育。因此，此期的治疗目的主要是恢复下颌正常咬合位置，改善骨面型，解除前牙反殆，促进上颌的发育，同时限制下颌的过度发育[19,28]。

对于乳牙期已判定未来颌骨协调生长不佳的患者，不应在乳牙期使用牙性代偿治疗，仍应针对病因机制与诊断，尽量解决骨性问题，可促进替牙期牙、殆、颌骨的正常发育，降低重复治疗的概率、降低未来手术可能性及手术难度。

乳牙期多使用简单的活动矫治器或者功能矫治器。

（1）牙性为主的乳牙反殆可以通过上颌殆垫式

矫治器前移乳上切牙，同时去除干扰，使下颌回到后退位置，改善前牙关系而使前牙反𬌗得以纠正。对于反覆𬌗深的畸形，可使用下切牙联冠斜面导板来进行矫治；这种矫治器可在纠正前牙反𬌗的同时，通过伸长乳磨牙来改正垂直关系。乳牙期可采用上述矫治方法，以促进正常颌骨的发育和牙齿的正常排列[17]。

（2）功能性Ⅲ类错𬌗畸形无骨骼发育异常，下颌前伸形成前牙对刃𬌗或反𬌗。常见于切牙或尖牙有异常早接触的诱导，后者可调磨乳尖牙牙尖，促进反𬌗自行调整。对于有鼻呼吸道疾病而引起的上尖牙间距减少、上颌牙弓缩窄、舌体位置前移者，需要扩大缩窄的上颌牙弓。功能性Ⅲ类错𬌗畸形往往是骨性骨骼关系不调的早期征兆，应及时治疗并定期观察[17]。

（3）部分合并伸舌不良习惯的病例，反覆盖可能较大，甚至前牙开𬌗，需要同时配合不良习惯的纠正。

（4）少数乳牙反𬌗为骨性Ⅲ类的上颌发育不足或位置后移。中度畸形可使用功能矫治器，而对于严重病例应使用面具前牵引上颌的治疗方法[17]。

（5）少数骨性Ⅲ类的伴有下颌前突，下颌骨发育过度或位置前移，SNB角增大。矫治时应解除下颌位置前移，促进上颌发育，匹配上下颌之间的关系。

一般认为，乳牙反𬌗矫治后，如果没有遗传因素，恒牙发生反𬌗的可能性减小，如果有遗传因素，乳牙反𬌗的矫治也对恒牙正常建𬌗有利，而且早期改正乳牙反𬌗有利于缓解家长的焦虑与患者的心理发育。

2. Ⅲ类错𬌗畸形替牙期矫治常用"工具库"

替牙期前牙反𬌗的治疗的确复杂且多变。在这个阶段，乳牙开始脱落，恒牙开始萌出，这会对前牙反𬌗的治疗产生影响。治疗前需进行全面的口腔检查和分析，综合考虑患者的错𬌗类型、反𬌗的发展趋势以及个体差异，制订个性化的治疗方案。此期无论是哪种类型的反𬌗，都应首先尽可能早地纠正前牙反𬌗关系，建立正常的前牙引导能力，促使上下颌骨正常的生长发育[17]。防止骨性前牙反𬌗的发生或发展。乳前牙反𬌗矫治之后，应注意观察随访替牙过程，替牙期如因牙齿萌出异常造成反𬌗或发生替牙期新的错𬌗畸形，应及时进行干预[17,19]。

替牙期反𬌗的矫治可能涉及各种矫治器，包括活动矫治器、功能矫治器、固定矫治器等。根据反𬌗类型的不同，矫治过程有所差别，观察期的处理也不尽相同。

（1）**牙性反𬌗**：可使用活动矫治器或功能矫治器唇倾上前牙、舌倾下前牙矫治。

（2）**功能性反𬌗**：首先要消除功能因素，解除𬌗干扰，并引导下颌退回到正常位置。

（3）**骨性反𬌗**：应完善检查，要区分问题是在上颌或者下颌，或二者皆有之。

1）上颌发育不足可进行前方牵引[28-29]。矫治原则是刺激上颌向前生长。主要是采用前牵引矫治器牵引上颌骨向前，在上颌骨后份骨沉积，上颌骨体积增大、位置前移。早期矫治的时间以7岁左右即青春前期为理想年龄，这时上颌骨体积能明显增大。这可能是由于此年龄段上颌骨有主动生长潜力，同时加上前颅底的继发性生长移动使上颌骨产生被动生长，并且在外力的作用下易于打开骨缝，从而使上颌骨体积明显增大，位置前移，可取得明显的骨效应。如果在替牙列中晚期进行治疗，也可达到一定效果，但较之于早期治疗，骨性变化减少，牙性变化增多。观察期中可使用功能调节器保持。

2）由于很难抑制下颌向前生长，下颌生长过度的患者治疗难度较大。此类患者观察期较长，需要密切关注患者的生长发育情况，不排除成年后手术的可能性。

3）替牙期前牙反殆伴有拥挤病例的矫治一般遵从以下原则：鉴于该阶段患者生长发育潜力的考量，只要拥挤不影响反殆的矫治，谨慎选择减数治疗方案。

3. Ⅲ类错殆畸形恒牙列早期矫治常用"工具库"

恒牙期是判断患者全身生长发育状况、畸形程度、生长型和下颌生长潜力的重要时期。在这个时期，患者的骨骼和牙齿正在不断发育和成熟，矫治的效果也更加稳定。生理年龄一般通过第二性征、身高体重变化及手腕X线片，以及近来临床上常用的颈椎骨龄判断法来确认。

（1）牙性Ⅲ类的矫治同替牙期的治疗。上前牙槽发育不足型，治疗重点是通过解除前牙反殆锁结，前移内倾的上前牙，并辅以唇侧控根的方法来刺激A点向前发育，改善面型。临床上可通过使用殆垫、局部固定等矫治器来实现。在治疗过程中，需要密切关注患者的牙齿和面部的发育情况，及时调整矫治器的力量和位置，以达到最佳的治疗效果。同时，还需要进行定期的口腔检查和矫治器的调整，以确保矫治效果的稳定[19]。

（2）恒牙列早期上颌发育不足的Ⅲ类患者，若患者在高峰期，仍有一定的生长潜力，功能性或中等严重程度的Ⅲ类骨性畸形，双期治疗是该期的主要矫治方式，可尝试面具前牵引促进上颌向前生长。可采用传统牙支持式或种植体辅助骨支持式前牵引。待颌骨关系基本调正后排齐牙齿，根据牙列拥挤程度选择拔牙或非拔牙矫治。若在高峰后期，矫形治疗的效果主要在于牙槽的改变，对颌骨本身生长发育的影响很小，此时，单纯前牵引上颌，功能矫治器不是矫治的适应证，而主要通过牙齿位置的改变建立适当的覆殆覆盖关系，掩饰已存在的骨性畸形。或通过有创手段，如种植体辅助上颌骨性扩弓配合前方牵引，或牙槽外科手术辅助矫形治疗。

（3）需要强调的是，对于骨性Ⅲ类前牙反殆，需综合考虑骨性畸形严重程度、生长发育的预测以及患者的主观要求，综合考虑正畸代偿治疗或留待成年后正畸–正颌联合治疗。

（王璟　陆珮珺）

病例实战·恒牙列早期：病例4诊断分析与矫治策略选择

治疗前评估

患者基本资料

11岁女孩，主诉"地包天"求治。

该患者为转诊病例，首诊方案是牙性扩弓，2个月后转诊。接诊时口内戴有粘接式四眼圈簧矫治器，患者处于恒牙列早期。

治疗前照片与分析（图3-68）

颜面分析

正貌基本对称，面下1/3比例偏长；微笑时，牙龈暴露不足；侧貌是明显的凹面型，鼻唇角小，颏唇沟浅，颏位前突，上下唇位于E线前。

口内检查

恒牙列早期；15萌出空间不足，12、22舌向错

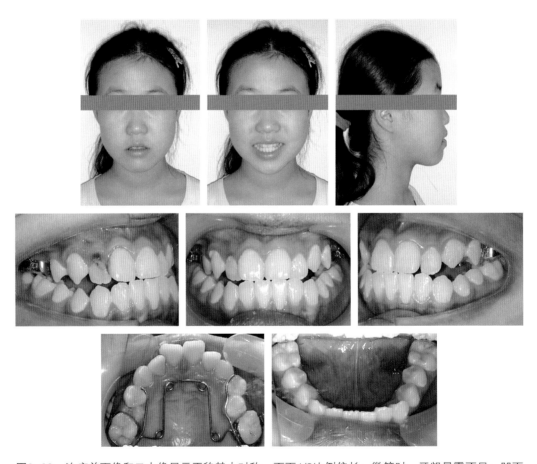

图3-68　治疗前面像和口内像显示正貌基本对称，面下1/3比例偏长；微笑时，牙龈暴露不足；凹面型，鼻唇角小，颏位前突，上下唇位于E线前；上下颌牙列拥挤，15萌出空间不足，12、22舌向错位；上切牙唇倾，下切牙舌倾；上下颌牙弓形态不匹配；前牙切对切，双侧后牙均反𬌗；下颌不能功能性后退；上中线居中，下中线左偏2mm

位；上切牙唇倾，下切牙舌倾；上颌牙弓卵圆形，下颌牙弓方圆形，上下颌牙弓形态不匹配；Spee曲线深度2mm；前牙对刃殆，双侧后牙均反殆；下颌不能功能性后退；双侧磨牙近中关系；上中线居中，下中线左偏2mm；上颌牙列拥挤11mm，下颌牙列拥挤3mm。

治疗前影像学检查与分析

全景片（图3-69）显示牙齿数目未见明显异常；18、28、38、48牙胚存。

头颅定位侧位片（图3-70）显示患者处于CVS 3期，腺样体、扁桃体未见明显肿大。

治疗前头影测量分析（图3-71和表3-8）

骨性Ⅲ类；上颌骨位置靠后、长度发育不足，下颌发育过度；凹面型。

从牙性代偿情况看：患者上切牙唇倾度偏大，下切牙代偿性舌倾，属于不利因素，提示为骨性Ⅲ类错殆畸形。

从生长发育角度看：鞍角正常，提示下颌相对颅底位置正常。关节上角小，提示下颌向前的生长倾向相对小，这属于有利因素。关节下角大，提示下颌垂直向生长发育潜力相对大。前颅底和下颌体长度比为55.4∶61.9，小于1∶1，提示下颌的长度已经相对发育过度，需警惕未来下颌的生长量。

从垂直维度看：PP、OP、MP呈开张趋势，SN-MP、FMA、后前面高比结果均提示为明显的垂直生长型，需要密切关注。

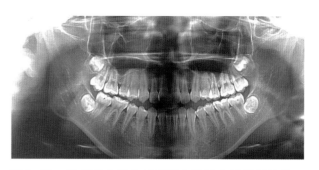

图3-69　治疗前全景片显示牙齿数目未见明显异常；18、28、38、48牙胚存

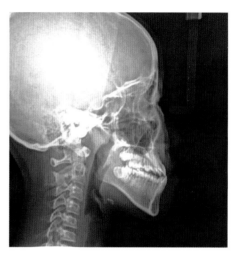

图3-70　治疗前头颅定位侧位片显示患者处于CVS 3期，腺样体、扁桃体未见明显肿大

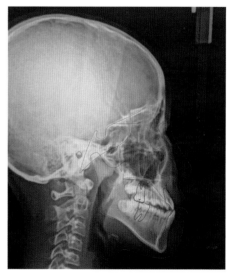

图3-71　治疗前头影测量描记图显示患者为骨性Ⅲ类；上颌骨位置靠后、长度发育不足，下颌发育过度，垂直生长型

表3-8 治疗前头影测量分析表

测量项目	治疗前	标准值	标准差
上颌的位置及长度			
SNA (°)	80.8	83.0	4.0
Ptm-S (mm)	14.7 ↓	18.0	2.0
Ptm-A (mm)	40.5 ↓	45.0	3.0
A-N perp (Maxillary Skeletal) (mm)	−1.8 ↓	1.0	2.0
Co-A (Midface Length) (mm)	64.4 ↓	78.0	4.0
下颌的位置及长度			
SNB (°)	82.5	80.0	4.0
ANB (°)	−1.6 ↓	3.0	2.0
Pog-N perp (Mand. Skeletal) (mm)	−1.5	−2.0	2.0
Co-Gn (Mandibular Length) (mm)	98.9	106.0	2.0
Wits (mm)	−10.4 ↓	0	2.0
Pcd-S (mm)	22.0 ↑	17.0	3.0
切牙及磨牙的定位指标			
U1-SN (°)	111.7	106.0	6.0
FMIA (L1-FH) (°)	64.1 ↑	55.0	2.0
IMPA (L1-MP) (°)	79.8 ↓	97.0	6.0
U1-Apo (mm)	6.8	7.0	2.0
U1-A perp (mm)	7.0 ↑	5.0	1.0
L1-APo (mm)	7.6 ↑	1.0	2.0
颌骨的生长型及离散度指标			
SN-MP (°)	43.3 ↑	30.0	6.0
SN-OP (°)	20.7	19.0	4.0
FMA (FH-MP) (°)	36.2 ↑	26.0	4.0
APDI (°)	88.0 ↑	81.0	4.0
ODI (°)	48.5 ↓	73.0	5.0
S-Go/N-Me (P-A Face Height) (%)	58.2 ↓	64.0	2.0
Jarabak分析			
Na-S-Ar (Saddle/Sella Angle) (°)	115.6 ↓	123.0	5.0
S-Ar-Go' (Articular Angle) (°)	152.1 ↑	143.0	6.0
Ar-Go'-Me (Gonial/Jaw Angle) (°)	135.8	130.0	7.0
Ar-Go'-N (Upper Gonial Angle) (°)	49.0 ↓	53.0	2.0
Na-Go'-Me (Lower Gonial Angle) (°)	86.8 ↑	72.0	2.0
Sum of angles (°)	403.5 ↑	396.0	6.0
S-Ar (Posterior Cranial Base) (mm)	25.6	32.0	3.0
Ar-Go' (Ramus Height) (mm)	38.1	44.0	5.0
S-N (Anterior Cranial Base) (mm)	55.4	71.0	3.0
Go'-Me (Mandibular Body Length) (mm)	61.9	71.0	5.0
Combined Variation (°)	196.5 ↓	209.0	4.0

诊断

凹面型；牙列拥挤Ⅲ度，全牙列反殆；安氏Ⅲ类；骨性Ⅲ类（上颌发育不足+下颌发育过度）；垂直生长型。

治疗计划

方案1：双期矫治

一期早期矫治：骨支持式扩弓+前方牵引，尝试代偿治疗或降低手术难度。

二期恒牙期矫治：前方牵引阶段完成后，根据牙列、颌骨及面型情况考虑具体矫治方案，不排除正畸–正颌联合治疗的方案。

方案2：观察，暂不处理

患者选择了方案1。

治疗过程

第一阶段治疗

上颌种植体支持式快速扩弓+前方牵引，治疗8个月，上中切牙之间出现间隙，上切牙拥挤度也有所缓解，前牙形成一定覆盖。

软组织面型（图3-72），面中份丰满度改善，Ⅲ类骨面型倾向在矢状向和垂直向均无明显加重。

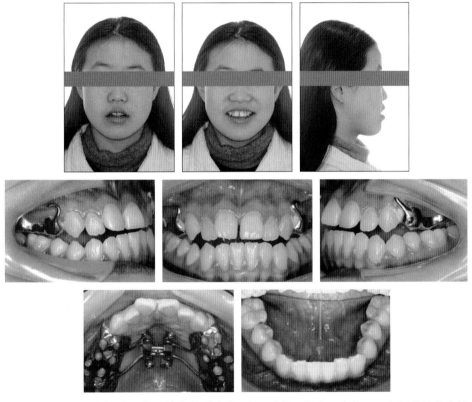

图3-72　种植支抗钉辅助扩弓前方牵引治疗8个月时的面像和口内像显示上颌种植体支持式快速扩弓+前方牵引，上中切牙之间出现间隙，拥挤度缓解，前牙形成一定覆盖；面中份丰满度改善，Ⅲ类骨面型倾向在矢状向和垂直向均无明显加重

治疗中全景片（图3-73）显示智齿萌出中，转诊拔除下颌智齿。

头颅定位侧位片（图3-74）显示患者处于CVS 5期，面型接近直面型，提示患者已过生长发育高峰期，下颌未来生长趋于稳定，有利于后期的牙代偿治疗。

头影测量分析显示（图3-75和表3-9）：

1）上颌：前方牵引有效（Ptm-A由40.5mm生长为44.3mm）；上切牙无明显唇倾。

2）下颌：SNB角减小，Wits值明显改善，下颌骨持续生长。

3）下切牙代偿性舌倾。

4）垂直向：各项相关指标基本维持。

5）Jarabak分析法：S-N/Go'-Me由治疗前55.4∶61.9变为57.9∶68.1。

中期评估小结

前方牵引有效，下颌矢状向生长比预期小。垂直向生长有所控制，上前牙倾斜度无明显增加。前方牵引的效果更多的是骨效应而非牙效应。

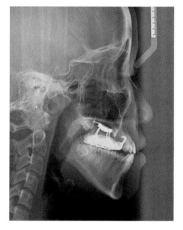

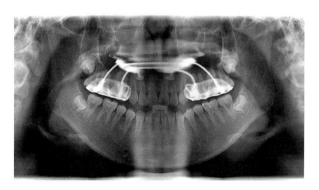

图3-73 扩弓前方牵引治疗8个月时的全景片显示智齿萌出中，转诊拔除下颌智齿

图3-74 扩弓前方牵引治疗8个月时的头颅定位侧位片显示患者处于CVS 5期，面型接近直面型，提示患者已过生长发育高峰期，下颌未来生长趋于稳定，有利于后期的牙代偿治疗

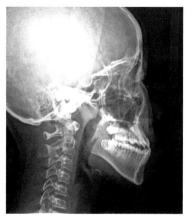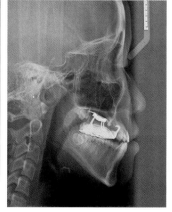

图3-75 治疗前和治疗8个月头颅定位侧位片对比

表3-9 治疗中头影测量分析表

测量项目	治疗前	治疗中（前方牵引8个月）	标准值	标准差
上颌的位置及长度				
SNA (°)	80.8	82.0	83.0	4.0
Ptm-S (mm)	14.7 ↓	16.8	18.0	2.0
Ptm-A (mm)	40.5 ↓	44.3	45.0	3.0
A-N perp (Maxillary Skeletal) (mm)	-1.8 ↓	0.2	1.0	2.0
Co-A (Midface Length) (mm)	64.4 ↓	69.8 ↓	78.0	4.0
下颌的位置及长度				
SNB (°)	82.5	81.8	80.0	4.0
ANB (°)	-1.6 ↓	0.2 ↓	3.0	2.0
Pog-N perp (Mand. Skeletal) (mm)	-1.5	-0.9	-2.0	2.0
Co-Gn (Mandibular Length) (mm)	98.9	108.0	106.0	2.0
Wits (mm)	-10.4 ↓	-5.2 ↓	0	2.0
Pcd-S (mm)	22.0 ↑	24.6 ↑	17.0	3.0
切牙及磨牙的定位指标				
U1-SN (°)	111.7	110.1	106.0	6.0
FMIA (L1-FH) (°)	64.1 ↑	64.4 ↑	55.0	2.0
IMPA (L1-MP) (°)	79.8 ↓	79.7 ↓	97.0	6.0
U1-Apo (mm)	6.8	7.4	7.0	2.0
U1-A perp (mm)	7.0 ↑	7.0 ↑	5.0	1.0
L1-APo (mm)	7.6 ↑	7.0 ↑	1.0	2.0
颌骨的生长型及离散度指标				
SN-MP (°)	43.3 ↑	44.1 ↑	30.0	6.0
SN-OP (°)	20.7	15.2	19.0	4.0
FMA (FH-MP) (°)	36.2 ↑	35.9 ↑	26.0	4.0
APDI (°)	88.0 ↑	87.9 ↑	81.0	4.0
ODI (°)	48.5 ↓	52.9 ↓	73.0	5.0
S-Go/N-Me (P-A Face Height) (%)	58.2 ↓	58.1 ↓	64.0	2.0
Jarabak分析				
Na-S-Ar (Saddle/Sella Angle) (°)	115.6 ↓	117.5 ↓	123.0	5.0
S-Ar-Go' (Articular Angle) (°)	152.1 ↑	154.2 ↑	143.0	6.0
Ar-Go'-Me (Gonial/Jaw Angle) (°)	135.8	132.3	130.0	7.0
Ar-Go'-N (Upper Gonial Angle) (°)	49.0 ↓	45.3 ↓	53.0	2.0
Na-Go'-Me (Lower Gonial Angle) (°)	86.8 ↑	87.0 ↑	72.0	2.0
Sum of angles (°)	403.5 ↑	404.0 ↑	396.0	6.0
S-Ar (Posterior Cranial Base) (mm)	25.6	28.8	32.0	3.0
Ar-Go' (Ramus Height) (mm)	38.1	42.0	44.0	5.0
S-N (Anterior Cranial Base) (mm)	55.4	57.9	71.0	3.0
Go'-Me (Mandibular Body Length) (mm)	61.9	68.1	71.0	5.0
Combined Variation (°)	196.5 ↓	199.5 ↓	209.0	4.0

第二阶段治疗

拆除上颌固定扩弓器后，开始进行二期恒牙期固定矫治。

先进行下颌牙列的治疗，治疗13个月，下颌牙列排齐完成，随着下前牙的角度恢复，下前牙区产生了间隙。开始粘接上颌牙列托槽，进行排齐（图3-76）。

治疗20个月（图3-77），上颌使用0.017英寸×0.025英寸镍钛方丝、下颌使用0.019英寸×0.025

英寸不锈钢方丝，双侧外斜线区域种植支抗钉辅助远移，进行咬合和中线的调整。选择下颌外斜线区植入种植支抗钉的考量：首先有助于下颌牙列的远移，可避开磨牙牙根；其次牵引方向向后向下，有利于改善前牙浅覆𬌗以及控制垂直生长型。

下颌外斜线区植入种植支抗钉，有助于磨牙远移及垂直向控制，改善浅覆𬌗、浅覆盖。

治疗23个月（图3-78），右侧Ⅲ类磨牙关系及中线明显改善，前牙逐渐建立覆𬌗。

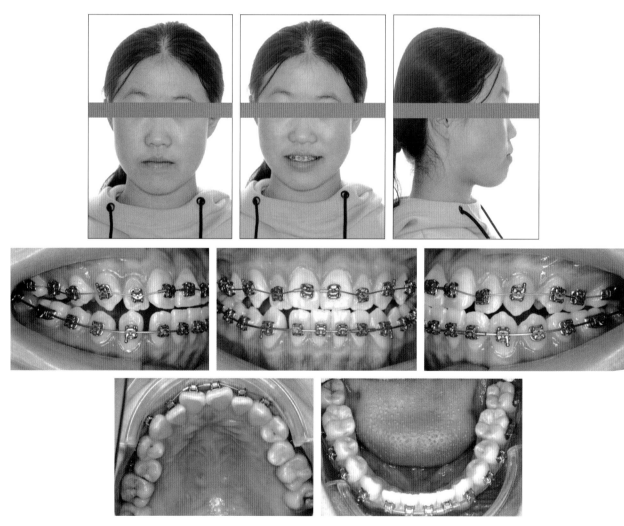

图3-76 治疗13个月面像和口内像显示下颌已排齐，且随着下前牙的角度恢复，前牙区可见间隙出现；开始粘接上颌牙列托槽，进行排齐

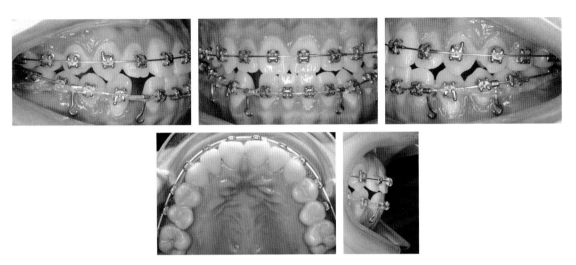

图3-77 治疗20个月口内像可见上颌使用0.017英寸×0.025英寸镍钛方丝、下颌使用0.019英寸×0.025英寸不锈钢方丝，双侧外斜线区域种植支抗钉辅助远移，调整咬合和中线

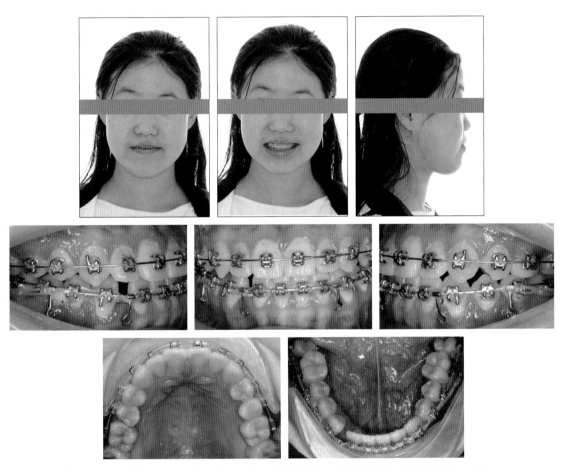

图3-78 治疗23个月面像和口内像显示右侧Ⅲ类磨牙关系及中线明显改善，前牙逐渐建立覆殆

治疗25个月（图3-79），下中线左偏2mm，双侧咬合关系良好。

治疗29个月（图3-80），上下中线完全对齐，上颌使用不锈钢圆丝精细调整。

治疗36个月矫治结束（图3-81），拆除全口矫治器，双侧Ⅰ类咬合关系，上下中线对齐且与面中线一致，覆盖略大（设计了一定程度的过矫治）。

软组织面中份和面下份的协调性得到明显改善。

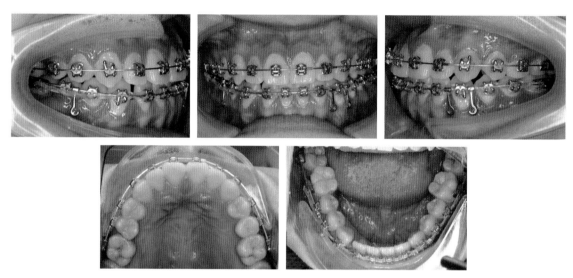

图3-79 治疗25个月口内像显示下中线左偏2mm，双侧咬合关系良好

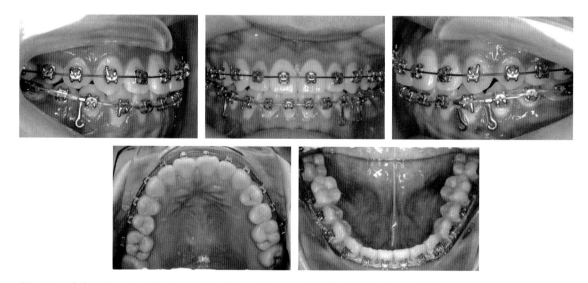

图3-80 治疗29个月口内像显示上下中线完全对齐，上颌使用不锈钢圆丝精细调整

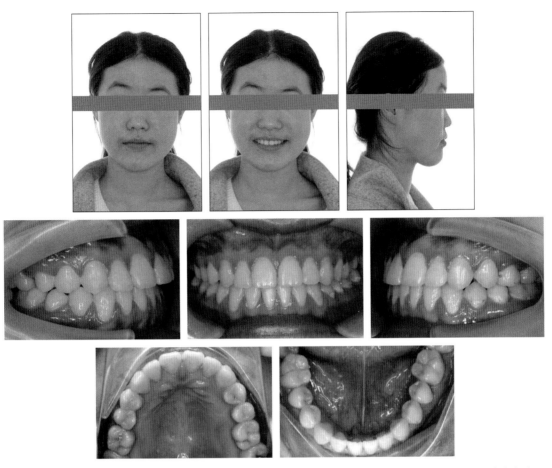

图3-81　治疗结束后面像和口内像显示双侧Ⅰ类咬合关系，上下中线对齐且与面中线一致，覆盖略大（一定程度的过矫治）；软组织面中份和面下份的协调性明显改善

治疗后评估

治疗前后照片对比（图3-82和图3-83）

前牙微笑美学得到明显的提升，鼻基底丰满度也有所改善；侧面观，上下唇的协调性明显改善，Ⅲ类骨面型得以缓解，面中份凹陷也得到改善。

治疗后影像学检查与分析（图3-84）

治疗后全景片显示牙根长度及牙长轴平行度良好，未见牙根吸收。治疗后头颅定位侧位片显示患者仍为骨性Ⅲ类高角，SNA角增加，殆平面逆时针旋转，下前牙直立。

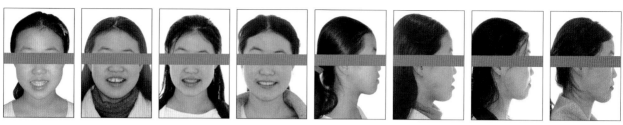

图3-82　治疗前中后正面像及侧面像对比显示前牙微笑美学明显地提升，鼻基底丰满度改善；上下唇的协调性明显改善，Ⅲ类骨面型及面中份凹陷有所改善

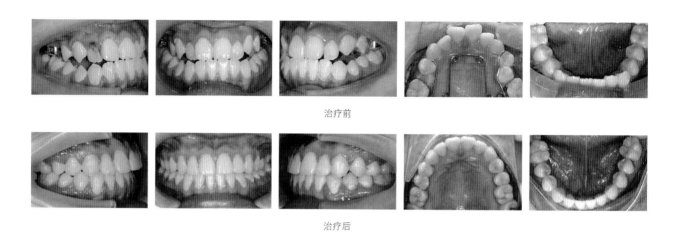

治疗前

治疗后

图3-83　治疗前后口内像对比

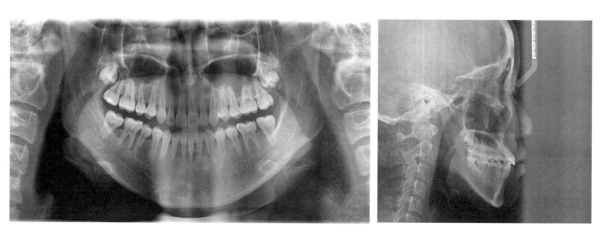

图3-84　治疗后影像学资料

治疗后头影测量分析

治疗后评估结果（图3-85、图3-86和表3-10）：

1）上颌：与治疗前相比，上颌骨的位置和长度均明显改善。

2）上切牙有一定程度的唇倾代偿。

3）下颌骨持续生长，但SNB角基本维持，Wits值明显改善。

4）磨牙Ⅰ类关系，下切牙代偿性舌倾维持。

5）垂直向：SN-MP角、后前面高比、离散度指标均有改善。

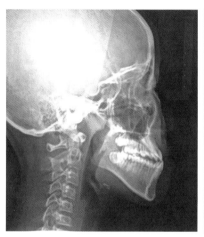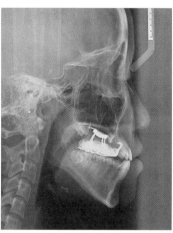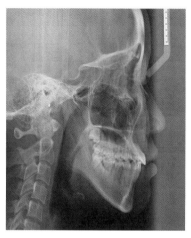

图3-85　治疗前中后头颅定位侧位片显示患者仍为骨性Ⅲ类高角，SNA角增加，骀平面逆时针旋转，下前牙直立

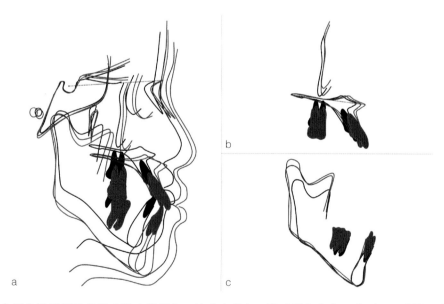

a　　　　　　　　　　b　　　　c

图3-86　治疗前中后头影测量重叠图（治疗前黑色，治疗中蓝色，治疗后红色）：（a）SN重叠；（b）上颌重叠；（c）下颌重叠

表3-10 治疗前后头影测量分析表

测量项目	治疗前	治疗后	标准值	标准差
上颌的位置及长度				
SNA (°)	80.8	83.6	83.0	4.0
Ptm-S (mm)	14.7 ↓	17.6	18.0	2.0
Ptm-A (mm)	40.5 ↓	47.6	45.0	3.0
A-N perp (Maxillary Skeletal) (mm)	−1.8 ↓	2.4	1.0	2.0
Co-A (Midface Length) (mm)	64.4 ↓	73.5 ↓	78.0	4.0
下颌的位置及长度				
SNB (°)	82.5	83.8	80.0	4.0
ANB (°)	−1.6 ↓	−0.2 ↓	3.0	2.0
Pog-N perp (Mand. Skeletal) (mm)	−1.5	4.5 ↑	−2.0	2.0
Co-Gn (Mandibular Length) (mm)	98.9	115.2	106.0	2.0
Wits (mm)	−10.4 ↓	−4.2 ↓	0	2.0
Pcd-S (mm)	22.0 ↑	24.7 ↑	17.0	3.0
切牙及磨牙的定位指标				
U1-SN (°)	111.7	115.0 ↑	106.0	6.0
FMIA (L1-FH) (°)	64.1 ↑	77.1 ↑	55.0	2.0
IMPA (L1-MP) (°)	79.8 ↓	69.3 ↓	97.0	6.0
U1-Apo (mm)	6.8	8.3	7.0	2.0
U1-A perp (mm)	7.0 ↑	9.1 ↑	5.0	1.0
L1-APo (mm)	7.6 ↑	3.9 ↑	1.0	2.0
颌骨的生长型及离散度指标				
SN-MP (°)	43.3 ↑	42.4 ↑	30.0	6.0
SN-OP (°)	20.7	11.8 ↓	19.0	4.0
FMA (FH-MP) (°)	36.2 ↑	33.6 ↑	26.0	4.0
APDI (°)	88.0 ↑	89.3 ↑	81.0	4.0
ODI (°)	48.5 ↓	51.4 ↓	73.0	5.0
S-Go/N-Me (P-A Face Height) (%)	58.2 ↓	60.1 ↓	64.0	2.0
Jarabak分析				
Na-S-Ar (Saddle/Sella Angle) (°)	115.6 ↓	115.3 ↓	123.0	5.0
S-Ar-Go' (Articular Angle) (°)	152.1 ↑	156.3 ↑	143.0	6.0
Ar-Go'-Me (Gonial/Jaw Angle) (°)	135.8	130.7	130.0	7.0
Ar-Go'-N (Upper Gonial Angle) (°)	49.0 ↓	43.6 ↓	53.0	2.0
Na-Go'-Me (Lower Gonial Angle) (°)	86.8 ↑	87.1 ↑	72.0	2.0
Sum of angles (°)	403.5 ↑	402.3 ↑	396.0	6.0
S-Ar (Posterior Cranial Base) (mm)	25.6	28.8	32.0	3.0
Ar-Go' (Ramus Height) (mm)	38.1	47.9	44.0	5.0
S-N (Anterior Cranial Base) (mm)	55.4	60.8	71.0	3.0
Go'-Me (Mandibular Body Length) (mm)	61.9	71.3	71.0	5.0
Combined Variation (°)	196.5 ↓	198.9 ↓	209.0	4.0

随访

治疗结束后17个月复查，咬合稳定（图3-87）。

病例小结

该患者主要是骨性Ⅲ类问题，上颌发育不足伴下颌发育过度，且有较大的生长发育潜力。我们选择了骨性扩弓+前方牵引，一方面解决后牙反殆，另一方面通过激活骨缝帮助前方牵引效果的表达。从下颌旋转的角度考虑，由于该患者前牙开殆倾向、垂直生长型，不适合通过下颌顺时针旋转的方式去代偿矢状向问题；相反该患者在垂直向的处理是通过种植支抗钉进行殆平面的控制，实现了一定程度

的下颌逆旋，这也在一定程度上增加了Ⅲ类矢状向维度纠正的难度。

病例思考

思考1：制订治疗计划我们面临一些选择：是早期干预，还是观察？如果我们干预，什么时候是最佳时期？该用什么样的方式去干预？

回答：对于该病例而言，无论从软组织面型，还是头影测量指标分析，都能得到上颌发育不足的结论，所以促进上颌骨的发育是我们的治疗目标之一，前方牵引矫形治疗是可以进行的选择。

同时该病例还存在后牙宽度不调，上后牙已经是颊倾状态，提示基骨弓宽度不足，牙齿颊向代

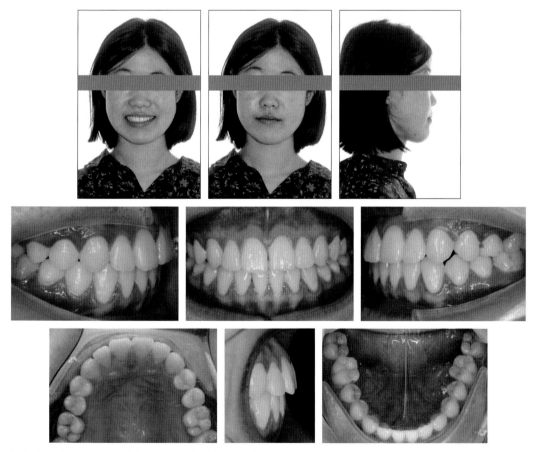

图3-87 治疗结束后17个月面像和口内像显示患者咬合稳定

偿，因此这个年龄段进行骨支持式扩弓并尝试前方牵引，调整后牙宽度及促进上颌骨的发育，希望减小未来手术的概率或难度。

思考2：病例的难点是什么？

回答：该病例的难点在下颌还有明显的生长发育潜力，下颌骨形态也存在明显的异常，属于"下颌过度风险高"，但是我们要因此就完全放弃治疗干预吗？头影测量Jarabak分析显示下颌骨向前的生长量<向下的生长量，提示下颌骨的生长潜力可能更多是在向下生长，因此未采用成年后再评估的策略，而是选择了一期骨性扩弓+前方牵引；二期非拔牙矫治这种"相对保守的"治疗方式，避免不可逆的操作为后期可能的手术治疗带来更高难度。若随着生长发育，下颌骨的畸形明显加重，达到需要正颌手术的程度，二期治疗也可随时暂停，避免影响后续的治疗计划。

对于垂直向发育过度的问题，我们在前方牵引时可以通过调整牵引方向尝试进行一定程度的控制，但是同时也要谨防下颌后下旋转对下颌垂直向生长及面型的不利影响。这些需要患者和家长的理解与配合，需要做好详细的医患沟通。最终和患者及家长协商一致，决定开始尝试干预治疗。

思考3：患者处于CVS 3期，这时的生长潜力对我们来说是好消息还是坏消息呢？

回答：这个问题需要拆解开来看：对上颌而言，因为发育不足，如果计划对上颌进行矫形治疗，那生长发育潜力对正畸医生来说是帮手，能够让医生对上颌的治疗更加有信心。但对下颌而言，鉴于上下颌骨之间存在差异性生长，下颌未来生长发育带来的生长量可能超过当前的预判，这对于现在的治疗来说就是不利因素，应与家长进行充分沟通，选择合适的时间进行治疗。

（安舒）

病例4·SOP总结（图3-88）

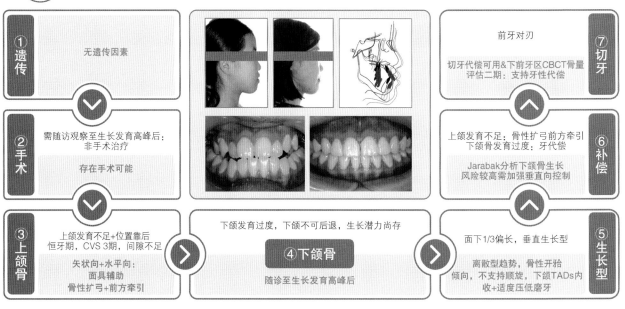

图3-88 病例4"十全十美"·Ⅲ类错殆畸形早期矫治诊疗逻辑表

【知识补充包4】Ⅲ类错殆畸形的早期矫治目标设定及矫治策略

就治疗难度上而言，牙性Ⅲ类最简单，骨性Ⅲ类最难。因此准确进行诊断，对于治疗的安全性有决定性作用。诊断确定，对后继的治疗手段选择具有决定性作用。

牙性：解除咬合干扰，建立正确的咬合引导，特别是切牙引导，来达到纠正错殆畸形的目的。

功能性：去除咬合干扰因素，配合下颌旋转来纠正。

骨性：分析骨性畸形的发病机制，首先明确是上颌发育不足为主，还是下颌发育过度为主。矫形治疗的目标区域是上颌骨缝和髁突，因为上颌骨缝更易被打开促进骨缝成骨，相对来说容易实现上颌的向前牵引。而下颌生长与基因型以及髁突持续生长有关，抑制下颌生长实施起来有很大的难度，同时伴有对颞下颌关节造成损伤的风险。因此，对于骨性Ⅲ类错殆畸形而言，应考虑多种治疗策略的联合应用。

乳牙期：以功能性或者牙性Ⅲ类错殆畸形最为常见，通常选择预防性矫治和阻断性治疗，乳牙期通常会获得更高效的结果和相对更好的稳定性。

替牙期：Ⅲ类错殆畸形程度比乳牙期严重，替牙期是矫形治疗的最有利时机。但严重畸形由于遗传因素的顽固作用，即便很早干预，仍有成年后进行手术治疗的可能。

恒牙期：牙性、功能性和骨性Ⅲ类错殆畸形均可出现；恒牙期Ⅲ类错殆畸形的矫治采用功能性矫治、正畸代偿矫治和正畸-正颌联合治疗；需要结合患者和家属的主诉，与患者以及家属进行充分的沟通。在达成主诉要求的前提之下，选择合理的治疗目标，根据生长潜力，决定所采用的矫治类型。

（王璟　陆珮珺）

3.4　圆桌总结

"分辨问题出在哪，上颌干预需趁早，下颌过度风险高，生长趋势很重要。"这是本章"十全十美"·Ⅲ类错殆畸形早期矫治诊疗逻辑表的一个顺口溜总结，便于大家记忆和应用。

"分辨问题出在哪"，是确立诊断为王的宗旨；"上颌干预需趁早"，是时不我待的紧迫感；"下颌过度风险高"，是对不可控因素的敬畏；"生长趋势很重要"，则是动态评估的全局观。"锤子"是工具、是方法、是手段、是医生自己的能力；而"钉子"是诊断的结果、是变化的过程、是需要不断"放大"直至细枝末节的"本源"。只有不断努力看清每颗"钉子"，才能有的放矢地"扩充工具箱"！

本章节中避免"锤子综合征"的意义，并非让每个人都成为"大能"，而是成为"探索者"，与各位同道一起寻找真正能破除"迷局"的思维路径；通过有逻辑的思考和有依据的选择，避开陷阱，在扩充工具库的路上提高效率、降低风险！

（王璟）

3.5 答案之书

Ⅲ类错殆畸形早期矫治的核心是什么？两个字，诊断！还是诊断！在临床上该如何筛查预后不佳或者高风险的病例呢？

从诊断逻辑上，首先需要评估患者到底是上颌发育不足，还是下颌发育过度，甚至二者皆有之。如果是上颌发育不足为主，在合适的时机配合扩弓的前方牵引，甚至是骨性扩弓，干预效果普遍较好。

当上颌发育基本正常，下颌发育过度为主，且同时伴有以下指标出现的时候，可能会提示我们临床的高风险。例如鞍角偏小（鞍角越小——Ⅲ类生长趋势越强），下颌角过大，下颌角上角过大，下前牙内倾特征则为高风险病例。为此本章设计提取了"十全十美"·Ⅲ类错殆畸形早期矫治诊疗逻辑表·头影测量参考指标，帮助临床医生进行快速筛查。

绝对的完美在现实中终究遥不可及，但追求完美的过程既可以提升我们的能力，更是为了给患者带来更好的矫治结果。

（王军）

参考文献

[1] Kaufman PD, Munger CT. Poor Charlie's almanack: the wit and wisdom of Charles T. Munger[M]. Expanded 3rd ed. Virginia Beach: Donning Company Publishers, 2008.

[2] 陈扬熙. 口腔正畸学——基础、技术与临床[M]. 北京: 人民卫生出版社, 2012.

[3] Jarabak JR, Fizzel JA. Technique and treatment with light wire edgewise appliances[M]. 2nd ed. St Louis: Mosby, 1972.

[4] Kuramae M, Magnani MB, Boeck EM, et al. Jarabak's cephalometric analysis of Brazilian black patients[J]. Braz Dent J, 2007, 18(3):258-262.

[5] Liu H, Wu C, Lin J, et al. Genetic Etiology in Nonsyndromic Mandibular Prognathism[J]. J Craniofac Surg, 2017, 28(1):161-169.

[6] Jena AK, Duggal R, Mathur VP, et al. Class-III malocclusion: genetics or environment? A twins study[J]. J Indian Soc Pedod Prev Dent, 2005, 23(1):27-30.

[7] Watanabe M, Suda N, Ohyama K. Mandibular prognathism in Japanese families ascertained through orthognathically treated patients[J]. Am J Orthod Dentofacial Orthop, 2005, 128(4):466-470.

[8] Hanson ML, Mason RM. 口面肌肉学[M]. 2版. 贺红, 史真译. 沈阳: 辽宁科学技术出版社, 2020.

[9] 杨冬叶, 朱萍, 吴淑仪. 舌位的影响因素及临床意义[J]. 国际口腔医学杂志, 2023:1-6.

[10] 史真. 口面肌功能治疗临床诊疗手册[M]. 北京: 人民卫生出版社, 2016.

[11] Fatima F, Fida M. The assessment of resting tongue posture in different sagittal skeletal patterns[J]. Dental Press J Orthod, 2019, 24(3):55-63.

[12] Iwasaki T, Sato H, Suga H, et al. Relationships among nasal resistance, adenoids, tonsils, and tongue posture and maxillofacial form in Class II and Class III children[J]. Am J Orthod Dentofacial Orthop, 2017, 151(5):929-940.

[13] Primozic J, Farcnik F, Perinetti G, et al. The association of tongue posture with the dentoalveolar maxillary and mandibular morphology in Class III malocclusion: a controlled study[J]. Eur J Orthod, 2013, 35(3):388-393.

[14] 葛立宏. 儿童口腔医学[M]. 北京: 人民卫生出版社, 2020.

[15] Giuca MR, Pasini M, Pagano A, et al. A. Longitudinal study on a rehabilitative model for correction of atypical swallowing[J]. Eur J Paediatr Dent, 2008, 9(4):170-174.

[16] Moyers RE. Handbook of Orthodontics[M]. 4th ed. Chicago: Yearbook Medical Publishers, 1988.

[17] 赵美英, 罗颂椒, 陈扬熙. 牙颌面畸形功能矫形[M]. 北京: 科学技术文献出版社, 2016.

[18] 中华医学会. 临床医疗指南: 口腔医学分册[M]. 北京: 人民卫生出版社, 2005.

[19] 赵志河. 口腔正畸学[M]. 北京: 人民卫生出版社, 2020.

[20] Jeelani W, Fida M, Shaikh A. The duration of pubertal growth peak among three skeletal classes[J]. Dental Press J Orthod, 2016, 21(5):67-74.

[21] Baccetti T, Franchi L, McNamara JJ. An improved version of the cervical vertebral maturation (CVM) method for the assessment of mandibular growth[J]. Angle Orthod, 2002, 72(4):316-323.

[22] Alexander AE, McNamara JJ, Franchi L, et al. Semilongitudinal cephalometric study of craniofacial growth in untreated Class III malocclusion[J]. Am J Orthod Dentofacial Orthop, 2009, 135(6):700-701.

[23] 于汉英, 郝洁, 邱赛男, 等. 未治疗的安氏Ⅲ类患者颅颌面生长发育特点[J]. 北京口腔医学, 2016, 24(4):201-

205.

[24] Wolfe SM, Araujo E, Behrents RG, et al. Craniofacial growth of Class III subjects six to sixteen years of age[J]. Angle Orthod, 2011, 81(2):211–216.

[25] Proffit WR. 当代口腔正畸学[M]. 王林译. 北京: 人民军医出版社, 2014.

[26] 刘红, 刘延军, 陈杰, 等. 改良固定反式TBA联合前牵引矫治前牙反殆的比较性研究[J]. 中国美容医学, 2006,

15(11):1299–1302.

[27] 陈群, 覃玲, 李云, 等. 未治疗骨性Ⅲ类错殆下颌骨生长发育特点的部分纵向研究[J]. 全科口腔医学杂志(电子版), 2019, 6(4):12–15.

[28] 邹静. 儿童期咬合紊乱早期矫治[J]. 中国实用口腔科杂志, 2011, 4(01):7–10.

[29] 赵志河. 口腔不良习惯的早期矫治[J]. 中华口腔医学杂志, 2022, 57(8):815–820.

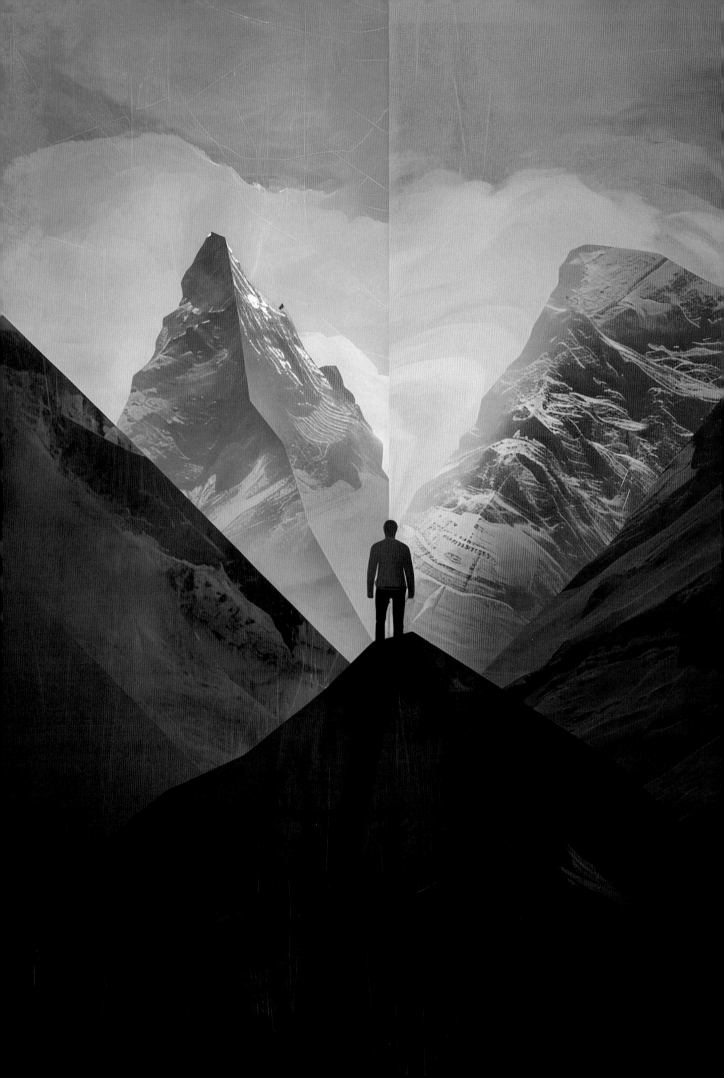

4 CHAPTER

第4章

阻生牙的诊疗策略
（PDCA循环）

DIAGNOSIS AND MANAGEMENT
FOR IMPACTED TEETH
(THE PDCA CYCLE)

引子："千姿百态"的阻生牙

临床上阻生牙种类繁多、千姿百态，尤其是替牙期遇到阻生牙数目较多，或者阻生牙本身的牙体发育异常；若还伴有牙列拥挤，情况会更加棘手。到底需要拔除还是牵引，是否可以有其他不同的结局呢？临床上该如何决策？阻生牙在骨内的情况是

非常复杂的，很多时候医生可能花了很大力气，却无法达到理想的效果，尤其是牙根弯曲的牙齿，预后不佳。由于阻生牙邻接关系复杂，弯曲牙牙根生长较难预估，治疗方式相对复杂，累及多颗牙时治疗时间长、患者体验较差。医生和患者家长都将面临治疗"性价比"相关的决策问题。那么，遇到这些"千姿百态"的阻生前牙（图4-1），我们要通过什么样的辅助检查、做哪些分析去判断阻生牙的干预方式与预后呢？决策时需要考虑哪些因素呢？

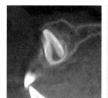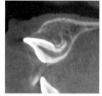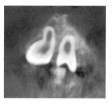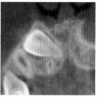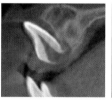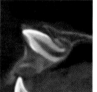

图4-1 临床上"千姿百态"的阻生前牙

4.1 阻生牙的基础知识

阻生牙是指由于邻牙、骨或软组织的阻力，导致萌出受阻，或因没有足够的萌出空间，而只能部分萌出或完全不能萌出的牙齿[1]。最常见的阻生牙为第三磨牙，人群中发生率为25%～50%，不同种族发生率不同[2]。其次为上颌尖牙，发生率为1%～3%，女性多于男性[3]。在上前牙区，上切牙阻生的发生率仅次于尖牙[4]，为0.06%～0.2%[1]。

1. 阻生牙的病因

阻生牙形成的常见病因有遗传因素和环境因素。有研究发现某些牙萌出异常具有明显的遗传倾向，如侧切牙形态异常、牙列萌出迟缓、上颌尖牙腭侧阻生等[5]。环境因素中又分全身因素和局部

因素，全身因素中系统性疾病（如营养不良、佝偻病、内分泌失调、HIV感染、骨硬化障碍、贫血等），损伤以及综合征（颅骨锁骨发育不全综合征、唐氏综合征、加德纳综合征等），都会造成牙齿的萌出异常；局部因素包括乳牙早失、乳牙滞留、乳牙慢性根尖周炎、多生牙、牙瘤、牙列拥挤、局部软硬组织阻力增加、牙胚发育异常、牙根弯曲、上颌骨发育障碍、上颌侧切牙先天缺失或发育异常、根骨粘连等[1]；此外还有医源性因素，如不恰当的乳牙根管治疗、过度推磨牙向远中、下颌舌弓利用替牙间隙造成第二磨牙萌出空间不足、唇腭裂手术因素、预成冠过大等[6]。

2. 阻生牙的危害

阻生牙的危害有[1,7]：①阻生牙及邻牙的移位，缺牙区对颌牙伸长，牙弓间隙的丢失及错𬌗畸形；

②可能成为感染病灶，继发炎症、囊肿；③阻生牙及邻牙的牙根外吸收；④阻生牙压迫神经引起相应的神经症状，不明原因的疼痛；⑤骨质粘连、牙槽

骨吸收。其中由于阻生牙异位萌出造成的邻牙牙根吸收在临床中常见（图4-2）。

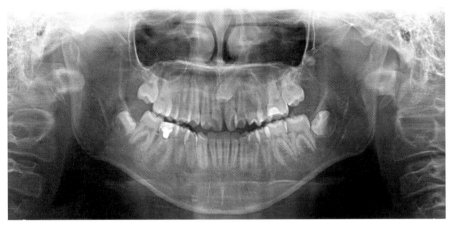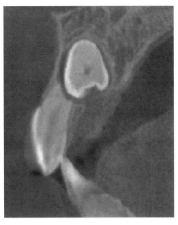

图4-2 23阻生造成11和21牙根吸收，21牙根吸收近1/2

3. 阻生牙的检查诊断

对阻生牙进行精确定位是外科术式的选择依据和矫治成功的必要条件，同时也为医生准确地进行难度评估提供保障。检查诊断的方法包括视诊、触诊和影像学检查[6]。

临床上最常用的影像学检查方法是全景片和CBCT，全景片能快速筛查到弯曲牙，但由于全景片是二维图片，各组织面结构重叠，沿射线方向的投影无空间分辨率而不能提供相邻结构和阻生牙完整的三维信息、阻生牙的大小和方向、牙根和邻牙的关系等；CBCT能对阻生牙精确定位、了解其骨内阻生状态、周围毗邻组织吸收和牙根微小损伤，因此是最理想的阻生牙检查方法[6,8]。

阻生牙的临床表现千变万化，因其邻接关系复杂、弯曲牙的牙根生长较难预估、治疗方式相对复杂、患者体验差、预后难以判断、累及多颗牙时治疗时间长等多种原因，使得临床治疗较为复杂。临床上各式各样的阻生前牙到底该如何决策干预方

式、判断预后？下文中将以上颌阻生切牙（弯曲牙）、阻生尖牙为例，从影像学表现、分类、治疗等角度进行逐一解析。

4.1.1 千姿：重重叠叠的烦恼——以尖牙为例回顾阻生牙

1. 阻生尖牙的分类

在人类的牙发育过程中，会发生各种各样的异常情况。尖牙是人类发育过程中萌出比较晚的恒牙，与第二磨牙萌出的时间接近。由于中切牙和侧切牙先于尖牙萌出，如果没有足够的位置来容纳尖牙，尖牙就会发生阻生或者迁徙的征象[9]。

根据尖牙阻生发生的情况，我们收集了超过10年的影像学数据，并根据影像的特征，将尖牙阻生的情况分为3种[10]：第一种是尖牙的阻生，指尖牙阻生的位置是位于其应该萌出的位置，只是萌出时间晚一些[10]；第二种是尖牙的迁移，指尖牙朝向近中或者远中超过邻牙的长轴[9,11]；第三种是尖牙的迁

徙，指超过邻牙朝向中线或者远中，接近或越过中线，或者向远中移位至磨牙区或者向上移动至更远的地方如颧骨内、上颌窦内等，而且影像上可以看见牙冠部分有一个牙囊包膜伴随[9,11]。牙囊的存在是牙形成和萌出的必要条件，所以迁徙牙都可以观察到牙囊的影像，有的呈线状，有的呈较宽的似囊样的低密度影，不能诊断为囊肿。如果牙囊体积比较大，可以考虑是牙囊增大，其目的是引导牙移动萌出。迁徙尖牙的目的可能是寻找一个可以萌出的地方，只不过牙萌出引导的方向发生了偏差。双侧上下颌尖牙相向的迁徙可能是牙在形成的时候发生了错位所致[12-13]。

2. 阻生尖牙的影像学表现

根据尖牙移动的表现可以分为3种方式，目前仅根据二维静止图片中尖牙的不同位置来进行分类。随着资料收集更丰富，期待后续能有不同的分类方法。分类的主要目的是指导临床的治疗，不同的分类代表不同的治疗方法及疗效评估。

（1）**尖牙的阻生**：尖牙阻生是指尖牙位于原来应该萌出的位置，方向没有明显超过邻牙的中轴线，但没有在应该萌出的时间萌出到正常的位置[1,10]（图4-3）。可以是单侧阻生，也可以是双侧阻生，甚至是上下颌同时阻生。拍摄全景片可以清楚

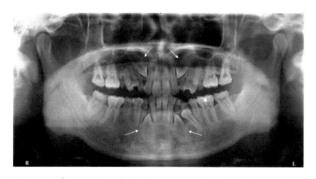

图4-3 尖牙阻生：全景片显示上下颌双侧尖牙阻生，但均位于其固有的位置

地了解阻生尖牙的位置、方向、数目，以及对相邻牙的影响。

（2）**尖牙的迁移**：是指尖牙朝向远中或者近中移动，牙冠超过相邻牙的中轴线，但牙长轴处于较垂直的方向。如果尖牙以后不再移动或者移动速度非常慢，也不造成邻牙牙根的吸收，就可以称为尖牙迁移[10,13]（图4-4）。但侧切牙牙根吸收在临床上较常见，故而需尽早为尖牙萌出创造空间，且仍需密切观察尖牙的移动，以减少侧切牙牙根吸收的风险。

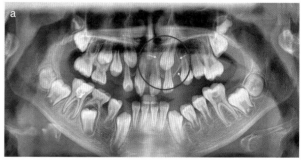

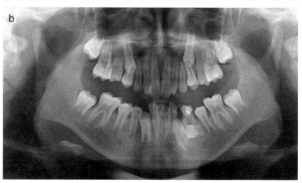

图4-4 尖牙迁移：（a）尖牙近中移位，位于21、22之间；（b）13、23移位至第一前磨牙远中

（3）**尖牙的迁徙**：尖牙的迁徙是一个非常有趣的现象，是指尖牙朝向近中甚至越过中线或者向远中方向移动明显，可能会达到上颌窦或者颧骨内等

表现[9]；但是对于临床医生而言，能够完整地收集记录到尖牙迁徙的过程是一件非常困难的事情，需要医生有良好的意识，也需要患者良好的配合。通过完整的影像学记录可以观察到尖牙在萌出过程中的位置变化，尽管目前尖牙迁徙的机制尚不明确，但可以通过尖牙移动的路径来推测其移动的可能原因[12-13]（图4-5和图4-6）。

（王璟　王虎）

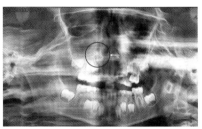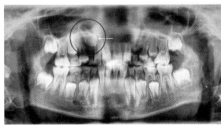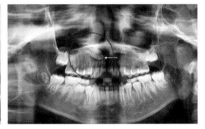

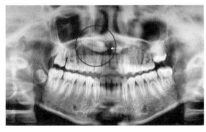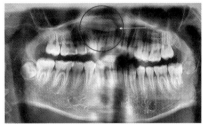

图4-5　尖牙迁徙的完整过程：同一患者连续5年的随访记录，可以清楚地观察到右侧上颌尖牙迁徙的过程（2015—2019）

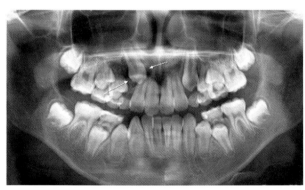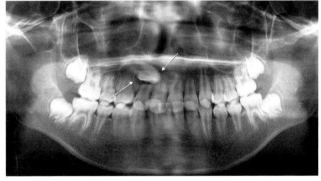

图4-6　右侧上颌尖牙迁徙：同一患者1年时间右侧上颌尖牙位置向近中方向移动，造成牙根吸收

典型病例1——尖牙阻生

11岁男孩，口内治疗时发现尖牙异位，拔除乳尖牙后无明显改善，前来就诊。口内检查23未萌，22为锥形牙、冠唇向转矩过大，牙根可在腭侧牙龈下触及，22的唇侧可触及硬组织膨隆。全景片可见23近中阻生，与22牙根重叠度100%，CBCT可见23位于22唇侧，压在22的牙根唇方（图4-7）。

病例小结

患者处于恒牙列早期，尖牙异位阻生、牙齿发育已完成，无其他干扰因素，治疗采用外科开窗+种植支抗钉辅助牵引（图4-8）。治疗结束，23顺利牵引到位。

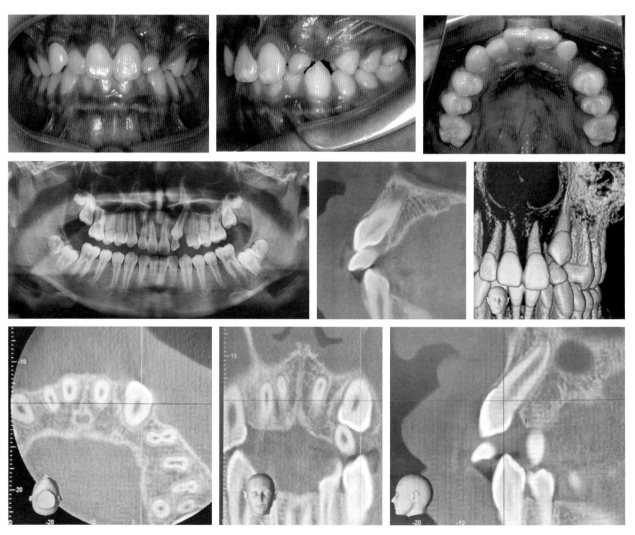

图4-7 治疗前口内像和影像学资料显示23近中异位阻生，紧邻22牙颈部唇侧；22牙冠远中倾斜，牙根近中倾斜，位于23腭侧

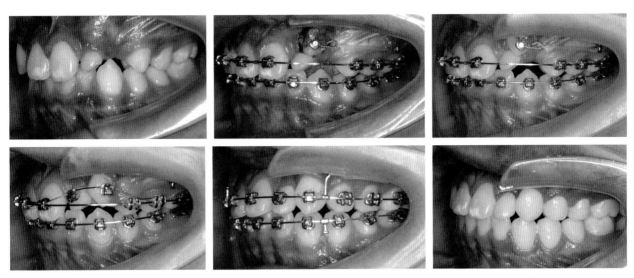

图4-8　阻生牙牵引过程：23开窗后粘接舌侧扣，通过种植支抗钉牵引23向远中；基本到位后，0.017英寸×0.025英寸不锈钢主弓丝稳定牙弓，0.014英寸铜镍钛丝排齐22、23；22为锥形过小牙，Bolton比不调，前牙覆𬌗覆盖正常的情况下，左侧磨牙保持远中关系

4.1.2　百态：弯弯曲曲的困扰——以切牙为例了解弯曲牙

1. 弯曲牙的定义

　　弯曲牙特指发生在上颌中切牙的一种牙的异常改变，它是在牙发育过程中受到外在或者内在因素的影响而出现的牙根发育异常[14-15]。其影像特征是一颗或者两颗中切牙牙冠朝向前方水平状或者上方垂直状的改变，随着时间的推移，牙根在形成的过程中逐渐弯曲，沿着腭侧的骨皮质完成最后的发育，形成一种独特变异的弯曲形状，也可以认为是属于牙阻生的一种特殊类型，但不属于埋伏牙。口内检查可以发现中切牙区域膨胀，或者可以看见部分萌出的牙冠；以往的文献认为弯曲牙的形成原因是外伤造成的，但在临床病史问询中发现该观点有待进一步论证[15]。

2. 弯曲牙的影像学表现

　　（1）弯曲牙在CBCT影像上的表现：弯曲牙在CBCT影像上可以发现有多种表现，但牙冠形态基本正常，而牙根可以随着时间变化发生比较明显的弯曲改变，是在没有其他因素影响的情况下，牙根形成的位置靠近骨皮质而主动形成向上方弯曲的趋势。牙根发生弯曲的程度可能与形成速度以及骨皮质的性质有一定关系。CBCT的矢状位可以清楚地显示牙冠的方向及牙根形成的阶段，牙根的形成可以分为以下4个阶段：①牙根未形成；②牙根开始形成；③部分牙根形成；④牙根完全形成。

　　牙根与牙冠的方向可以是在一个直线方向，也可以是牙根朝向远中或者近中，可以通过CBCT来进行判断，了解清楚牙根的位置和方向，有利于正畸牵引时方案的确定。

　　（2）弯曲牙的分类：根据牙冠的方向，弯曲牙可以分为水平型、倾斜型、垂直型。

　　1）水平型：是指牙冠呈水平状与地面基本平行（图4-9），牙根形成时由于腭侧骨皮质的阻碍，就会沿着骨皮质形成略微弯曲的牙根，一般牙根的弯曲程度比较小。这种牙冠向唇侧生长的弯曲牙很

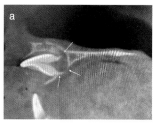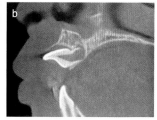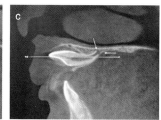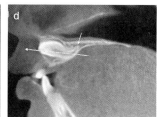

图4-9 水平型弯曲牙的牙根形成过程：（a）牙根刚刚开始形成；（b）牙根已经形成一部分；（c）牙根大部分形成根尖孔未闭合；（d）牙根完全形成

容易发现，常常形成唇侧的突起，引起患者及家长的注意，来就诊时拍摄CBCT就可以发现牙根刚刚开始形成，牙根畸形程度低。在临床上如果及时发现、及时处理就可以获得非常好的治疗效果。

2）倾斜型：这种类型临床上最常见，是指弯曲牙斜向前上方，与水平线的角度≥20°，其牙根的位置与腭部牙槽骨骨皮质几乎成90°，在牙根未来发育过程中会一直沿着骨皮质的外形形成弯曲的牙根，而牙冠的位置变化不明显，从而形成这种特殊的弯曲牙的影像（图4-10）。这类牙冠的位置异常通常不易被患者及家属察觉，若患者口腔保健意识较低，往往会延误就诊时间；这样一来，就诊时弯曲牙根形成的程度高，预后通常不佳。

3）垂直型：指牙冠向上，其长轴与正常邻牙长轴基本平行，相当于弯曲牙的牙切缘与正常牙切缘翻转接近180°角呈倒置状态（图4-11）。相较于水平型的弯曲牙，这类牙牵引需要移动的距离明显增大，难度也相应增加。倒置状态的牙冠可能导致牙根发育受限，可能沿牙槽骨骨皮质的任何方向生长，如果弯曲牙的牙根已形成，甚至与牙冠方向成直角或锐角，即使牙冠能够成功牵引至正常位置，牙根与牙槽骨的关系也不会很理想。

（3）弯曲牙的分类：根据数目。

1）单颗弯曲牙：最常见于单侧中切牙，倾斜型最常见，垂直型次之，水平型较少。

2）两颗弯曲牙：较少见。可以同为垂直型或水平型，也可能两颗牙不同类型，如一颗是水平型、另一颗是倾斜型或者垂直型（图4-12）。

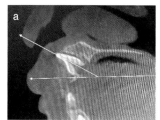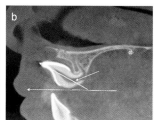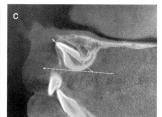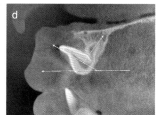

图4-10 倾斜型弯曲牙牙根发育过程：（a~d）牙冠倾斜阻生，牙根沿牙槽骨腭侧骨皮质发育，形成弯根

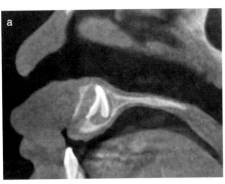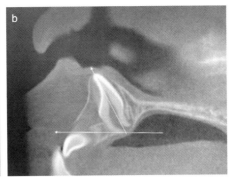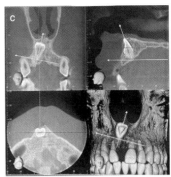

图4-11 垂直型弯曲牙牙根形成：（a~c）牙冠垂直阻生，牙根沿周围牙槽骨弯曲发育

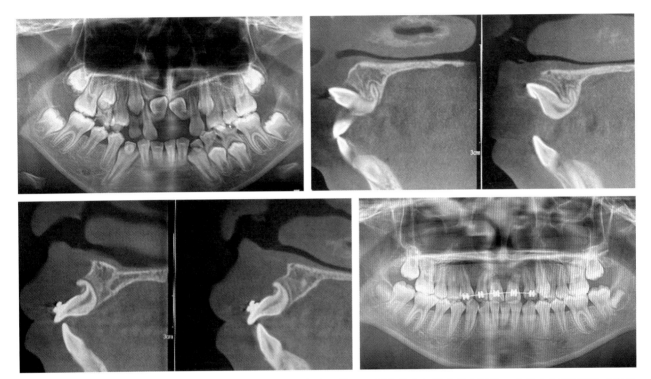

图4-12 两颗倾斜型弯曲牙术前及牵引治疗中显示同一患者上前牙两颗弯曲中切牙术前全景片、术前术中CBCT及术中全景片显示弯曲牙牵引过程

3. 弯曲牙发育中的改变

我们团队在收集资料的过程中发现，未及时进行治疗的弯曲牙，经过一段时间后，可能由于患者个体原因从原来的水平型逐渐演变形成倾斜型或者垂直型（图4-13和图4-14），加大了后期牵引的难度；同时还发现，随着牙根的逐渐形成，一些病例中的牙冠可能会继续发生旋转，角度会进一步增大，甚至从水平型转变为垂直型（图4-15和图4-16）。这也提示我们，一旦发现弯曲牙，应积极干预，以降低后续治疗难度。

4. 弯曲牙的正畸治疗策略

（1）及早发现弯曲牙的存在：弯曲牙是从儿

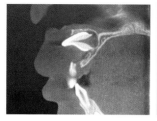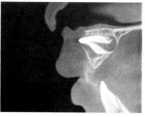

图4-13　水平型阻生牙，牙冠方向逐渐向唇向倾斜，牙根逐渐沿牙槽骨发育形成弯曲牙根

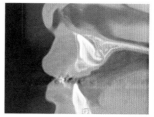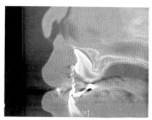

图4-14　从水平型向垂直型变化：与图4-13为同一患者，图4-13为2018年12月影像，图4-14左图为2021年8月影像，可见水平型阻生牙牙冠逐渐倾斜，最后垂直阻生，牙根严重弯曲

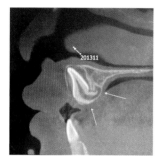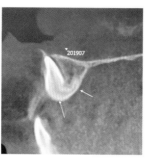

图4-15　弯曲牙未治疗6年的变化：弯曲牙2013年牙根未完全形成，2019年牙根完全形成，严重弯曲，牙冠成倒置阻生状态

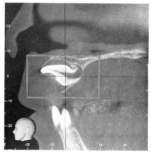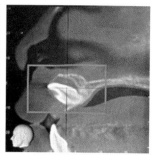

图4-16　从水平型向倾斜型的变化：弯曲牙从2018年8月至2019年6月，10个月内角度发生明显变化

童时期出现的，首先当患者因中切牙未萌就诊时，医生就应考虑该疾病的可能性，并通过拍摄X线片明确诊断；医生需要能够认知这个疾病的治疗是可行的，同时尽快与家长和患者进行良好的沟通，以便尽早进行治疗。对于替牙列早期儿童的全景片筛查也非常重要，不仅可以筛查多生牙、牙瘤等可能导致恒切牙萌出障碍的因素，也可以尽早发现因乳切牙根尖周问题导致的恒切牙异位或阻生。尽早去除可能的病因，阻生切牙甚至有自行萌出的可能，发生牙根弯曲的可能性大大降低。

（2）利用CBCT，可以观察到弯曲牙的各个发育阶段，有助于尽早拟订治疗方案，做出是否牵引、确认牵引术式及后续正畸的治疗决策。

（3）在牙根形成早期进行干预治疗，有望引导牙根向正常的位置和形态发育。

（4）牙根弯曲程度较大时，也可以进行牵引，但需要控制牵引的速度和力量，确保有足够的骨量空间以容纳弯曲后的牙根；如果评估后觉得牵引治疗难度过大或者无法保证治疗效果，可以选择拔除，但应谨慎判断拔除时机，考虑后续修复或正畸策略，避免牙槽骨吸收过多。

（5）通过计算机模拟系统设计，可以预测弯曲牙牵引治疗移动后的位置和促进牙槽骨改建，引导良好根骨关系的建立。

（6）进行长期的追踪评估，为以后类似疾病的治疗提供良好的数据支撑。

（彭怡然　王虎）

典型病例2——切牙弯曲

6岁女孩，主诉左上前牙没有萌出要求检查，有不良口腔习惯（吐舌吞咽）。

口内检查（图4-17）显示处于替牙列早期，Hellman Ⅱ C期，11扭转错位；21口内未见；牙列拥挤Ⅱ度，上颌牙弓狭窄，腭盖高拱。

全景片（图4-18）显示21倒置阻生，11牙冠扭转，牙根发育至Nolla 6期。

CBCT（图4-19）显示21唇向水平阻生，冠根弯曲角度约108°，牙根与腭侧骨皮质贴合，牙根发育至Nolla 6期。21牙根部与22牙冠部毗邻，21与22牙根均未见明显低密度吸收影像。

唇舌肌功能训练指导，破除吐舌吞咽不良习惯，双期矫治。

一期：替牙期咬合发育管理，扩大上颌牙弓，

联合口腔颌面外科行21开窗，粘接舌侧扣闭式牵引21，21萌出高度足够后行局部固定矫治排齐前牙（图4-20～图4-26）。

二期：恒牙期视情况决定是否进一步常规正畸治疗（图4-27）。

定期复查21牙根发育及牙髓状态（图4-28）。

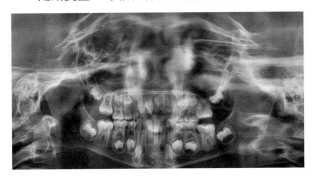

图4-18 治疗前全景片显示21倒置阻生，11牙冠扭转，牙根发育至Nolla 6期

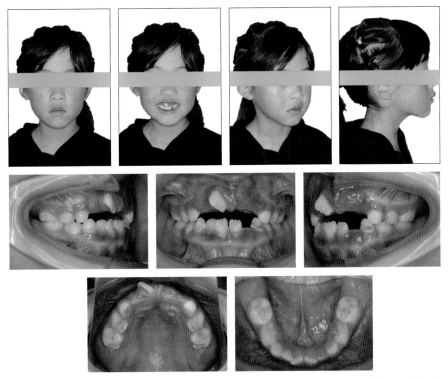

图4-17 治疗前面像和口内像显示患者处于替牙列早期，Hellman Ⅱ C期，11扭转错位；21口内未见

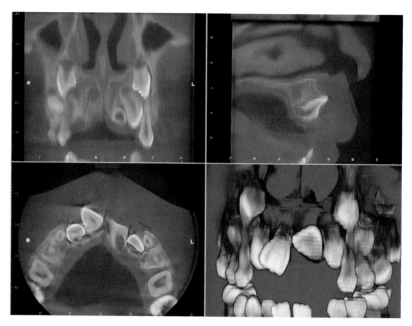

图4-19　治疗前CBCT显示21唇向水平阻生，牙根弯曲趋势，冠根弯曲角度约108°，牙根与腭侧骨皮质贴合，牙根发育至Nolla 6期；21牙根部与22牙冠部毗邻，21与22牙根均未见明显低密度吸收影像

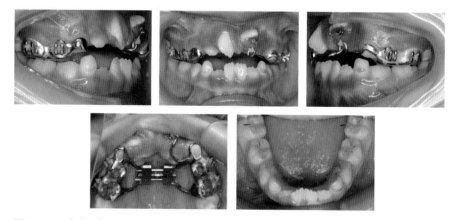

图4-20　治疗3个月口内像显示快速扩弓1个月（1次/天），联合口腔颌面外科行21开窗，舌侧粘接舌侧扣行闭式牵引（使用<50g的牵引力），21切端出龈

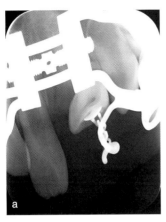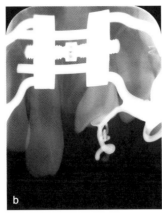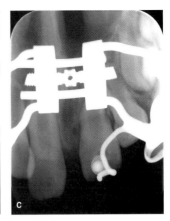

图4-21 术中拍摄根尖片及CBCT监控牵引方向，分别在21牵引第3个月（a）、4个月（b）、6个月（c）时，拍摄根尖片，监控牵引装置状态、牵引方向及21与邻牙的位置关系

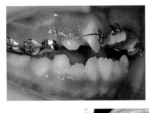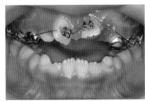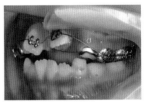

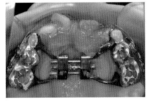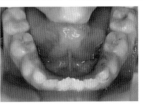

图4-22 采用局部固定矫治：21开窗7个月后，粘接上前牙托槽，行局部固定矫治，调整11、21角度

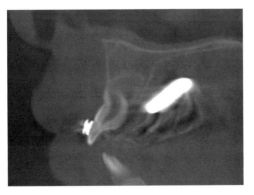

图4-23 治疗10个月CBCT显示21牙齿基本直立，牙根继续发育，上皮根鞘影像与冠轴方向一致，牙根唇侧贴近骨皮质

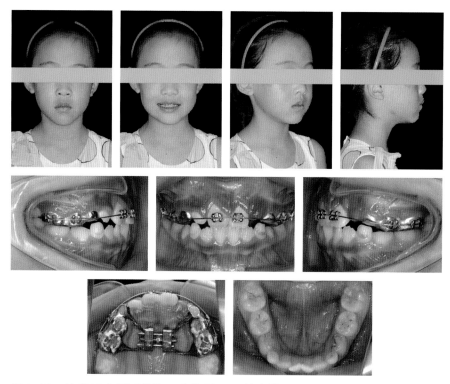

图4-24　治疗15个月面像和口内像显示21基本排入牙弓，且无异常松动，叩痛（－），冷热诊与同名牙反应近似，牙龈黏膜未见明显异常；伸舌吞咽已改为正常吞咽，继续唇舌肌训练、协调口周肌肉；上颌扩弓已保持到位，拆除上颌固定扩弓矫治器

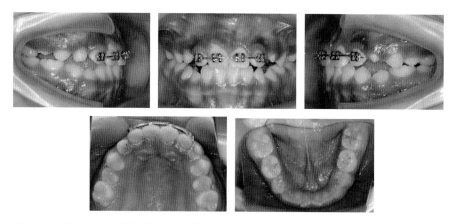

图4-25　治疗中口内像显示12、22萌出后局部固定矫治排齐上前牙

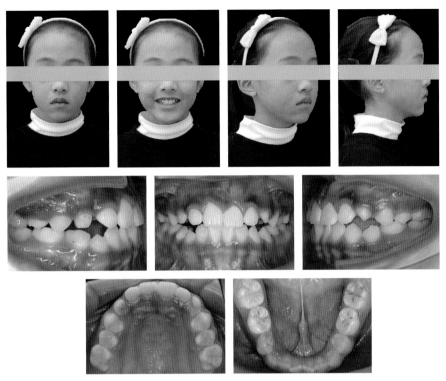

图4-26 治疗结束面像和口内像显示经过固定扩弓、阻生牙开窗牵引、局部固定矫治，21得以保留，恢复了前牙的美观与咀嚼功能；通过长期复诊监控管理患者牙殆的发育，最终达到了上下颌牙列排列整齐，覆殆覆盖正常，咬合关系稳定，上下颌牙弓形态匹配的个别正常殆

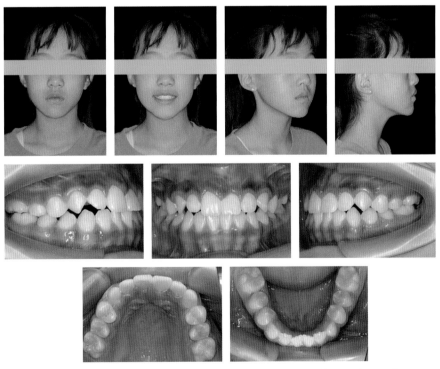

图4-27 随访1年半面像和口内像显示上下颌牙齿排列基本整齐，前牙正常覆殆覆盖，后牙咬合关系紧密；21无异常，牙龈黏膜未见明显异常；伸舌吞咽转为正常吞咽，其余未见明显异常

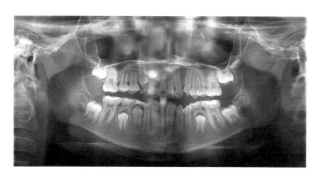

图4-28 治疗后全景片显示21牙根弯曲但长度尚可

病例小结

21牙冠唇向水平阻生，牙根发育至Nolla 6期，牙根与腭侧骨皮质已经贴合，冠根弯曲角度约108°，如不干预则预后不良。

快速扩弓开辟21的萌出间隙，通过扩弓器上设计的牵引钩，外科开窗后闭式牵引阻生牙，21牵引出龈后，局部固定矫治排齐整平牙列，治疗结束后，行Hawley保持器佩戴保持。

牙根发育不足1/3开始牵引，根部虽然弯曲但仍有可用的旋转移动空间，后续发育恢复正常方向，牙根长度与对侧正常同名牙相似。

早发现、早治疗，为牙根后续生长提供良好的生长环境。

（彭怡然　邓舒文）

4.2　思维模型：PDCA循环

4.2.1　模型概述

PDCA循环（图4-29）是美国质量管理专家休哈特（Shewhart）博士首先提出的，由戴明（Deming）采纳、宣传，获得普及，所以又称戴明环[16-17]。PDCA循环的含义是将质量管理分为4个阶段，P代表计划（Plan），D代表了执行（Do），C代表了检查（Check），A代表了处理（Action）。PDCA循环的4个过程并非运行一次就结束，而是周而复始地进行，一个循环后解决一些问题，未解决的问题自动进入下一个循环。PDCA循环的关键在于处理阶段，就是总结经验，纠正失误，找出差距，避免在下一循环中重复错误[17]。它是阶梯式上升的，每转动一周就提高一步。

具体到正畸诊疗中，PDCA循环也同样成立。我们通过临床检查、影像分析、确立目标、与患者充分沟通后制订治疗计划（P）；然后开始矫治流程，设计支抗，选择矫治器开始正畸治疗（D）；每个周期的复诊，监控随访患者情况（C）；治疗中的不断总结和改进（A），对于已经实现的周期目标，可直接进入下一阶段；未达成周期目标的则需要继续总结经验，找出问题后开启下一次PDCA循环。

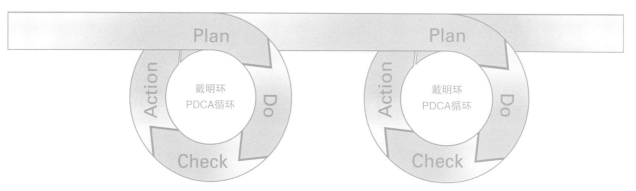

图4-29 PDCA循环示意图

4.2.2 圆桌嘉宾思维对话

邓潇：在临床上阻生牙常面临的问题就是到底是拔掉，还是尝试牵引呢？到底怎样做才是最好的？

王璟：对的，我们常会面临邓博刚提到的这个点，如何进行阻生牙的治疗决策？尤其在早期矫治中往往会更困难。孩子在生长发育过程中，牙齿不断替换，所以这个阶段的情况比成年人的阻生牙更难处理。难度可分为两个维度：一个是技术本身的难度；另一个是决策难度。在面对更复杂的局面时，患者和家长更关心的是自己付出了代价能否得到好的结果？有可能辛辛苦苦治疗很久，最后阻生牙还是没有保住或者牵引不成功。

邓潇：璟教授，阻生牙千姿百态，病因繁多。当患者来就诊时，通常医生看到的已经是一个结果，其因不可控，甚至不可知，难道这一切就无解了吗？

王璟：如果我们换一种思路呢？结合本书所倡导的"第一性原理"，以恒牙期矫治目标为"终"，是否可以走出"决策困境"？就像医生心中一定要有那个"终"，才知道应该怎么"始"，这就是"以终为始"。下面我想请跨界嘉宾刘彧先生，从质量管理的角度来跟大家分享一下，如何结合PDCA循环来帮助我们的临床医生进行诊疗决策？

刘彧：好，谢谢璟教授为大家提出了一个新的概念，就是PDCA——质量管理体系。PDCA是一个生生不息、持续迭代的循环。当上一个循环中的问题没有解决时，它就会自动进入到下一个循环去解决，这就是PDCA的整体逻辑。我相信PDCA和临床诊疗过程有很多异曲同工之处。

邓潇：确实如刘彧所说，正畸医生其实天天都在做PDCA。一个患者来就诊，医生通常都要先制订治疗计划，然后戴矫治器，相当于是执行了；后面复诊要去看牙齿移动的情况，是否需要改进和调整计划？比如固定矫治会涉及是不是要换钢丝？要不要加转矩？要不要加后倾弯等；隐形矫治也一样，要检查附件有没有脱落？要不要精细调整或重启等。这些正畸医生天天都在做的事，有了PDCA这样高度总结的方法论，就更容易形成我们的临床决策闭环。

刘彧：对，且这个闭环还有一个优势，就是维持了一个持续上升的动态过程。

王璟：确实如此，PDCA循环的精华就在于它是阶梯式上升的。本章通过引入了PDCA循环的思维方式，结合大量临床病例，进行阻生牙诊疗逻辑PDCA循环的应用解析。

（王璟 刘彧 邓潇）

4.2.3 "十全十美"·阻生牙诊疗逻辑表

阻生牙诊疗中有诸多因素都会影响治疗决策，本书的主创团队在汇集集体智慧后，提出"十全十美"·阻生牙诊疗逻辑表，便于临床上进行阻生牙的治疗和决策。并根据关联因素编写了便于记忆的顺口溜："一看发育选时机；二看牙位定拔留；三看位置判难度；四看弯曲选牵引；五看拥挤留间隙；理想咬合定方案（图4-30）。"

（1）时机：年龄、牙龄、牙根发育情况。

（2）牙位：保留价值（上前牙＞下前牙＞前磨牙……）。

（3）位置：阻生牙高度，开窗手术难易程度与时机。

（4）牙根弯曲度：牵引的矫治器与支抗设计。

（5）拥挤：所需间隙预估/牵引目的。

（6）预后及策略选择：根据预后情况选择可能的治疗策略。

后文中我们将按照该决策分析体系进行详尽的病例解析。

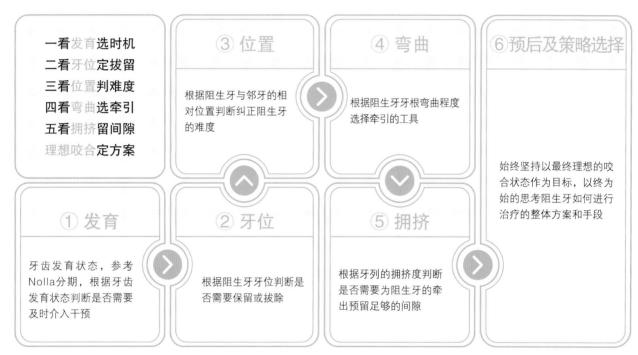

图4-30　"十全十美"·阻生牙诊疗逻辑表

【知识补充包1】阻生牙的常用治疗方法

阻生牙的治疗需要多学科联合诊断治疗，分为保留阻生牙和放弃阻生牙两大类[1,18]。当牙弓间隙充足，阻生牙的保留有助于维持正常牙弓形态、建立正常殆关系和保持牙槽骨高度时，应保留阻生牙[1]。早期矫治的积极干预主要为对因治疗，去除引起阻生的因素，调整阻生牙萌出方向，促使其正常萌出[19]。若牙列拥挤或前突明显需要拔牙矫治、阻生牙自身发育不良、阻生牙牵引困难等，可以考虑放弃阻生牙，正畸关闭间隙或修复缺牙[1]。常见治疗方法有阻断性治疗、外科手术联合正畸治疗、自体牙再植、拔除后关闭间隙或义齿修复。

1. 阻断性治疗

Baccetti等[20]的RCT研究通过拔除乳尖牙的阻断性治疗，腭侧阻生上颌尖牙萌出的成功率（65.2%）约是未经治疗的2倍（36%）。Ericson和Kurol[21]研究指出，11岁前拔除乳尖牙后阻生尖牙能否萌出取决于尖牙冠部相对于侧切牙根部位置（图4-31）：若恒尖牙冠部与侧切牙根部重叠，但牙尖位于侧切牙牙轴远中，拔除乳尖牙可使91%的尖牙正常萌出；反之若恒尖牙远超出侧切牙牙根的近中面，则恒尖牙自行萌出的概率很低。因此建议拔除乳尖牙后每隔6个月进行临床及影像学监测，直至恒尖牙萌出。刘冉冉等[22]研究指出排除影响萌出的因素（如间隙不足、软组织阻碍等），中低位埋伏阻生的第二前磨牙可通过一年到一年半的时间自行萌出至正常位置，临床需给予足够观察时间。

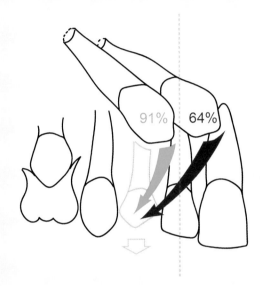

图4-31　11岁前拔除乳尖牙后阻生尖牙能否萌出的概率取决于尖牙冠部相对于侧切牙根部位置

2. 外科手术联合正畸治疗

（1）外科手术联合正畸牵引的治疗时机：Sun等[23]对28例（平均年龄8.2岁）唇向倒置阻生的上颌中切牙，根据牙龄（Nolla分期）分为早期治疗组（7、8期）和晚期治疗组（9、10期）；通过CBCT影像学研究，评估牙根形态、牙根长度、牙槽骨丧失；得出的结论是，对埋伏牙进行早期牵引可促进牙根发育，获得较好的根尖形态；可降低唇侧牙槽骨丧失、牙根吸收的风险。

（2）外科手术联合正畸牵引治疗与牙根发育：Shi等[24]的研究纳入30例阻生上颌中切牙，平均年龄（8.44±1.20）岁（6.5～11.2岁），牙根未发育完全；替牙列早期进行封闭式正畸牵引导萌，阻生牙可发育至与对照牙（对侧同名牙）同样的牙根长度；牙根发育早期的牵引可使Hertwig上皮根鞘重新定位，调整埋伏牙牙根与骨壁的位置关系，使牙根尽早在骨松质中发育，牙根发育更趋于正常。

需要指出的是，由于受各种因素影响，阻生牙助萌有一定的失败概率，早期干预并不能保证所有阻生牙均能正常萌出[25]。

3. 自体牙再植

Grisar等对84例阻生尖牙再植病例进行研究，随访21年的成功率为67.9%[26]，5年及以上成功率为88.2%[27]。阻生牙牙再植成功标准：临床及影像学评估美学效果良好、无感染、无牙根吸收、牙周组织健康。

自体牙再植的优势：①在一定时期内保持美观和维持一般功能，可保留牙齿本体感觉功能和正常的牙周膜细胞；②在面部发育过程中可随牙齿萌出与邻牙保持一致的龈缘高度[28-29]；③维持牙槽骨高度及宽度，为后续修复治疗创造有利条件；④对患者依从性要求低。

（王璟　邓舒文）

4.3 "十全十美"·阻生牙诊疗逻辑PDCA循环解析

当患者前来求治时,医生是无法要求他/她的阻生牙照着教科书,或者成功病例(如前文中典型病例2)那样生长的,也无法要求患者在合适的时间出现在合适的地点,因此医生会面临各式各样的"奇葩"阻生牙,在这时,该如何决策?笔者想通过以下6个特点各异的切牙阻生病例,通过诊疗逻辑PDCA循环分别解析,讨论阻生牙牵引的合适时机,弯根阻生牙的"去留"决策以及全局观下阻生牙治疗的思考。

病例实战·PDCA循环第一阶梯·基本策略

 典型病例3——倾斜型弯曲牙

1. PDCA——P计划拟订

治疗前评估

患者基本资料

7岁男孩,主诉左上前牙久未萌出,要求检查。

治疗前照片与分析

口内检查(图4-32)显示处于替牙列早期,74龋坏,21未见;正常覆𬌗覆盖;拥挤度上颌约6mm,下颌约6mm。

治疗前影像学检查与分析

全景片(图4-33)显示21"牛眼样"影像。CBCT(图4-34)显示21唇向倾斜阻生,牙根沿腭侧骨皮质发育,冠根成角约90°,牙齿发育阶段约为Nolla 7期;对侧同名牙11发育阶段约为Nolla 7期。

拟订治疗计划

通过"十全十美"·阻生牙诊疗逻辑表(图4-35)评估,拟订治疗计划:21阻生牙牵引治疗,尽量牵引21至牙弓,观察21牙根发育及根骨关系,必要时牙体牙髓科、牙周科联合治疗。上颌扩弓,外科手术联合正畸牵引治疗后,行局部固定矫治牵引21并排齐前牙。

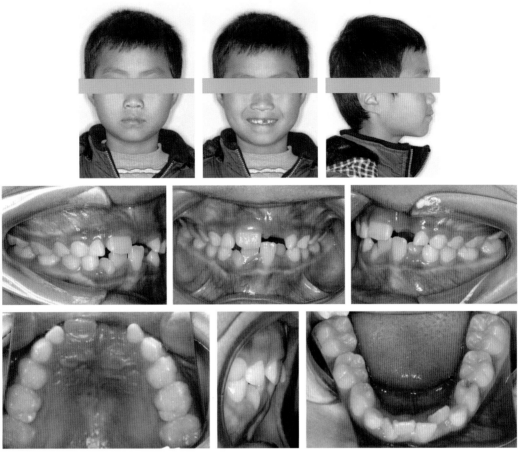

图4-32 治疗前面像和口内像显示患者处于替牙列早期，74龋坏，21未见；上下颌牙列中度拥挤

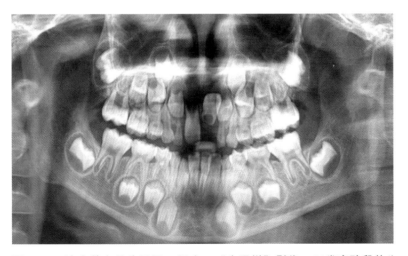

图4-33 治疗前全景片显示21阻生，"牛眼样"影像；11发育阶段约为Nolla 7期

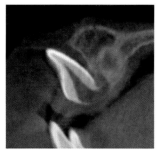 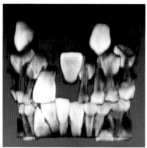 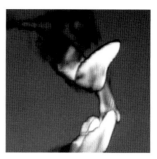 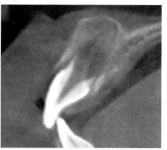

图4-34 治疗前CBCT显示21唇向倾斜阻生，牙根沿腭侧骨皮质发育，冠根成角约90°，牙齿发育阶段与11均为Nolla 7期

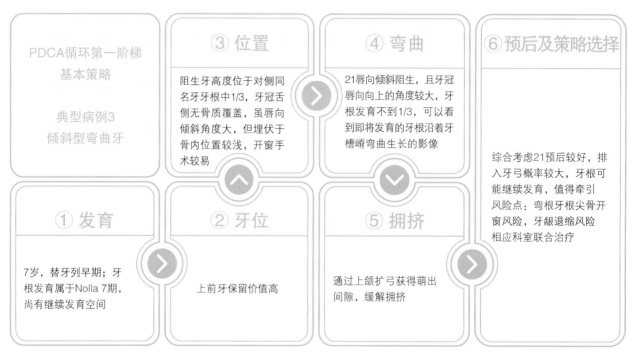

图4-35 病例3"十全十美"·阻生牙诊疗逻辑表

2. PDCA——D执行过程

1）上颌扩弓：上颌菱形扩弓簧矫治器行上颌扩弓，菱形扩弓簧便于扩开牙弓前段，扩展前牙萌出间隙。

2）外科手术联合正畸牵引治疗：21闭式开窗牵引术。

3）支抗设计：11为Nolla 7期，牙根较短，不建议作为支抗牙，使用活动矫治器作为整体支抗，可避免不希望的牙效应。

4）局部固定矫治：用于21出龈后，辅助排入牙弓，同时观察12、22萌出情况，萌出后一并纳入排齐。

3. PDCA——C复诊监控

1）上颌扩弓：通过上颌菱形扩弓簧矫治器，打开前后菱形扩弓簧，前部扩弓簧打开较多以更多地扩展前牙端，每月加力一次，持续3个月，拥挤度减轻，同时可见下前牙逐渐排齐。扩弓第2个月时，即联合外科门诊开窗牵引，开窗后粘接舌侧扣并在其上用结扎丝制作牵引钩，1/8英寸3.5oz橡皮圈牵引至扩弓器上预设的牵引钩上。

2）治疗第6个月CBCT（图4-36）显示21已经牵引出龈，牙冠向殆方旋转，牙根继续发育，已发育的弯曲部分接近唇颊侧骨皮质。

3）治疗第10个月（图4-37），21牙冠基本出龈，唇向倾斜，牙龈状态良好，活动矫治器已无法精确控制牙齿移动，粘接局部固定矫治器，使用镍钛丝轻力带动21移动。细节考虑：考虑11仍为年轻恒牙，因此增加固位支抗牙，乳尖牙、第一乳磨牙及第二乳磨牙均粘接托槽。初次加力时，使用轻力，为避免弓丝变形过大导致11唇倾，此时并未将弓丝扎入21托槽槽沟，而是悬吊在21托槽下方。

4）治疗第12个月（图4-37），11、21略远中倾斜且存在1mm间隙，11、21连扎，带动11、21向近中移动。切勿在镍钛丝上使用弹性橡皮链牵引。

5）治疗第16个月（图4-37），11、21基本排齐，22正常萌出。等待12、22完全萌出后继续纳入排齐。注意替牙期尖牙萌出前12、22牙轴勿调整过于近中倾斜。

6）治疗历时24个月结束，其中包括等待12、22的萌出时间。治疗后前牙覆殆覆盖正常，牙列拥挤基本解除，21排齐后牙龈状态良好（图4-38）。

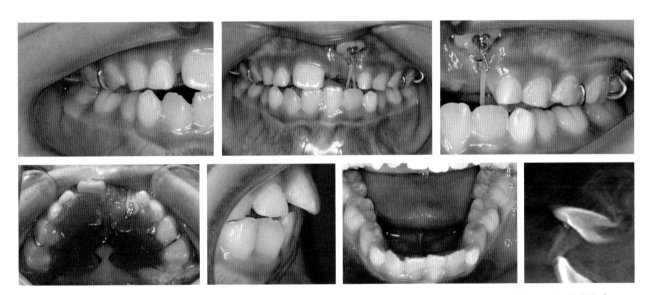

图4-36 治疗4个月口内像显示21开窗牵引1个月后出龈；治疗第6个月CBCT显示21牙冠向殆方旋转，牙根继续发育，已发育的弯曲部分接近唇颊侧骨皮质

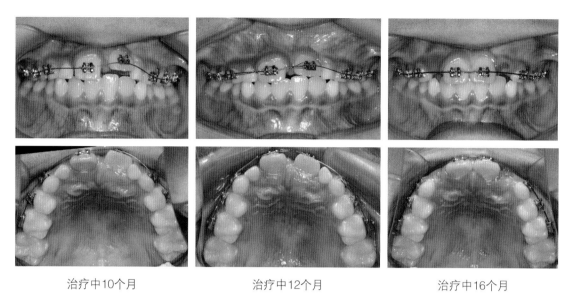

| 治疗中10个月 | 治疗中12个月 | 治疗中16个月 |

图4-37 治疗中口内像分别显示第10个月、第12个月、第16个月的口内状态，21逐渐排入牙弓

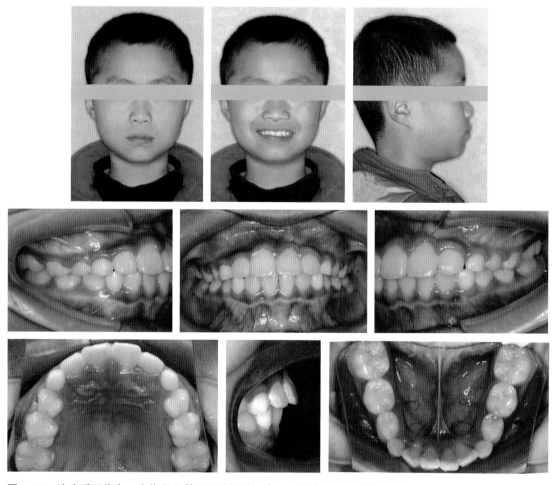

图4-38 治疗后面像和口内像显示前牙覆𬌗覆盖正常，21排齐后牙龈状态良好

4. PDCA——A小结&思考

1）治疗前评估：可见21阻生位置较高，根尖乳头抵住腭侧骨皮质导致冠根成角约120°，如不干预则预后不良。且牙发育处于Nolla 7期，牙根尚有发育潜力，如及时治疗，后续牙根发育可能恢复正常角度，与文献中提及的牵引时机一致[23]，拟采用外科手术联合正畸牵引治疗。

2）复诊评估：在21排入牙弓后（治疗16个月后）CBCT（图4-39）显示牙冠水平阻生逐渐向殆方旋转至唇倾度正常；根尖乳头在触及唇侧骨皮质后回弯约120°，继续发育。

3）治疗后前牙覆殆覆盖正常，牙列拥挤基本解除，21排齐后牙龈状态良好（图4-38）。正畸治疗结束时（治疗24个月后）CBCT（图4-39）显示根尖乳头沿唇侧骨皮质继续发育，牙轴趋于正常（图4-40）。说明对于阻生牙而言，早发现、早治疗，可为牙根后续生长提供有利的环境。

（彭怡然）

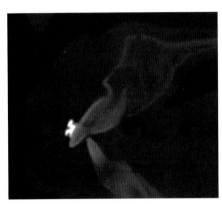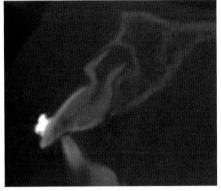

图4-39 治疗中21的CBCT影像显示牵引前已发育的牙根与牙冠成90°交角，牵引后继续发育的牙根沿唇侧骨皮质生长，与冠轴平行

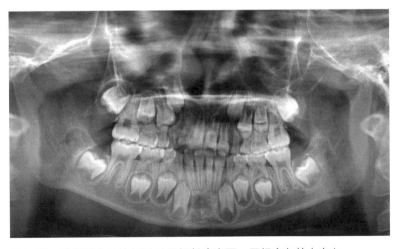

图4-40 治疗后全景片显示21牙根长度尚可，牙根方向基本直立

PDCA循环第一阶梯·基本策略小结

PDCA第一阶梯（图4-41），我们选取了有具体文献支持、决策难度低、诊断分析明确的病例类型。以验证现有的阻生牙治疗理论是否可靠，并从实际操作中总结具体的治疗经验，优化复诊和操作流程。结合文献报道与临床经验发现：牙齿发育过程中有几个阶段尤为重要，即第2阶段牙冠开始钙化时，如果X线片上有牙囊存在，可看到钙化的牙尖，则可判断牙胚的存在；第6阶段牙冠完成，此期，牙釉质的钙化完成，进入牙根发育期，牙齿开始向殆方移动；第8阶段牙根形成2/3，牙齿的大部分已在牙龈黏膜下，或已经穿破牙龈暴露在口腔内，即牙齿开始临床萌出；第9阶段，牙根基本形成，但根尖孔尚未闭合；第10阶段根尖发育完成，表明牙齿发育接近成熟，萌出潜力减低。

Nolla分期是通过对牙齿的X线影像进行观察和评估来确定的。它可以用于评估牙齿的生长和发育情况，对于正畸治疗和牙齿发育研究具有重要的参考价值。需要注意的是，Nolla分期是一种定性的评估方法，可能存在一定的主观性和误差，因此在实际应用中需要结合其他临床和影像学资料进行综合评估。

（王璟　邓舒文）

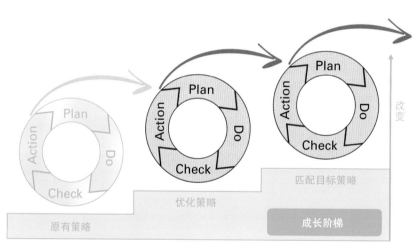

图4-41　第一阶梯PDCA小结

【知识补充包2】牙发育的特点（Nolla分期）

Nolla[30-31]（1960）把X线片上的恒牙钙化过程分成10个阶段，作为临床常用的评估牙齿发育程度的参考指标（图4-42）。

Nolla 0期：无牙囊。

Nolla 1期：牙囊出现，牙齿的牙胚尚未开始钙化。

Nolla 2期：表示牙齿牙胚开始出现钙化迹象，但钙化仅限于牙齿的尖端。

Nolla 3期：牙齿的钙化开始扩展到牙尖以外的部分，牙冠形成1/3。

Nolla 4期：牙齿的钙化进一步扩展，覆盖了牙尖以外的更大部分牙齿，牙冠形成2/3。

Nolla 5期：牙齿的钙化已覆盖大部分牙齿，牙冠接近形成。

Nolla 6期：牙冠形成。

Nolla 7期：牙根形成1/3。

Nolla 8期：牙根形成2/3。

Nolla 9期：牙根接近形成，但根尖孔较大。

Nolla 10期：牙根形成，根尖孔缩小。

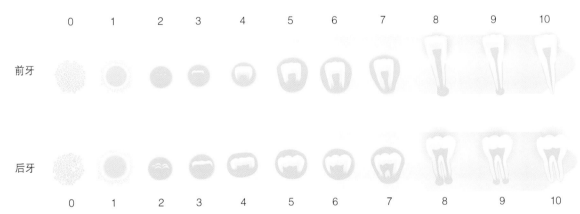

图4-42 恒牙钙化的10个阶段（Nolla，1960）：0. 无牙囊；1. 牙囊存在；2. 牙冠开始钙化；3. 牙冠形成1/3；4. 牙冠形成2/3；5. 牙冠接近形成；6. 牙冠形成；7. 牙根形成1/3；8. 牙根形成2/3；9. 牙根接近形成，但根尖孔较大；10. 牙根形成，根尖孔缩小

病例实战·PDCA循环第二阶梯·优化策略

1. PDCA——P计划拟订

治疗前评估

患者基本资料

8岁男孩,主诉发现左上前牙未萌1年。

治疗前照片与分析

口内检查(图4-43)显示21口内未见,22正常萌出、近中异位,21萌出间隙不足,口内多颗乳牙龋坏。前牙深覆𬌗Ⅰ度,覆盖正常,磨牙关系Ⅰ类。上下颌牙列中度拥挤,牙弓长度因乳磨牙龋坏略有丧失。上腭盖高拱。Spee曲线深。

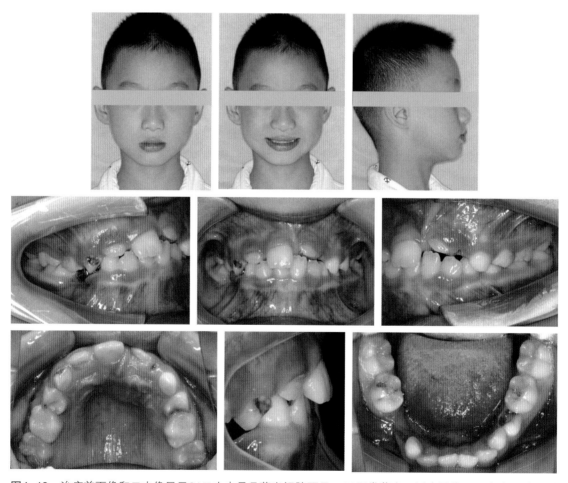

图4-43 治疗前面像和口内像显示21口内未见且萌出间隙不足,22正常萌出、近中异位,口内多颗乳牙龋坏;上下颌牙列中度拥挤

治疗前影像学检查与分析

全景片（图4-44）显示21阻生，22近中异位；84残根。

初诊CBCT（图4-45）显示21唇向倾斜阻生，牙根发育约1/2，21牙根中1/2处沿腭侧骨皮质弯曲，根尖向唇颊侧成锐角反折趋势。11为Nolla 8-9期，12为Nolla 8期。23牙冠与22牙根邻接紧密。

治疗前头影测量分析（图4-46）显示患者为Ⅰ类骨面型。

治疗计划

通过"十全十美"·阻生牙诊疗逻辑表（图4-47）评估，拟订治疗计划：21阻生牙牵引矫治。治疗龋齿。扩大上颌扩弓，同时局部固定矫治直立22，扩展21萌出间隙。外科手术联合正畸牵引21。

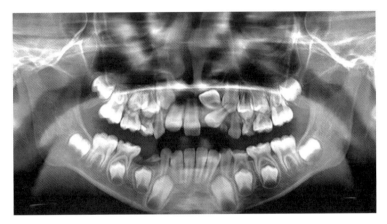

图4-44 治疗前全景片显示21阻生，22近中异位，21、22、23邻接紧密；84残根

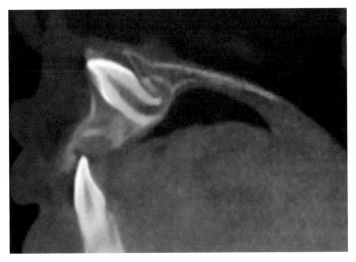

图4-45 治疗前CBCT显示21唇向倾斜阻生，根中1/2处沿腭侧骨皮质弯曲，根尖朝向唇颊侧成锐角反折趋势，牙齿发育阶段约为Nolla 8期

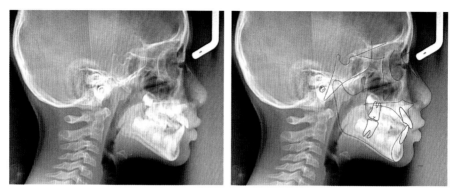

图4-46　治疗前头颅定位侧位片和头影测量描记图

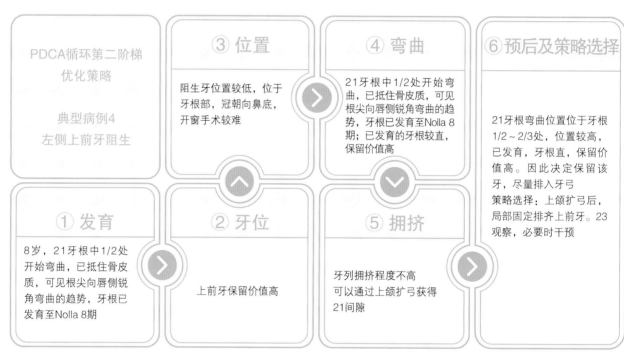

图4-47　病例4"十全十美"·阻生牙诊疗逻辑表

2. PDCA——D执行过程

1）上颌扩弓：上颌活动扩弓矫治器行上颌扩弓。

2）局部固定矫治：直立22，为21牵引预留充足间隙。

3）外科手术联合正畸牵引治疗：21闭式开窗牵引；21出龈后，视位置变化，择期纳入矫治排齐。

4）支抗牙考虑：11、12、22牙根发育尚可，可考虑为牵引支抗牙。

3. PDCA——C复诊监控

1）上颌扩弓：1年后侧方牙群顺利萌出。上颌活动扩弓矫治器行上颌扩弓6个月，保持6个月。扩弓4个月后粘接局部固定托槽，直立22，扩展21间隙。

2）治疗24个月，21牵引出龈后，纳入局部固定矫治，此时考虑到前牙支抗，可使用不锈钢方丝弯制曲牵引21基本至牙弓后再更换镍钛丝排齐（图4-48）。

3）治疗25个月时拍摄的根尖片（图4-49）显示根尖1/3向远中弯曲，22牙根未见明显吸收，结合之前的CBCT影像，提示弯曲可能偏向唇侧。

4）治疗30个月，患者的口腔卫生欠佳，前牙脱矿形成白斑，酌情拆除局部固定矫治器（图4-50）。44处牙龈膨隆，萌出间隙尚可。

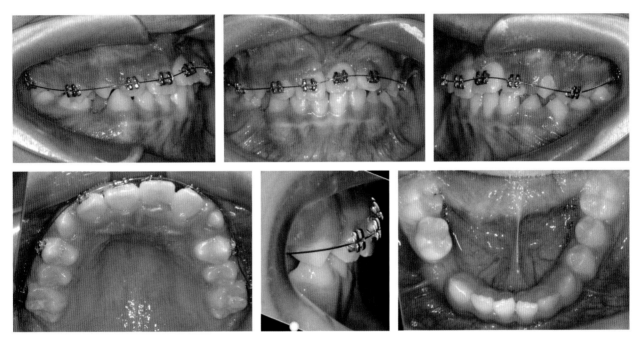

图4-48 治疗24个月口内像显示上颌扩弓4个月后粘接局部固定托槽，直立22，扩展21间隙，同期继续扩弓2个月；21间隙足够后外科手术联合正畸牵引治疗，行21闭式开窗牵引，局部固定矫治排齐前牙

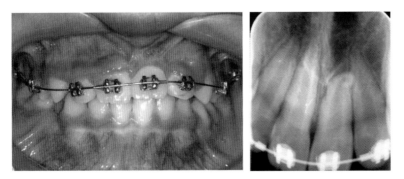

图4-49 治疗25个月口内像显示21基本排入牙弓；根尖片显示21根尖1/3处弯曲，11、12、22牙根状态良好

5）治疗结束时全景片（图4-51）显示44远中倾斜，𬌗方无骨质覆盖，继续观察44萌出情况。12-22牙根发育至Nolla 9-10期，位置尚可。

6）治疗后6个月随访，见44萌出（图4-52）。上下颌牙列基本整齐，覆𬌗覆盖正常，双侧磨牙Ⅰ类关系，家长如果没有美观需求可暂缓后续常规矫治。

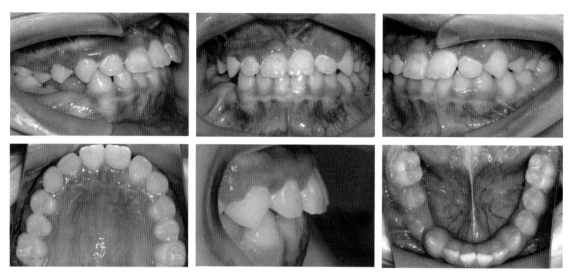

图4-50 治疗30个月拆除托槽后口内像显示13、23萌出，44处牙龈膨隆，上下颌牙列基本整齐，覆𬌗覆盖正常，双侧磨牙Ⅰ类关系，口腔卫生欠佳，上前牙脱矿

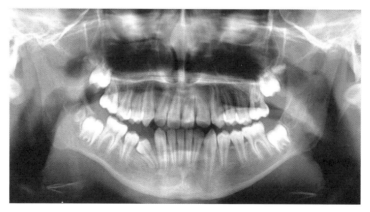

图4-51 治疗后全景片显示21牙根长度尚可，44远中异位，𬌗方无骨质覆盖，予以观察

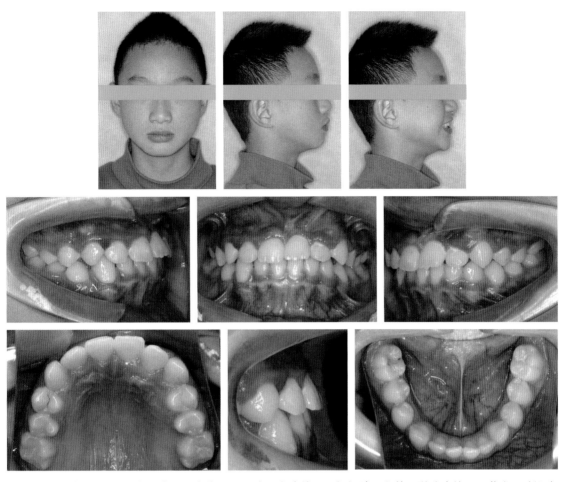

图4-52　治疗后6个月随访面像和口内像显示口腔卫生改善，牙龈红肿及上前牙脱矿改善，44萌出，略远中倾斜，牙列基本排列整齐，覆𬌗覆盖正常，双侧磨牙Ⅰ类关系

4. PDCA——A小结&思考

1）治疗前评估：可见21阻生，22近中异位，牙根发育情况尚未见明显异常，21、22发育均处于Nolla 8期。21根尖乳头抵住腭侧骨板而弯曲，对邻牙影响小，牙根颈1/2基本为直根，预后较好。根据PDCA第一阶梯经验可知及时正畸牵引治疗能避免更为严重的弯曲，引导牙轴发育趋于正常，预后较好。

2）复诊评估：因同时存在22异位与21阻生，牵引过程中需特别注意支抗设计、牵引顺序和路径规划。本病例局部固定矫治时，首先直立异位22，拓展一定21萌出间隙后，闭式开窗牵引21。

3）治疗后：前牙覆𬌗覆盖正常，恒牙正常萌出，上下颌牙列拥挤基本解除，前牙软组织美观度较理想。阻生牙齿数目增加虽会增加正畸牵引路径及支抗设计难度，但在空间足够的情况下及时牵引，仍可达到良好的预后。

（彭怡然）

典型病例5——中切牙牙根弯曲

1. PDCA——P计划拟订

治疗前评估

患者基本资料

8岁男孩，主诉右上前牙未萌1年余。

51因慢性根尖周炎拔除，继承恒牙久未萌出1年余。转诊患者治疗龋坏后，患者失访1年。患者再次就诊发现，11自行萌出（图4-53），要求矫治。

治疗前照片与分析

口内检查，1年前初诊时（图4-54）显示多颗乳牙龋坏，11口内未见，牙龈下触及不规则硬组织膨隆，21近中移位，上中线偏斜。

失访1年后复查，11出龈，牙釉质发育不全，牙冠腭向错位、远中倾斜，11、42反殆，11唇侧黏膜下可触及牙根形态。22萌出，22、31、32反殆。

牙列拥挤：上颌约8mm，下颌约8mm，重度拥挤。

凸面型，双牙槽前突。

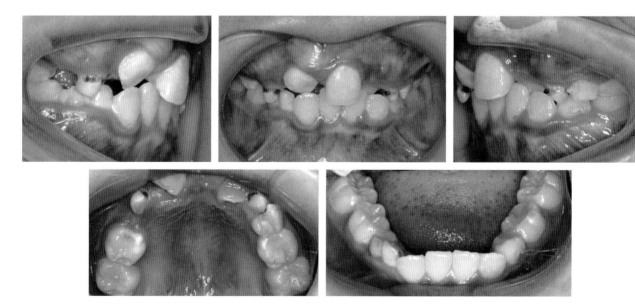

图4-53　失访1年后口内像（治疗前），11出龈，牙冠腭向错位、远中倾斜，唇侧黏膜下可触及牙根形态；11、42反殆；22萌出，22、31、32反殆，上下颌牙列均为重度拥挤

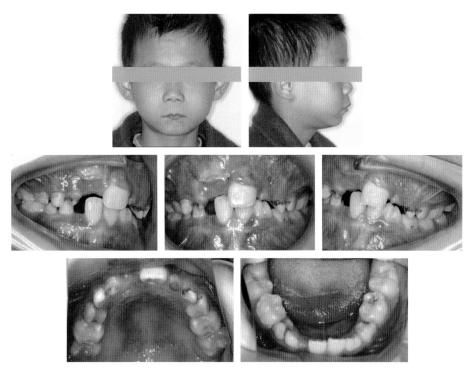

图4-54 1年前初诊面像和口内像显示多颗乳牙龋坏，11口内未见，牙龈下触及不规则硬组织膨隆，21近中移位，上中线偏斜

治疗前影像学检查与分析

初诊CBCT（图4-55）显示11牙冠与牙根弯曲成角，牙冠远中倾斜，牙根向腭侧及向远中弯曲，牙根发育约1/3，Nolla 7期。失访1年后复诊全景片（图4-56）显示11牙根于牙冠处向远中弯曲，牙根继续发育至Nolla 8期。

拟订治疗计划

通过"十全十美"·阻生牙诊疗逻辑表（图4-57）评估，拟订治疗目标及计划：替牙期咬合管理，扩大上颌牙弓缓解牙列拥挤，纠正前牙反𬌗。上颌扩弓矫治器配合舌簧，前牙区使用片段弓排齐12-22。

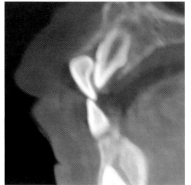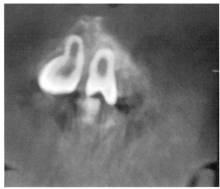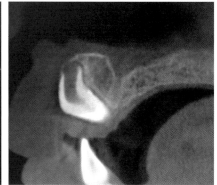

图4-55 治疗前CBCT显示11冠根成角，牙冠远中倾斜，牙根向腭侧及向远中弯曲，牙根发育约1/3，Nolla 7期

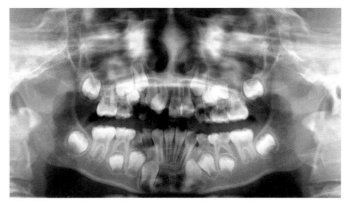

图4-56 失访1年后全景片显示11弯曲牙根继续发育至Nolla 8期，牙根向远中弯曲；多颗乳牙龋坏，54脱落，64、84根分歧暗影

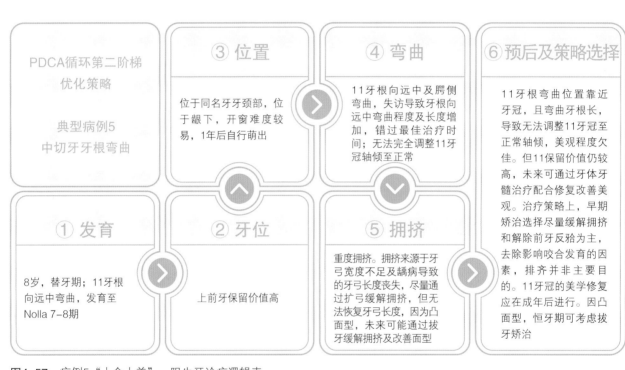

图4-57 病例5"十全十美"·阻生牙诊疗逻辑表

11以解除反𬌗、去除反𬌗可能导致的咬合干扰为目标，因弯曲牙根已发育较长，强行将牙冠恢复正常轴倾将导致牙根进一步向远中倾斜，与12牙根碰撞，导致牙根损伤，因此建议保持11牙冠远中倾斜排齐，未来牙根完全形成后，根据全口情况进一步决定牙冠角度恢复方案，可能涉及牙体牙髓或修复治疗。

2. PDCA——D执行过程

1）可摘式螺旋扩弓器行上颌扩弓，舌簧及牵引钩辅助纠正11腭向倾斜。

2）局部固定矫治排齐12-22。在矫治过程中，12腭侧萌出，继续上下颌扩弓，拟扩展间隙后局部固定排齐。

3. PDCA——C复诊监控

1）扩弓复诊监控：患者佩戴扩弓矫治器后，每周1～2次扩弓。但因患者配合问题，佩戴时间不足，扩弓效果不佳，并未扩展至要求宽度。

2）执行调整：因患者佩戴扩弓器依从性不佳，扩弓宽度不足，13即将萌出，略唇向错位并位于12牙根唇侧，压迫12牙根，与患者沟通暂停将12排入牙弓，仅解除12、42反𬌗，调整12、42咬合至对刃𬌗并无咬合干扰，待13萌出或恒牙列时进一步矫治。

3）治疗结束时，拍摄的X线片（图4-59）显示11根尖发育完成，牙根2/3处根尖因与12牙根邻接紧密，转向近中120°发育。

4. PDCA——A小结&思考

1）治疗前评估（图4-54）发现：牙列重度拥挤，主要来源于牙弓狭窄及侧方牙群因邻面龋坏导致的间隙丧失，牙弓长度及宽度均不足，凸面型，双牙槽前突，无法在早期矫治中完全解决面型及拥挤问题，部分问题需留在恒牙期解决。

2）治疗中发现：11牙根逐渐向近中回弯（图4-58），猜测可能由于11与12牙根贴近，导致根尖牙乳头复合体改变方向继续发育。

待解决的问题

1）治疗后（图4-60～图4-62）患者仍存在侧方牙群及前牙段的拥挤，待恒牙期常规正畸治疗解决。

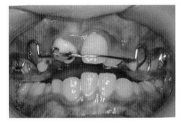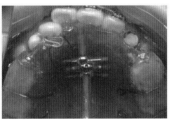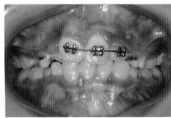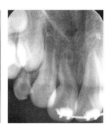

图4-58 治疗中口内像显示上颌活动扩弓矫治器，11唇侧焊接牵引钩辅助纠正扭转；根尖片显示11冠根成角，牙冠远中倾斜，牙根远中倾斜，于12根尖区向近中转折约120°

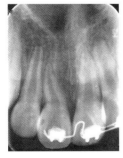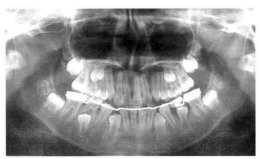

图4-59 治疗后影像学检查显示11根尖发育完成，牙根呈"S"型，根尖区向近中转折约120°

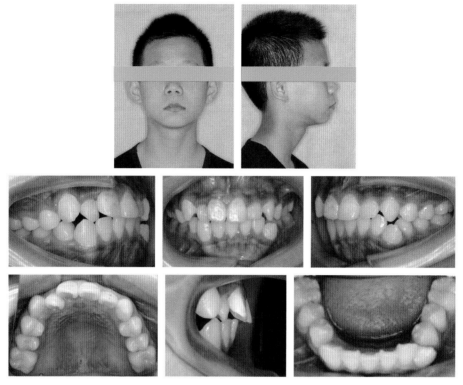

图4-60 治疗后恒牙期面像和口内像显示凸面型，12舌向错位，33唇向错位，上下前牙唇倾，磨牙Ⅰ类关系，牙列中度拥挤

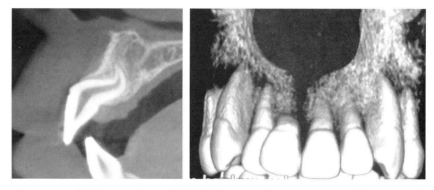

图4-61 治疗后CBCT显示11牙根向腭侧与远中弯曲，牙根2/3处向唇侧及近中弯曲

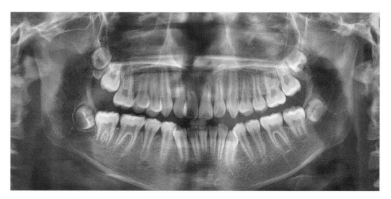

图4-62 治疗后全景片显示11冠根成角，牙根向远中弯曲

2）治疗后头影测量分析（图4-63）显示患者为骨性Ⅱ类，下颌后缩，垂直生长型，面型问题需通过减数拔牙方案掩饰治疗。

3）后续治疗中，如果强行纠正11牙冠的轴倾度，可能造成12与11牙根碰撞冲突（图4-64），两败俱伤，应谨慎考虑牙轴的调整，成年后如有美观需求，可通过牙冠改型、贴面治疗等方式解决。

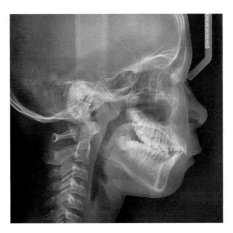

图4-63 治疗后头颅定位侧位片显示上颌前突、下颌后缩，骨性Ⅱ类

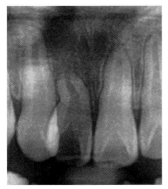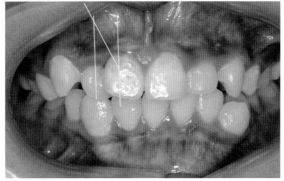

图4-64 治疗后评估分析显示若11冠轴调整至正常，其牙根将与12牙根碰撞

5. 新一轮PDCA——P计划拟订

恒牙期复查，患者家长希望改善面型与牙列不齐而前来就诊，根据恒牙列情况，拟订常规正畸治疗计划：

方案1：拔除18、28、38、48，配合上下种植支抗钉推磨牙向远中，排齐整平牙列，解除拥挤，调整覆𬌗覆盖及咬合。建议保持11牙冠现有轴倾度，未来牙冠改型修复。

该方案需配合植入种植支抗钉，尽量不内收11弯根牙，但面型改善不明显。

方案2：拔除14、24、34、44，排齐整平牙列，解除拥挤，内收前牙。调整覆𬌗覆盖及咬合。后期需要拔除18、28、38、48。

弯根牙11在内收时可能发生进一步牙根吸收，冠轴转正后可能影响12牙根；建议保持11牙冠现有轴倾度，未来牙冠改型修复。

患者家属希望改善面型，但不愿承担牙根吸收的风险，选择暂观；待成年后由患者本人决定是否继续矫治。

病例5治疗体会

乳切牙慢性根尖周炎导致恒牙胚移位，牙根发育受限，发生弯曲。

尽早治疗可避免已发育完全的牙根碰撞邻牙牙根，从而导致牙根吸收。

在牙根发育早期调整牙冠轴倾至正常，可让弯曲牙根根尖发育复合体尽早接触12牙周膜骨板，从而改变发育方向趋于正常，早期解除反𬌗可去除咬合创伤及干扰，并防止牙根进一步腭向弯曲。

失访导致错过最佳治疗时间，牙根向远中弯曲程度加剧，后续治疗无法兼顾11轴倾度与12牙根的位置关系。

追溯患者错𬌗畸形病因，无论是阻生牙还是牙弓长度不足，均由乳牙龋坏导致，因此儿童口腔健康管理、龋病防治及恰当的间隙保持非常重要，可预防及避免错𬌗畸形发生或进一步加重。

（彭怡然）

PDCA循环第二阶梯·优化策略小结

临床病例中可发现，众多因素中牙根弯曲在三维轴向上的复杂程度比阻生牙数量及牙根单一轴向上的弯曲幅度对治疗难度的影响更大。进一步验证早期干预既能在力量控制得当的前提下不影响牙继续发育，又有利于引导牙轴趋于正常，同时引导牙槽骨改建。在PDCA循环第二阶梯，除了再次验证第一阶梯原有策略中所总结的临床经验，进一步探索了阻生牙数量、牵引时机、牙根弯曲在三维轴向上的复杂度、牙列拥挤度、患者依从性等因素对牵引效果及预后的影响，从而制订出对阻生牙牵引有更多维度支持的"优化策略"（图4-65）。

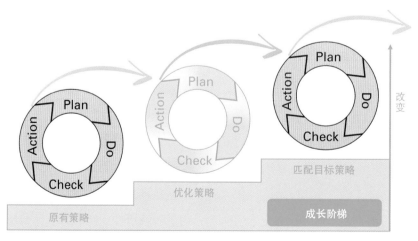

图4-65　第二阶梯PDCA小结

【知识补充包3】阻生牙牵引的支抗设计

在治疗阻生牙时，正畸医生需时刻明确阻生牙在牙槽骨内三维空间位置上的移动情况，以及和邻牙间的位置关系，及时调整牵引力方向，保证阻生牙正确顺畅移动。而在牵引阻生牙萌出的过程中，支抗设计极为关键。如支抗设计不合适，可能因早期无支抗可用而错过最佳治疗时机，或因为支抗设计不正确在牵引过程中引起支抗牙被压低、扭转或倾斜移动等副作用。替牙期牙齿处在不断变化的一个过程，可用于支抗的牙齿相对较少；因此矫治过程中应特别注意支抗控制，以免引起不必要的牙齿移动。阻生牙的位置越深，所需支抗越难以控制，高效的支抗控制对矫治至关重要。

支抗设计前首先要明确阻生牙冠的萌出路径：阻生牙冠的萌出路径上无邻牙阻挡时，萌出路径是朝缺隙处移动的一条直线。当萌出路径和邻牙牙根交叉重叠、治疗上颌唇侧倒置阻生中切牙、治疗多牙阻生时，需要设定阻生牙的移动路径与牵引顺序，避免干扰邻牙或者其他阻生牙，影响其移动。

目前用于阻生牙矫治的支抗有很多种，常见的有以邻牙为支抗、以整体牙弓为支抗、以种植钉为支抗、以导杆式矫治器[32]为支抗[1]等。

以邻牙及两颗第二乳磨牙/第一磨牙为支抗单位，采用固定矫治器牵引阻生牙在临床中很常见，牵引力采用轻力，力臂越大，需要的力越小，因此阻生牙暴露的部位越接近切端，需要的牵引力越小[33]。

活动矫治器也是临床中常采用的加强支抗的方法，可在活动矫治器上增加牵引钩，使用牵引橡皮圈轻力牵引。也可设计固定矫治器，如改良Nance弓及个性化导杆式矫治器等。

（王璟 邓舒文）

病例实战·PDCA循环第三阶梯·目标匹配策略

1. PDCA——P计划拟订

治疗前评估

患者基本资料

9岁男孩，主诉左上门牙久不萌出。

治疗前照片与分析

口内检查（图4-66）显示多颗乳牙龋坏，62残根，21、22口内未见。前牙浅覆𬌗、浅覆盖，上中线左偏约2mm。上颌牙弓狭窄，腭盖高拱，中度拥挤。

治疗前影像学检查与分析

全景片（图4-67）显示54、55、64、74、75牙根吸收，84根分歧暗影；21倒置阻生，22垂直阻生，22、23影像重叠100%，23有异位萌出的趋势。

CBCT（图4-68）显示11发育至Nolla 9期，根尖孔未闭合；21倒置阻生，发育时期上与11相近，牙根唇向弯曲，角度约30°，根尖孔接近闭合，牙根短。

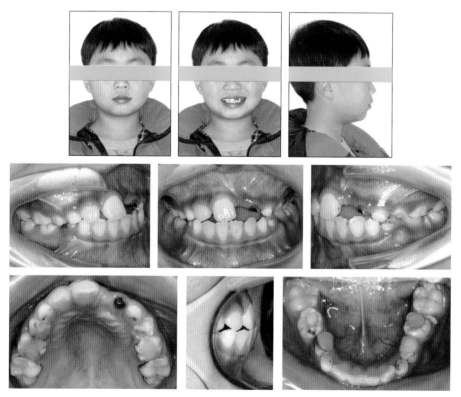

图4-66　治疗前面像和口内像显示多颗乳牙龋坏，62残根，21、22口内未见；前牙浅覆𬌗、浅覆盖，上中线左偏约2mm；上颌牙弓狭窄，腭盖高拱，中度拥挤

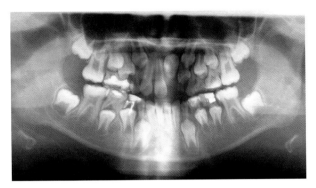

图4-67 治疗前全景片显示54、55、64、74、75牙根吸收，84根分歧暗影；21倒置阻生，22垂直阻生，22、23影像重叠100%，23异位萌出趋势

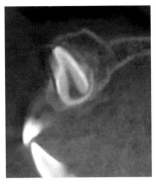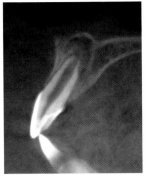

图4-68 治疗前CBCT显示11发育至Nolla 9期，根尖孔未闭合；21倒置阻生，发育时期上与11相近，牙根唇向弯曲，角度约30°，根尖孔接近闭合，牙根短

治疗计划

通过"十全十美"·阻生牙诊疗逻辑表（图4-69）评估，拟订治疗计划：21、22阻生牙牵引治疗。尽量牵引21出龈，以利于牙槽骨生长，21因牙根弯曲及粗短，预后不佳，成年牙槽骨生长足够后将被拔除并行21修复。上颌扩弓，外科手术联合正畸牵引治疗21、23，拔除62，观察22萌出，必要时开窗，通过局部固定矫治调整前牙牙冠位置，尽量保留21至患者成年。

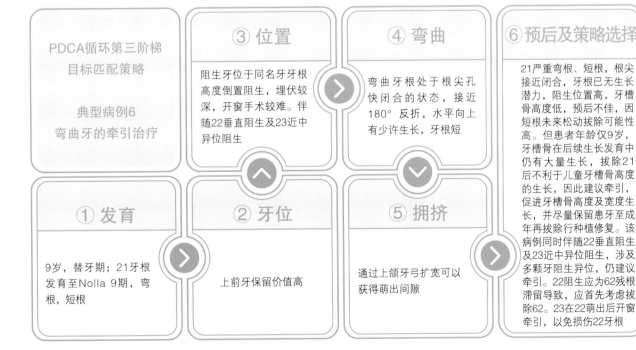

| PDCA循环第三阶梯
目标匹配策略

典型病例6
弯曲牙的牵引治疗 | ③ 位置

阻生牙位于同名牙牙根高度倒置阻生，埋伏较深，开窗手术较难。伴随22垂直阻生及23近中异位阻生 | ④ 弯曲

弯曲牙根处于根尖孔快闭合的状态，接近180°反折，水平向上有少许生长，牙根短 | ⑥预后及策略选择

21严重弯根、短根，根尖接近闭合，牙根已无生长潜力，阻生位置高，牙槽骨高度低，预后不佳，因短根未来松动拔除可能性高。但患者年龄仅9岁，牙槽骨在后续生长发育中仍有大量生长，拔除21后不利于儿童牙槽骨高度的生长，因此建议牵引，促进牙槽骨高度及宽度生长，并尽量保留患牙至成年再拔除行种植修复。该病例同时伴随22垂直阻生及23近中异位阻生，涉及多颗牙阻生异位，仍建议牵引。22阻生应为62残根滞留导致，应首先考虑拔除62。23在22萌出后开窗牵引，以免损伤22牙根 |
| ① 发育

9岁，替牙期；21牙根发育至Nolla 9期，弯根，短根 | ② 牙位

上前牙保留价值高 | ⑤ 拥挤

通过上颌牙弓扩宽可以获得萌出间隙 | |

图4-69 病例6"十全十美"·阻生牙诊疗逻辑表

2. PDCA——D执行过程

1）上颌扩弓：考虑到54、55、64牙根吸收，固定扩弓将无相应支抗牙，21也无牵引支抗牙，因此采用上颌螺旋扩弓器行扩弓，每周加力1~2次，1个月复诊一次，扩弓矫治器前牙腭侧预埋入牵引钩，方便牵引。

2）外科手术联合正畸牵引治疗：21闭式开窗牵引，舌面粘接舌侧扣并使用结扎丝制作牵引钩，1/8英寸3.5oz橡皮圈与上颌螺旋扩弓器上预埋入的牵引钩牵引，每天更换橡皮圈。23在22萌出后，行闭式开窗，牵引向远中。

3）局部固定矫治：21牵引接近11高度后，使用局部固定矫治轻力牵引。22及24萌出后，可作为支抗牙，继续牵引21及23。因支抗牙牙根未发育完全，勿直接使用细丝排齐，而应使用双丝（0.016英寸不锈钢圆丝作为主弓丝，0.012英寸镍钛圆丝辅助轻力牵引），以避免支抗牙不必要的牙移动。

3. PDCA——C复诊监控

1）上颌扩弓4个月，慢速扩弓，每周调整扩弓器1~2次，扩开至少4mm，手术开窗（图4-70）后21粘接舌侧扣，缝合创口，开始牵引。

2）治疗第6个月，21牵引出龈（图4-71）。

3）治疗24个月，22已萌出，21、23牵引中，21松动Ⅰ~Ⅱ度，此时患者牙列已经替换至恒牙列

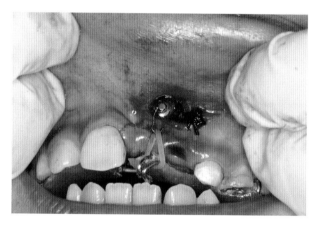

图4-70　21闭式开窗牵引

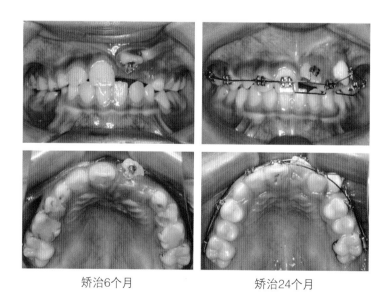

矫治6个月　　　　　　　　矫治24个月

图4-71　治疗6个月和24个月口内像对比：治疗第6个月口内像显示21切端出龈；治疗第24个月口内像显示23近中异位，已开窗牵引向远中，双丝轻力牵引21

早期（图4-71）。

4）治疗27个月的口内像（图4-72）显示使用双丝牵引21及23，主弓丝为0.016英寸不锈钢圆丝，于21、23处弯制随形曲绕过21、23，辅丝使用0.012～0.014英寸镍钛圆丝轻力牵引。

5）治疗第32个月后复诊，见23基本排入牙弓，21松动Ⅰ度，近中扭转，尚未排齐。CBCT（图4-73）显示21牙根较初诊时形态基本一致，弯曲程度大，牙根短小，轴向无改善。但可见21牙槽骨改建：牙槽骨高度增至邻牙相同水平且宽度未见明显丧失，建议继续保留21于骨内，为成年后修复治疗创造了有利条件。

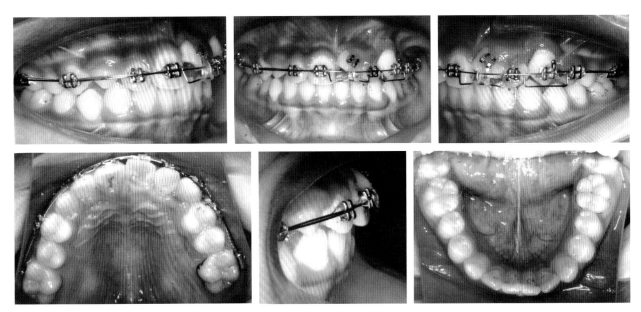

图4-72 治疗27个月口内像，23牵引基本到位，继续双丝轻力牵引21

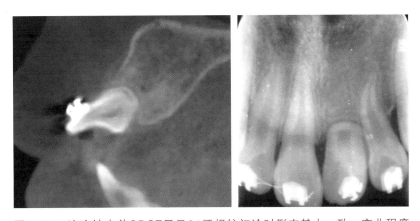

图4-73 治疗结束前CBCT显示21牙根较初诊时形态基本一致，弯曲程度大，牙根短小，轴向无改善；可见21牙槽骨改建，牙槽骨高度增至邻牙相同水平且宽度未见明显丧失

4. PDCA——A小结&思考

1）病例特点：阻生牙发现晚，对侧同名牙已发育至Nolla 8-9期，且牙根弯曲严重，接近180°反折，根尖孔接近闭合，后续牙根发育潜力低，预后差。

2）治疗目标调整：治疗目标从以往阻生牙治疗的积极保牙变更为积极促进牙槽骨生长为成年后修复创造有利牙槽骨条件。即将牙根预后较差的阻生牙作为"工具牙"进行牵引，以利于牙槽骨生长。

3）治疗策略匹配：通过轻力牵引促进局部牙周组织改建，为远期修复治疗提供有利条件。

4）医患沟通考量：对于涉及多学科联合治疗、有创治疗、治疗观察随访周期较长，且预后不确定性较高的患者，应与家长充分说明现有治疗的远期意义，结合患者依从性进行治疗。让患者及家长了解治疗流程，复诊监控必要性，知情同意，共同参与到治疗决策中来。

（彭怡然）

 典型病例7——中切牙弯曲+阻生+移位

1. PDCA——P计划拟订

治疗前评估

患者基本资料

15岁女孩，主诉右上前牙未萌、下颌偏斜数年。

治疗前照片与分析（图4-74和图4-75）

颜面分析

正貌均面型，不对称，颏部右偏，右侧面部饱满，下面高比例较大；侧貌凹面型，鼻唇角小，下唇位置靠前，颏位前。

口内检查

11未见，间隙完全被邻牙占据；上中线右偏3mm，下中线右偏4mm（图4-75）；21、31、12、41早接触，扣诊可以明显触及12、21咬合时有震感；14、43反𬌗，47舌向倾斜，前牙浅覆𬌗、浅覆盖；右侧磨牙关系Ⅰ类，左侧磨牙关系Ⅲ类；上下颌牙弓弓形左右不对称，上下颌牙弓不协调。中度拥挤。

治疗前影像学检查与分析

全景片（图4-76）显示11水平倾斜阻生，位于12根尖上方，12根尖1/3吸收，21根尖见外吸收影像，47近中倾斜异位。

头影测量分析（图4-77）显示患者骨性Ⅲ类、低角骨面型。

CBCT（图4-78）显示11冠根比1：1，牙冠唇倾远中水平阻生，牙根反折冠根成角约150°，根尖1/3向远中扭转弯曲严重，牙发育至Nolla 10期，根尖孔已完全闭合。12根尖1/3吸收。21根尖少量外吸收影像。

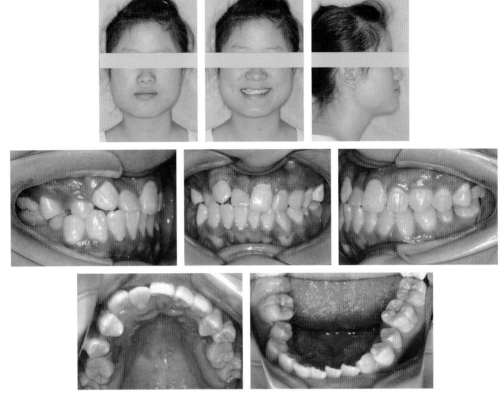

图4-74　治疗前面像和口内像显示正貌不对称，颏部右偏；侧貌凹面型，鼻唇角小，颏位前。口内11未见，萌出间隙丧失；上下中线均右偏；14、43反𬌗，47舌向倾斜，前牙浅覆𬌗、浅覆盖；右侧磨牙关系Ⅰ类，左侧磨牙关系Ⅲ类；上下颌牙弓弓形左右不对称，上下颌牙弓不协调，中度拥挤

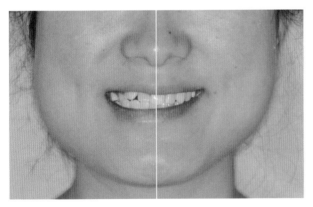

图4-75　治疗前正面微笑像显示上下颌牙弓中线向右偏移

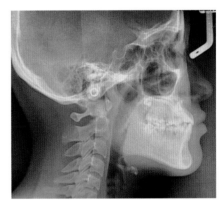

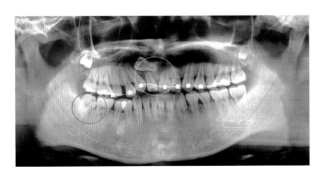

图4-76　治疗前全景片显示11水平倾斜阻生，12根尖1/3吸收，21根尖1/3处外吸收，47近中倾斜异位，44、45牙根之间见骨岛

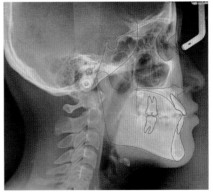

图4-77　治疗前头颅定位侧位片和头影测量描记图显示患者为骨性Ⅲ类，低角，下颌前突

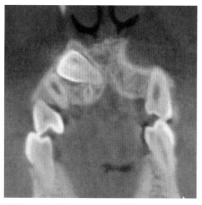

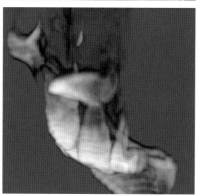

图4-78 治疗前CBCT显示11冠根比1:1，牙冠唇倾远中水平阻生，牙根反折，冠根成角约150°，根尖1/3向远中扭转弯曲，根尖孔已完全闭合

治疗计划

通过"十全十美"·阻生牙诊疗逻辑表（图4-79）评估，拟订治疗计划：全口固定正畸治疗。通过弓丝扩弓及推簧，扩展11萌出间隙，外科手术闭式开窗，联合正畸牵引11。11排入牙弓后，调整上下颌牙弓的形态及后牙咬合，完成骨性Ⅲ类及偏颌的代偿治疗。

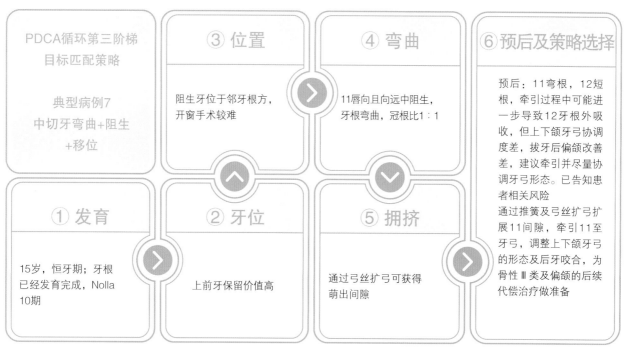

PDCA循环第三阶梯 目标匹配策略 典型病例7 中切牙弯曲+阻生 +移位	③ 位置 阻生牙位于邻牙根方，开窗手术较难	④ 弯曲 11唇向且向远中阻生，牙根弯曲，冠根比1:1	⑥ 预后及策略选择 预后：11弯根，12短根，牵引过程中可能进一步导致12牙根外吸收，但上下颌牙弓协调度差，拔牙后偏颌改善差，建议牵引并尽量协调牙弓形态。已告知患者相关风险 通过推簧及弓丝扩弓扩展11间隙，牵引11至牙弓，调整上下颌牙弓的形态及后牙咬合，为骨性Ⅲ类及偏颌的后续代偿治疗做准备
① 发育 15岁，恒牙期；牙根已经发育完成，Nolla 10期	② 牙位 上前牙保留价值高	⑤ 拥挤 通过弓丝扩弓可获得萌出间隙	

图4-79 病例7"十全十美"·阻生牙诊疗逻辑表

2. PDCA——D执行过程

　　全口固定正畸治疗：通过弓丝扩弓及推簧推出11萌出间隙，协调上下弓形，更换至不锈钢方丝后，以整体牙弓作为支抗牵引11。必要时增加种植支抗钉辅助牵引。同期直立47，改善咬合关系。

3. PDCA——C复诊监控

　　1）治疗4个月（图4-80），图示通过推簧及弓丝，扩大牙弓宽度，扩展11萌出间隙。

　　2）治疗第21个月复诊拍摄CBCT（图4-81）显示11牵引出龈，出龈后松动Ⅰ~Ⅱ度，11牙根长度未见增加。

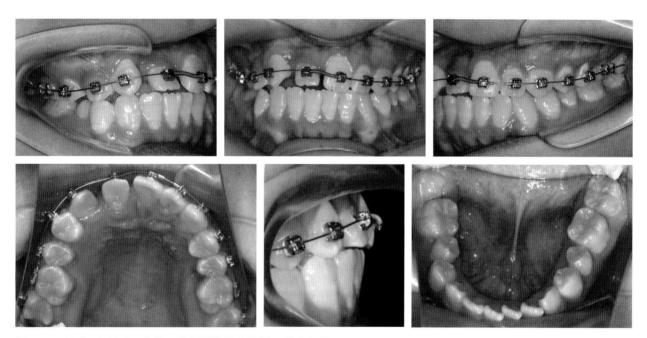

图4-80　治疗4个月时口内像，使用螺旋推簧扩展11萌出间隙

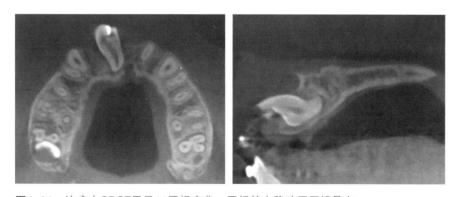

图4-81　治疗中CBCT显示11牙根弯曲，牙根基本移动于牙槽骨内

3）治疗第30个月（图4-82），复诊见11牙冠完全萌出，扭转尚存，局部出现约1mm的开𬌗。后续牵引11时添加了垂直牵引以加强支抗，并解决前牙开𬌗（图4-83）。同时使用种植支抗钉对47进行了直立。

4）治疗第36个月复诊拍摄的根尖片（图4-84）显示11、21牙根较短，11牙根向远中弯曲。

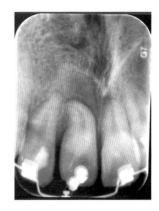

图4-82 治疗中根尖片显示11弯根，牙根较短

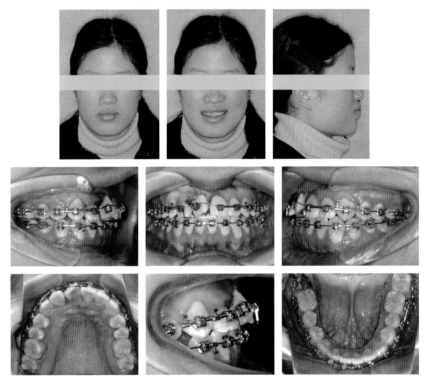

图4-83 垂直牵引解决开𬌗，同时双丝牵引11，主弓丝为0.017英寸×0.025英寸不锈钢方丝

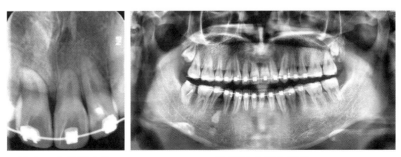

治疗36个月根尖片　　　　　　治疗38个月全景片

图4-84 治疗中X线片对比，治疗36个月根尖片显示11、21牙根短，11弯根；治疗38个月全景片显示11直立，11、21牙根短，47直立有效

5）治疗第45个月复诊及完成时（图4-85和图4-86）显示中线不调得到了一定的改善。上中线与面中线基本一致，面部的不对称改善，前牙正常覆

𬌗覆盖，咬合关系尚可。因下颌为骨性偏斜，故下中线不齐无法完全纠正（图4-86和图4-87）。

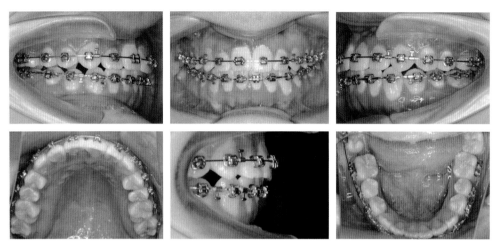

图4-85 治疗结束前口内像显示牙齿排列基本整齐，正常覆𬌗覆盖，磨牙中性关系

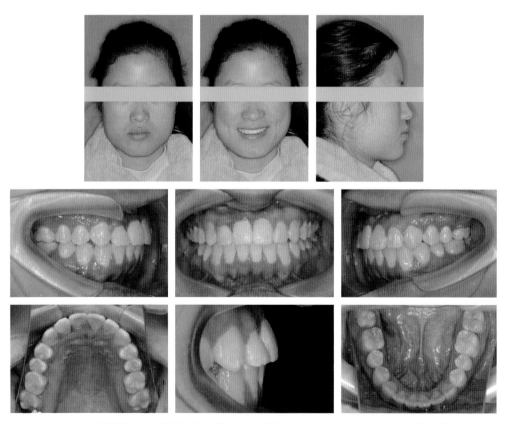

图4-86 治疗后面像和口内像显示上中线与面中线基本一致，面部的不对称改善，前牙正常覆𬌗覆盖，咬合关系尚可

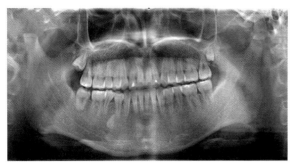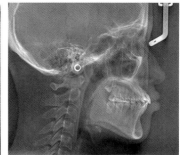

图4-87　治疗后影像学资料

4. PDCA——A小结&思考

病例特点：阻生牙发现及就诊时间晚，11已发育至Nolla 10期，且牙根弯曲角度接近150°反折、呈现三维轴向上的多维度扭转、牙根长度发育欠佳；阻生11的压迫导致12牙根吸收，前牙长期早接触导致21牙根吸收，上前牙牙根均较短；阻生牙未及时治疗，导致12、21向缺隙处移位，占据11萌出空间，中线偏斜，长期偏侧咀嚼，下颌双侧不对称生长，导致面部偏斜。

治疗目标调整：考虑整体咬合关系及牵引阻生牙过程中可能引导的牙槽骨改建经验，选择尝试牵引阻生牙。考虑骨性Ⅲ类，上颌牙弓中度拥挤，但有牙性扩弓空间，选择非拔牙矫治。

治疗策略要点——支抗设计：因为11是弯根牙，而且是根尖孔闭合，形成铆钉一样的阻力，牵引过程中需增加前牙支抗或增加非牙支抗，以免造成支抗牙的压低及牙根吸收，11出龈后使用双丝系统及轻力将11排入牙弓。

治疗反思：该病例涉及偏颌、牙根吸收、开窗牵引路径规划、支抗设计等诸多难点，治疗历时5年，牵引过程中的骨改建也不如替牙期患者快，虽最终达到较为理想的结果，但邻牙牙根吸收及中线偏斜等因切牙长期阻生导致的错𬌗畸形如若在替牙列早期介入或能有更大程度改善。提示儿童牙列及牙齿发育的错𬌗问题应尽早干预。

（彭怡然）

1. PDCA——P计划拟订

治疗前评估

患者基本资料

9岁女孩，主诉上前牙未萌2年。

治疗前照片与分析（图4-88）

颜面分析

正貌基本对称，比例良好，侧貌微凸面型，鼻

唇角正常，颏唇沟正常，颏位正常。

口内检查

初诊时显示多颗乳牙龋坏。62残根，24、25已萌出，11、21、22口内均未见。84早失，已行间隙保持。上颌牙列重度拥挤，下颌牙列中度拥挤，下颌Spee曲线较深。

治疗前影像学检查与分析

全景片（图4-89）显示11、21、22阻生，14牙根与13关系密切，45异位。

CBCT（图4-90）显示11、21发育至Nolla 8期，

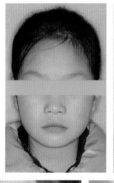
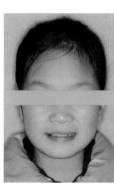
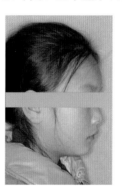
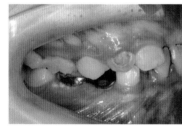
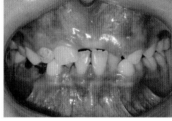
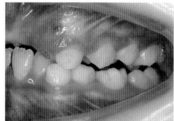
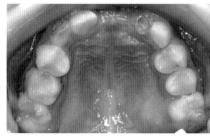
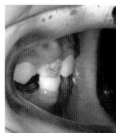
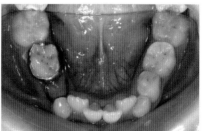

图4-88 治疗前面像和口内像显示多颗乳牙龋坏；62残根，24、25已萌出，11、21、22口内均未见；84早失，已行间隙保持；上颌牙列重度拥挤，下颌牙列中度拥挤，下颌Spee曲线较深

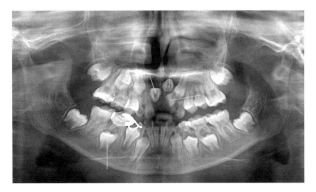

图4-89 治疗前全景片显示11、21、22阻生，23近中异位，14牙根与13关系密切，45异位

牙根弯曲。21冠根成角120°，根尖1/3处沿鼻底骨板再次向唇侧弯曲，位于22牙冠上方牙槽骨内；11冠根成角130°，牙根沿腭侧骨皮质弯曲，并在根尖1/3处再次90°弯曲向鼻底发育，牙槽骨高度低。22发育至Nolla 7期，牙冠颊舌向水平阻生，近中倾斜伴扭转。23近中倾斜异位，与22的牙根邻接紧密。

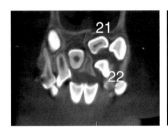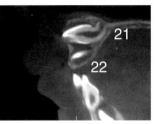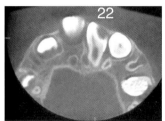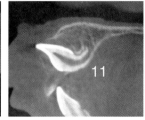

图4-90 治疗前CBCT显示11、21发育至Nolla 8期，牙根弯曲：21冠根成角120°，根尖1/3处沿鼻底骨板再次向唇侧弯曲，位于22牙冠上方牙槽骨内；11冠根成角130°，牙根沿腭侧骨皮质弯曲，并在根尖1/3处再次90°弯曲向鼻底发育，牙槽骨高度低；22发育至Nolla 7期，牙冠颊舌向水平阻生，近中倾斜伴扭转；23近中倾斜异位，与22的牙根邻接紧密

治疗计划

通过"十全十美"·阻生牙诊疗逻辑表（图4-91）评估，拟订治疗计划：11、22阻生牙牵引治疗，11、21牙根过于弯曲，预后不良，位置差，牙根唇侧开窗风险大，考虑牙列重度拥挤，恒牙期需拔牙矫治，拟恒牙期拔除11、21，12、22近中移动代替11、21。一期适当扩大上颌牙弓，牵引11、22，11牵引促进该处牙槽骨生长，以利于未来拔除11后12近中移动代替11。

2. PDCA——D执行过程

同期使用活动扩弓矫治器配合上颌局部固定矫治，闭式开窗牵引11、22，并将牵引皮链挂至不锈钢弓丝上。

3. PDCA——C复诊监控

1）治疗12个月（图4-92）显示牙根继续弯曲生长，随着牙冠转矩恢复正常，11根尖穿通唇侧骨皮质，牙槽骨高度较术前增加。

2）治疗16个月，一期治疗结束，11、22出龈，22水平唇向错位伴扭转，11牙冠唇向倾斜，牙根形态在唇侧黏膜可触及。

| PDCA循环第三阶梯
目标匹配策略

典型病例8
双侧中切牙阻生 | ③ 位置

21位于鼻底，与22重叠，开窗手术难度高 | ④ 弯曲

21冠根成角120°，根尖1/3处沿鼻底骨板再次向唇侧弯曲，位于22牙冠上方牙槽骨内；11冠根成角130°，牙根沿腭侧骨皮质弯曲，并在根尖1/3处再次90°弯曲向鼻底发育，牙槽骨高度低 | ⑥预后及策略选择

11、22阻生牙牵引治疗，11、21牙根过于弯曲，预后不良，位置差，牙根唇侧开窗风险大，考虑牙列重度拥挤，恒牙期需拔牙矫治，拟恒牙期拔除11、21，12、22近中移动代替11、21。一期适当扩大上颌牙弓，牵引11、22，11牵引促进牙槽骨生长，以利于未来拔除11后以近中移动代替11。治疗计划：一期：拔除21，牵引22、11；维持11牙根于骨内，为后续矫治/修复做准备。二期：拔除11，以12、22代替11、21，13、23代替12、22排牙 |
| ① 发育

9岁，替牙期；11、21发育至Nolla 8期，牙根弯曲；22发育至Nolla 7期 | ② 牙位

上前牙，保留价值高，但牙根弯曲严重，12、22牙根直 | ⑤ 拥挤

患者上颌重度拥挤，下颌中度拥挤，牵引间隙不足，恒牙期需减数拔牙矫治 | |

图4-91　病例8"十全十美"·阻生牙诊疗逻辑表

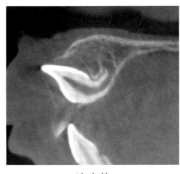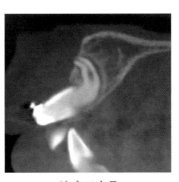

治疗前　　　　　　　　治疗12个月

图4-92　治疗前和治疗12个月CBCT影像，后者见11牙根唇侧骨皮质开窗，牙槽骨高度生长良好

4. PDCA——A小结&思考

1）病例特点：阻生牙数量较多，21、11均处于Nolla 8期，且21位置较深，牙根弯曲度大，外科手术创伤较大，上下颌牙列拥挤度大，上颌拥挤度无法通过单纯扩弓解决。

2）治疗目标调整：综合病例特点和后续治疗，考虑整体咬合关系及牵引阻生牙过程中可能引导的牙槽骨改建经验，选择尝试牵引并维持11牙根于骨内，为后续矫治/修复做准备；拔除21。

待解决的问题

治疗后（图4-92）患者仍存在侧方牙群的拥挤。对于冠根成角的阻生牙，有文献表明，若牙根直立、发育良好，可将牙根保持于骨内，行根管治疗后截冠、修复，牙冠能排入牙弓，也可将冠排入牙弓，牙根行根尖手术截根[34-35]。但这个患者牙根弯曲程度高，冠根成角90°，且牙列为重度拥挤，那么后续方案则有所不同，需要进入下一轮PDCA。

5. 新一轮PDCA——P计划拟订

二期治疗前照片与分析

二期经过间隙分析，患者重度拥挤，安氏Ⅰ类，深覆𬌗、深覆盖，Spee曲线深。需拔除11、34、44。口内检查（图4-93）显示此时已拔除11，前牙区的牙槽骨高度和厚度较为理想。

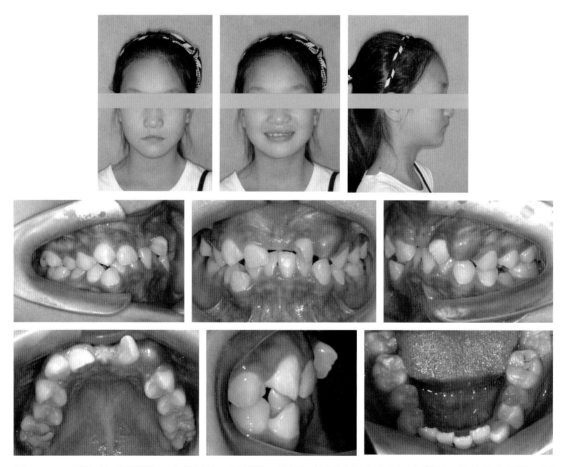

图4-93 二期初诊时面像和口内像显示11已拔除，前牙区的牙槽骨高度和厚度尚可；牙弓重度拥挤，深覆𬌗、深覆盖，Spee曲线深

二期治疗前影像学检查与分析

影像学检查（图4-94）显示11、21缺失；14根尖圆钝，13根尖区弯曲，22扭转、牙根短，前牙区牙槽骨高度足够。

头影测量分析（图4-95）显示患者为骨性Ⅰ类，均角；安氏Ⅰ类；上前牙直立，下前牙略舌倾。

二期治疗计划

1）拔除34、44、11。

2）排齐整平牙列，打开咬合。

3）12、22代替11、21，13、23代替12、22，成年后牙周修整及修复改形。

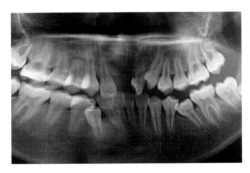

图4-94　二期初诊时全景片显示11牙槽骨高度尚可

6. 新一轮PDCA——D执行阶段

固定矫治治疗结束时的口内像（图4-96）显示13、23代替12、22，12、22代替11、21。牙龈为厚龈生物型。

7. 新一轮PDCA——C复诊监控

患者结束时前牙正常覆𬌗覆盖，磨牙关系Ⅰ类，12、22牙龈形态及牙槽骨厚度良好，后续进行牙龈修整和13、23改形即可。患者自觉美观程度可（图4-97和图4-98），不同意现阶段改形，建议患者成年后再根据美观需要做进一步的治疗决定。

病例8PDCA治疗流程和小结

1）该病例发现太晚，已形成多颗牙阻生，弯曲牙根根尖孔接近闭合，预后差。牙列重度拥挤，恒牙期需要减数拔牙。

2）治疗目标调整：从阻生牙牵引入牙弓行使美观功能的目的调整为，将阻生牙作为"工具牙"促进牙槽骨生长，为二期排齐做准备。

3）考虑侧切牙代替中切牙的远期牙槽骨厚度及

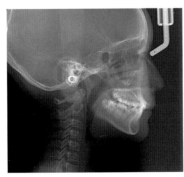
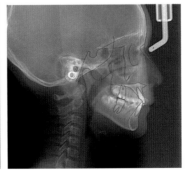

图4-95　二期初诊时头颅定位侧位片和头影测量描记图显示为骨性Ⅰ类

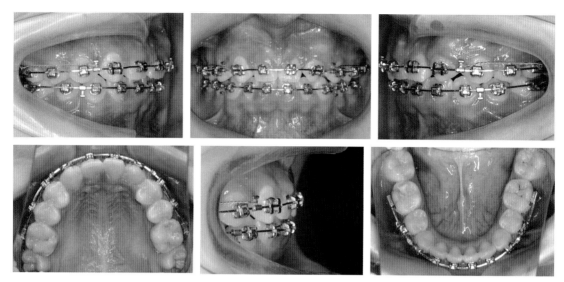

图4-96 治疗结束前口内像

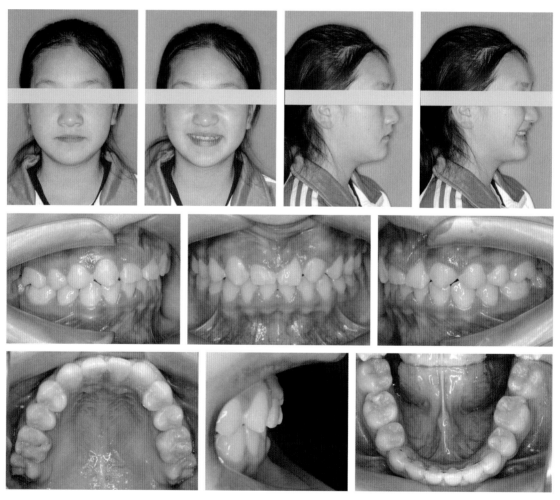

图4-97 治疗后面像和口内像显示直面型，口内前牙正常覆𬌗覆盖，磨牙关系Ⅰ类，12、22牙龈形态及牙槽骨厚度良好

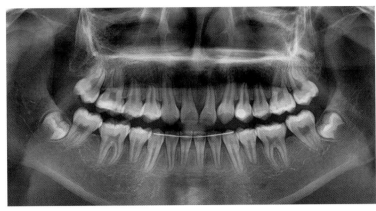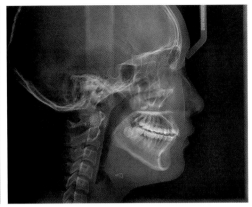

图4-98 治疗后影像学资料

牙龈美观。

4）难点：拔牙取舍难度，拔牙时机，沟通交流，治疗耗时长。

8. 新一轮PDCA——A小结&思考

思考

重度拥挤患者，考虑二期减数拔牙方案时，阻生牙的去留如何抉择？

多颗牙阻生、重叠度高，两败俱伤时，应根据阻生牙状态及颌面错𬌗畸形情况进行判断，决定牵引顺序及拔除无法保留的患牙。

临床策略

牙槽骨的生长有利于后续正畸治疗牙移动及种植修复。前牙因涉及美观，儿童拔牙后牙槽骨高度、宽度的生长受限及骨吸收应考虑在内。当牙列重度拥挤时，需从牙弓拥挤程度、磨牙关系、颌骨关系、阻生牙状态多维考虑治疗方案。即便是需要拔除的阻生牙，也可在为保存骨量的前提下进行牵引。需与家长和患者沟通配合，在患者依从性高的情况下实施。

（彭怡然）

PDCA循环第三阶梯·目标匹配策略小结

病例6～8的特点是牙根弯曲度大且牙根发育差、多颗牙阻生、重度拥挤、埋伏较深、恒牙期、邻牙牙根吸收；阻生牙的诊疗决策强调"以终为始"的思考逻辑，最终希望"让骨生长"而尝试牵引，即使牵引失败或后续综合评估需要减数，正畸牵引引导牙槽骨改建依然是有意义的，因其为后续修复治疗方案提供了更有利的条件。阻生牙的诊疗决策也不再局限于根据拥挤度和牙根形态、发育情况来做简单的判断；反复的PDCA循环是为了不断优化总结以达到目标匹配策略（图4-99）。

综上所述，阻生牙治疗策略的制订并非是一成不变的思维固化，而是在遵循以下治疗原则和逻辑推理的基础上总结出的规律：

（1）**准确把握治疗原则**："早发现、早诊断、早治疗"是阻生牙矫治的原则。

（2）**进行口腔影像学的相关评价**：口腔影像学检查，尤其是CBCT三维图像分析是整个阻生牙诊疗逻辑表的核心检测手段与疗效评价标准之一。及时

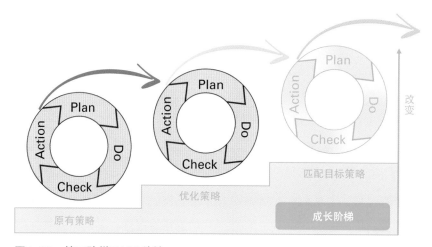

图4-99 第三阶梯PDCA总结

发现阻生牙，并对其位置、形态、邻接关系、牙周组织健康状况进行评价，可为治疗策略选择提供客观依据。

（3）**评估阻生牙预后：** 在阻生牙的各项评价指标中，初诊时牙根的位置与形态是最为重要的影响因素。作为静态评价，影像学评估无法提供动态参考，因此，需要医生在随访中主动把控监测的时间节点。

根据临床实践，本书主创团队提供以下参考：①去除病因，如牙瘤、多生牙、慢性根尖周炎的乳牙等，观察3个月，若无明显萌出或方向改善，则纳入矫治；②阻生牙的最佳牵引时间为Nolla 7–8期，即牙根发育早期；③阻生牙牙根在三维轴向上弯曲的复杂程度与阻生数量同样值得关注；④阻生牙的位置及外科手术创伤大小也应纳入考量；⑤全局考虑儿童牙槽骨、牙根、颜面、颌骨的发育情况，对阻生牙的去留、牙槽骨的生长进行远期综合考量。⑥以最终恢复前牙美观为导向，遵循"保牙留骨"原则，必要时可进行策略性牵引或根管治疗，儿童拔牙时机根据修复或后续常规正畸方案综合考量。

（4）**制订正畸治疗计划：** 阻生牙的治疗目标与整个口颌系统的发育密切相关。对患者病史、颌骨发育甚至是行为习惯的评价都将影响最终恒牙列的咬合状态。虽然因阻生牙的复杂性和特殊性在本章独立成篇，临床中阻生牙却是多学科交叉最常见的诊疗内容，涉及口腔外科、口腔修复科和正畸牵引治疗的统筹安排，治疗周期较长，矫治器设计灵活且流程复杂，是动态评估要求较高的诊疗项目。因此在制订治疗策略时应有"以终为始"的全局观和多元思维。

（王璟　邓舒文）

4.4　圆桌总结

PDCA循环作为管理学中的通用模型，在阻生牙的诊疗决策中有着独特的应用优势。通过这个"质量环"，既能重新审视现有的治疗方法，高效复盘优化治疗方案；又能聚焦未解决的问题，并验证假设、总结纠偏，还能不断延展和自我提升。因为PDCA并不是在同一水平上循环，每一次循环，就能解决一部分问题，得到一部分结论，并记录固定下来。到下一次循环，又有了新的目标和内容，更上一层楼。这样周而复始，快速提升诊疗逻辑的同时，稳定地输出结论，不断地完善诊疗流程。

本章引入PDCA循环的思维方式，通过阻生牙诊疗决策的关联因素分析，并结合大量临床病例进行阻生牙诊疗逻辑PDCA循环的应用解析。既有传统病例在PDCA逻辑下的拆解，又有经验总结和猜想验证的过程，最终得到便于临床上进行阻生牙的诊疗决策及预后评估的"十全十美·阻生牙诊疗逻辑表"。

对于阻生牙的治疗，有诸多因素会影响临床决策，总结如下（图4-100～图4-102），临床医生需要根据患者情况进行综合考量。例如阻生牙的对侧同名牙牙根的发育程度、阻生牙的位置、牙根弯曲的部位、阻生牙牙根发育的程度、患者错𬌗畸形的类型及拥挤度等。正如前文中这些阻生牙病例的经验教训也提醒大家，乳牙龋坏防治及儿童口腔早期监控的重要性。

对于弯曲阻生牙，一定要尽早开始干预，同时治疗计划必须充分考虑患者的后续矫治、修复方案。如果是预后不好的弯根牙，在条件允许且患者、家长能够接受的情况下，对未来不能保留的弯根牙也可以以保存牙槽骨的目的进行牵引。治疗中需要随时关注牙根发育情况及与邻牙的关系，防止牙根吸收和支抗丧失（图4-90）。

对阻生牙而言，它的结局并不是真正的结束。"以终为始"的真正意义始终是良好的咬合关系、健康的牙周组织，以及美观的唇齿关系。在以往成功经验中得到"保牙/留骨"，不单纯局限在阻生牙的"终局"，而是以更长远的恒牙列矫治/修复目标进行综合考虑，思考逻辑严谨的前提下，勇于尝试，总结经验，不断优化！这才是"以终为始"！

正畸医生的迭代成长过程跟PDCA环阶梯式上升的过程其实是一致的。不论是正畸"小白"，还是资深专家，每个人都是在自己目前所处的阶段不断地进行认知迭代，不断地总结经验得失，从而逐步提升自己的临床诊疗水平。正畸治疗的最终目标从未改变，我们都在各自的PDCA循环中不断追求"完美"，殊途同归的探索之路上，与君共勉！

（王璟）

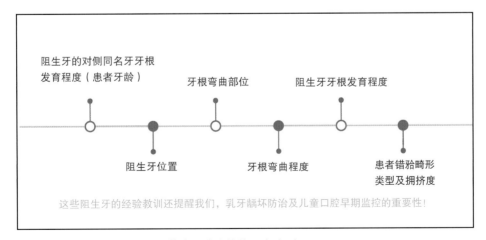

图4-100 影响阻生牙治疗及整体正畸决策的因素（1）

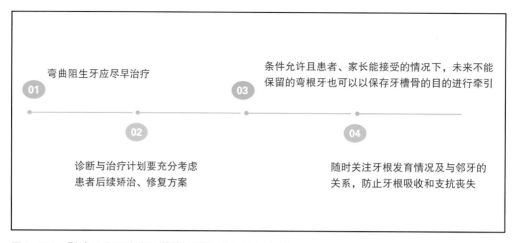

图4-101　影响阻生牙治疗及整体正畸决策的因素（2）

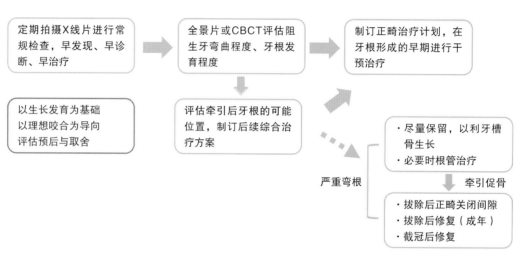

图4-102　儿童阻生前牙治疗策略总结

4.5　答案之书

这一章节全面展示了阻生前牙的诊疗决策，并进行了深入系统的总结讨论，并引入了管理学的PDCA模式。其实我们的临床学习过程也完全符合这一模式，医生需要诊断设计、方案实施、疗效检查及疗效评估反思改进。正畸领域尚有许多未知的东西，很多环节尚不清楚甚至存在错误认知。其实很多共识都有其使用前提，这些问题困扰着很多同行，非常值得思考。

1. PDCA循环之后倾弯的思考

例如曾经困扰我的后倾弯的临床使用及意义，用PDCA循环阶梯就更容易梳理清晰：在最早的临床实践中，即第一个阶梯的PDCA循环里，我们的目的仅仅是验证后倾弯对矢状向的支抗加强；随着认识的深入，在多次循环总结后，逐渐体会到后倾弯对垂直向支抗的作用，并进入到PDCA循环的第二阶梯，开始验证；在前两次结论得到证实后继续

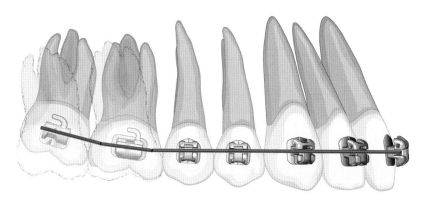

图4-103 后倾弯的作用：给予上后牙后倾力矩，有利于维持上颌正常的补偿曲线，加强支抗，防止上后牙近中倾斜而导致下颌顺旋、后牙形成咬合干扰的支点

总结，直到更加细致地理解后倾弯存在避免后牙咬合干扰的重要意义（图4-103）。

2. PDCA循环之Tweed三角的思考

最早使用Tweed三角时，感觉这是一个很简单且实用的方法，它很好地解决了高角、低角、均角患者下前牙的定位问题；但是后来发现，很多时候Tweed三角做出来的下切牙定位在临床的使用有问题。那么问题出在哪里呢？

随着第一个PDCA循环的实践和总结，我们意识到很多患者其实是一种掩饰性治疗，可能是个骨性Ⅱ类、骨性Ⅲ类，而Tweed三角主要是考虑了垂直向问题的补偿和掩饰，并未提及矢状向。带着这个问题，我们开始尝试加入矢状向这一维度的考量，发现有的教科书会提到对于骨性矢状向不调的时候应该做折中的处理。那么这个折中又该怎样量化呢？没有人告诉我们答案，这些问题就需要自己去做研究。我们团队这方面也做了一些工作，将不同的矢状向评估指标引入临床的PDCA循环实践和总结，最后得出的结论：Tweed三角需要把ANB角，也就是矢状向的问题考虑进去，这样将矢状向

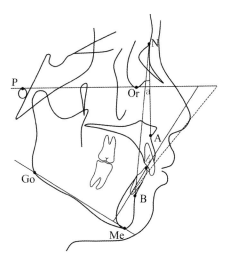

图4-104 随着ANB角（a）的增大，理想的下前牙角度（b）也要增加，唇倾代偿以适配

和垂直向的问题全部综合进去，就能更加适用于临床（图4-104）。

3. PDCA循环之颌间牵引的思考

最初学习正畸的时候大家经常会使用颌间牵引，我们只看到了颌间牵引带来的矢状向效应，但是经常会忽略其副作用，比如它的垂直向效应。

在接触了Tweed技术和理论以后，会发现原来颌间牵引需要下后牙备抗，需要上前牙做垂直向控制，需要做前牙的转矩控制等。简言之，颌间牵引不应该把𬌗平面变得更陡，否则会抵消掉矢状向取得的效应，就会引起垂直向失控。

4. PDCA循环之方丝弓和带状弓的思考

以前方丝弓技术阶段大家所用的方丝颊舌向是宽面，𬌗龈向是窄面。那时候如果我们把钢丝立起来放，大家肯定会觉得，这简直是犯了一个相当大的错误。后来当我接触了舌侧矫治技术，慢慢意识到使用带状弓也有它的优点。以前使用的是水平向槽沟，当我们把槽沟翻过来用成一个垂直向的，就会发现它在转矩控制、垂直向控制等方面有其独特的优势。

综上所述，随着我们接触的临床病例越来越多，随着我们自我反省和临床思考的不断加深，就会意识到很多事情都有它的两面性，我们不该遇到问题立刻就全盘否定或者全盘肯定。正如开篇引言中所说，我们要避免陷入非此即彼的"二元偏误"之中。让我们永远保持谦虚，永远保持多一分怀疑、多一分思考，事实上临床思维绝对不是1+1=2，它是逻辑推理和反思改进。不论你多么"菜鸟"，或者多么资深，让我们从现在开始，各自开启自己的PDCA循环，不断思考，不断成长，追求我们各自的正畸第一性！

（王军）

参考文献

[1] 赵志河. 口腔正畸学[M]. 北京: 人民卫生出版社, 2020.

[2] Grover PS, Lorton L. The incidence of unerupted permanent teeth and related clinical cases[J]. Oral Surg Oral Med Oral Pathol, 1985, 59(4):420–425.

[3] 钟燕雷, 曾祥龙, 贾绮林, 等. 上颌尖牙埋伏阻生的临床分析[J]. 中华口腔医学杂志, 2006, 41(8):483–485.

[4] 王笑辰, 王林, 谷妍, 等. 上颌中切牙垂直埋伏阻生矫治疗效的锥形束CT分析[J]. 中华口腔医学杂志, 2019, 54(11):739–744.

[5] Pirinen S, Arte S, Apajalahti S. Palatal displacement of canine is genetic and related to congenital absence of teeth[J]. J Dent Res, 1996, 75(10):1742–1746.

[6] 陈扬熙. 口腔正畸学——基础、技术与临床[M]. 北京: 人民卫生出版社, 2012.

[7] 傅民魁. 口腔正畸专科教程[M]. 北京: 人民卫生出版社, 2007.

[8] 许来青, 姜曚, 丁虹, 等. 埋伏阻生牙的定位及诊断[J]. 中国实用口腔科杂志, 2012, 5(11):641–645.

[9] Tarsitano JJ, Wooten JW, Burditt JT. Transmigration of nonerupted mandibular canines: report of cases[J]. J Am Dent Assoc, 1971, 82(6):1395–1397.

[10] Howard RD. The anomalous mandibular canine[J]. Br J Orthod, 1976, 3(2):117–121.

[11] 张静, 何星, 王虎. 尖牙的迁徙[J]. 国外医学口腔医学分册, 2005, 32(04):264–265.

[12] Mupparapu M. Patterns of intra-osseous transmigration and ectopic eruption of mandibular canines: review of literature and report of nine additional cases[J]. Dentomaxillofac Radiol, 2002, 31(6):355–360.

[13] 何星, 张静, 王虎, 等. 尖牙的生理性与病理性迁徙的临床分析[J]. 临床口腔医学杂志, 2006, 22(04):217–220.

[14] Hamasha AA, Al-Khateeb T, Darwazeh A. Prevalence of dilaceration in Jordanian adults[J]. Int Endod J, 2002, 35(11):910–912.

[15] 王扬, 乔旖旎, 徐舒豪, 等. 上颌埋伏阻生的弯曲中切牙正畸牵引CBCT影像分析[J]. 临床口腔医学杂志, 2018, 34(6):348–351.

[16] Shewhart WA. Economic control of quality of manufactured product[M]. Milwaukee: American Society for Quality Control, 1980.

[17] Deming WE. 转危为安[M]. 钟汉清译. 北京: 机械工业出版社, 2016.

[18] 谭桂萍, 陈灵. 应用CBCT分析上颌阻生尖牙的位置及邻近切牙牙根吸收的情况[J]. 影像研究与医学应用, 2022, 6(15):31–33.

[19] 谢贤聚, 厉松, 白玉兴. 替牙期错𬌗畸形的早期矫治[J]. 中华口腔医学杂志, 2022, 57(8):805–810.

[20] Baccetti T, Leonardi M, Armi P. A randomized clinical study of two interceptive approaches to palatally displaced canines[J]. Eur J Orthod, 2008, 30(4):381–385.

[21] Ericson S, Kurol J. Early treatment of palatally erupting maxillary canines by extraction of the primary canines[J]. Eur J Orthod, 1988, 10(4):283–295.

[22] 刘冉冉, 刘莉, 邵珊珊, 等. 正畸患者埋伏阻生前磨牙的X线特点分析[J]. 中华口腔正畸学杂志, 2018, 25(3):140–143.

[23] Sun H, Hu R, Ren M, et al. The treatment timing of labial inversely impacted maxillary central incisors: A prospective study[J]. Angle Orthod, 2016, 86(5):768–774.

[24] Shi X, Xie X, Quan J, et al. Evaluation of root and alveolar bone development of unilateral osseous impacted immature maxillary central incisors after the closed–eruption technique[J]. Am J Orthod Dentofacial Orthop, 2015, 148(4):587–598.

[25] Bedoya MM, Park JH. A review of the diagnosis and management of impacted maxillary canines[J]. J Am Dent Assoc, 2009, 140(12):1485–1493.

[26] Grisar K, Nys M, The V, et al. Long–term outcome of autogenously transplanted maxillary canines[J]. Clin Exp Dent Res, 2019, 5(1):67–75.

[27] Grisar K, Chaabouni D, Romero L, et al. Autogenous transalveolar transplantation of maxillary canines: a systematic review and meta–analysis[J]. Eur J Orthod, 2018, 40(6):608–616.

[28] 白璐, 刘奕. 自体牙移植预后影响因素[J]. 中国实用口腔科杂志, 2014, 7(05):304–307.

[29] Zachrisson BU, Stenvik A, Haanaes HR. Management of missing maxillary anterior teeth with emphasis on autotransplantation[J]. Am J Orthod Dentofacial Orthop, 2004, 126(3):284–288.

[30] 葛立宏. 儿童口腔医学[M]. 北京: 人民卫生出版社, 2020.

[31] Nolla CM. The development of permanent teeth[J]. J Dent Children, 1960, 27(4):254–266.

[32] 王秀颖, 孙浩, 戴微微, 等. 导杆式矫治器治疗上颌唇侧倒置埋伏中切牙[J]. 口腔医学研究, 2014, 30(12):1149–1152.

[33] 陈慧霞, 李媛, 沈云娟, 等. 替牙早期上颌阻生中切牙矫治过程中的支抗控制[J]. 口腔医学, 2016, 36(12):1121–1123.

[34] Wei YJ, Lin YC, Kaung SS, et al. Esthetic periodontal surgery for impacted dilacerated maxillary central incisors[J]. Am J Orthod Dentofacial Orthop, 2012, 142(4):546–551.

[35] Xuan K, Zhang YF, Liu YL, et al. Comprehensive and sequential management of an impacted maxillary central incisor with severe crown–root dilacerations[J]. Dent Traumatol, 2010, 26(6):516–520.

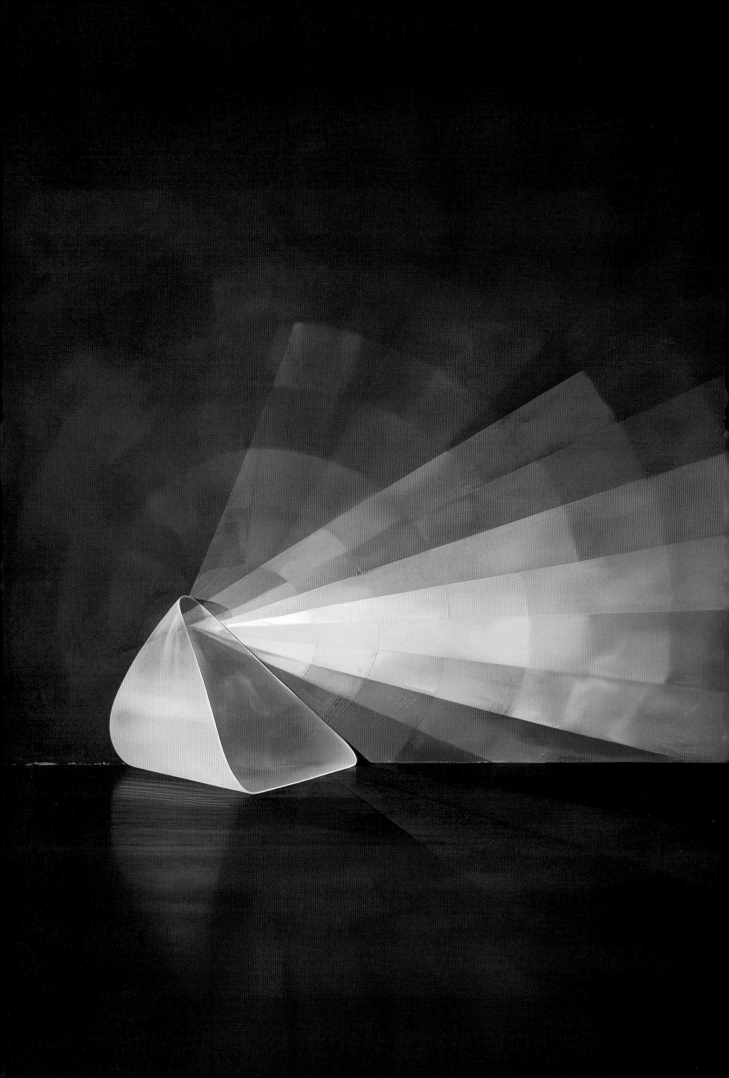

5 CHAPTER

第5章

正畸医患沟通策略
（"棱镜思维"）

引子：早期矫治中沟通的重要性

医者的4个"救生圈"（图5-1）：技术魅力与呈现、爱心与人格魅力的表达、温暖陪伴、信仰与生命哲学的感悟与支撑（灵魂抚慰）。

——美国肿瘤社会学家霍兰教授

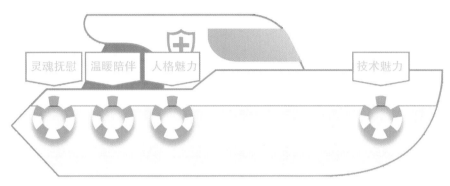

图5-1 医者的4个"救生圈"

医学从来不只是纯粹的科学，远比科学复杂。作为医者，不仅与疾病打交道，还要与疾病背后来自不同阶层、具有不同遭遇的患者及其家属打交道。医者的使命到底是什么？我国外科之父裘法祖教授曾说过："德不近佛者不可为医，才不近仙者不可为医。"除了精湛的医术，医者还需要博雅、仁爱、笃行，具有博大的胸怀。医学虽然不能百分百治愈疾病，但基于患者对医生的信任和期望，它总是能给予患者安慰。因此，医生应是患者温暖、博学且值得信赖的朋友。

倾听的重要性

正如古希腊哲学家德谟克利特所说："只愿说而不愿听，是贪婪的表现。"医生要先聆听患者的诉求和期望，理解患者，支持患者，让患者能够意识到医生愿意为自己解决顾虑，在细致耐心的疏导和解释中，为其提供个性化的治疗方案。在医患沟通中，只有善于倾听的医生才能更加全面地了解患者的情况。

人际沟通技巧的必要性

正畸治疗有很大的选择性，医生可以提供美观、功能的方案选择，但并不是唯一的选择。除了严格把控适应证外，医生必须有清晰、明确的思路和认知，有良好的沟通策略和技巧。既要从专业角度提供最适合患者的治疗方案，也要考虑患者的经济情况和特殊需求。

掌握好人际关系技巧，既有利于把握患者的需求，保持良好的医患关系，也能掌控沟通的节奏，减少误会。在沟通中要给患者反应和消化的时间，说得太多或者听得太少可能都无法把握患者的真实需求。沟通中医生可配合使用非语言沟通，例如恰当的眼神交流、微笑表情等，也可根据所在机构的实际状况因地制宜，为患者提供个性化的服务。

早期矫治医患沟通的特殊性

鉴于儿童身心发育特点，决策者和患者通常是不一致的，除了患者本人，医生还要面对患者家长，甚至需要理解并面对患者的整个家庭。这也致使早期矫治的医患沟通往往更为复杂，必须平衡孩子的需求和父母的期待，确保治疗方案得到家庭成员的共同认可。

在治疗全程中，医生必须顾及孩子的感受，因为他/她是独立的个体，也是我们要与之合作的最重要的人。要打开孩子的心扉，并不是一件容易的事情。著名教育家蒙台梭利（Montessori）[1]在《童年的秘密》一书中曾提出"儿童是成人之父"。医生需要从孩子的视野去观察和体会其情感需求及心理发展，才能了解孩子的特点，成为孩子的朋友。因为孩子也是需要被尊重且有独立意识的人。

除此之外，医生还需要根据不同情况与儿童及其家长进行沟通，如何在预防、阻断和治疗错𬌗畸形时与他/她打交道，从而获得对儿童来说最好的结果。医生应为儿童和家长提供一种真诚、积极且有同理心的环境，这样医患之间的沟通才会更加顺畅和融洽，其就诊的成功率、持久度和满意度也更有保障，儿童的依从性也将得到提升。尤其是制订治疗计划之前，应充分倾听和沟通，让患者和家长说出心中的顾虑，防患于未然，以免错失重要信息，同时也可以提高工作效率。

早期矫治医患沟通的说明技巧

在早期矫治的沟通过程中，由于专业信息的不对称，患者及家长往往很难理解医生描述的专业内容，尤其是治疗计划和效果方面。医生需要逻辑清晰、声情并茂地讲解，可借助其他手段（例如图片、视频、动画等），帮助儿童及家长更好地了解正畸治疗计划（图5-2和图5-3）。例如治疗过程中孩子会有什么感受？治疗所需要的时间、所需要配合的事宜（包括按时复诊、保持良好的口腔卫生、避免矫治器的损坏、脱落或遗失等）；治疗计划中所涉及的例如拔牙矫治的原因，内收之后的效果和限制；治疗过程中例如适应期的感受、治疗持续时

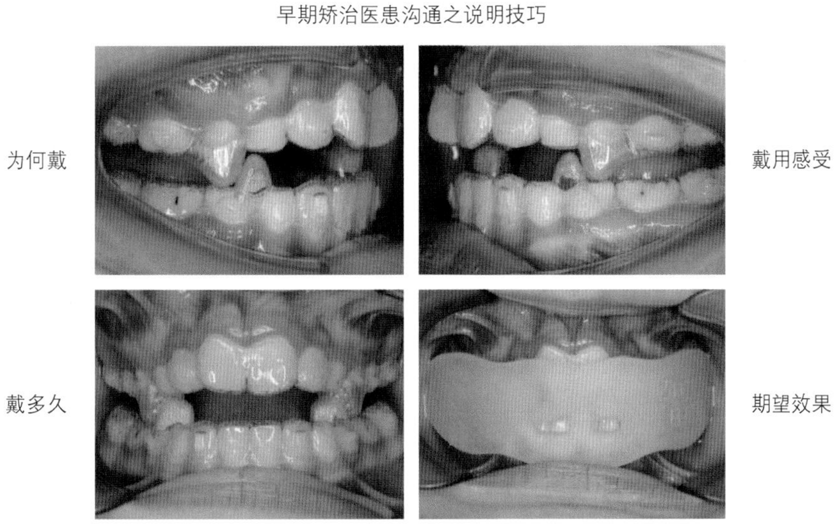

早期矫治医患沟通之说明技巧

图5-2 该患者的治疗计划拟佩戴双𬌗垫无托槽隐形矫治器+唇颊肌屏障，可配合使用图片跟孩子和家长说明为何戴、戴多久、戴用的感受和期望达到的效果

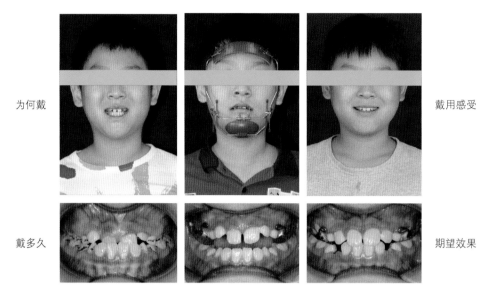

为何戴   戴用感受

戴多久   期望效果

图5-3 该患者的治疗计划拟佩戴面具前牵引矫治器，治疗前需向孩子和家长说明为何戴、戴多久，戴用的感受和期望达到的效果；该患者配合良好，前牙反𬌗得以纠正，治疗后建立了正常的前牙覆𬌗覆盖关系

间、疼痛的处理方式、复诊周期等，以及矫治结果的保持和复发；所需佩戴的矫治器、功能矫形装置、种植支抗钉的相关注意事项等。

正畸医生常遇到的异议是患者及家长不赞同治疗方案，提出质疑或者拒绝接受治疗，主要涉及治疗价格、治疗时长、疼痛、恐惧等。医生在处理临床异议之前要先厘清自己的思路，鼓励患者及家长畅所欲言，耐心询问，答疑解惑。

早期矫治治疗计划的落地执行有赖于孩子及家属的配合，这不仅需要技术和理论的支持，更需要能走进孩子内心，和他们成为朋友。每个成人都曾经是个孩子，从这个角度看，去理解孩子的感受，或许会有意想不到的收获。

（王璟）

5.1 思维模型："棱镜思维"

5.1.1 模型概述

"棱镜思维"是一种关于分类方法的思维方式，越是细分就越接近客观真实。每个人都像一道光，用棱镜照射会显示出不同的色彩。如同阳光，在三棱镜的折射下会显示出丰富的光谱。"棱镜思维"能让人看到事物的复杂性，进而帮助我们更准确地把握对方内心的真实需求。每个人都是立体和复杂的，同一个人在不同环境中也会展现出完全不同的状态。因此在正畸初诊评估时，如何决策是否接诊，除了硬核的技术能力外，也很考验医生识人断物的能力。医生需要有效地洞察患者在不同环境中、不同状态下、不同层次的需求，并在此基础上完善个性化的沟通策略，方可建立良好的医患关系。

5.1.2 圆桌嘉宾思维对话

刘彧：璟教授，你为什么会想到做"医患沟通"专题呢？

王璟：在临床上只有专业技能是不够的，哪怕技术很好，如果不明白患者的需求，没有很好地沟通，最终可能也很难实现治疗目标。因为正畸治疗本身需要患者的高度配合，而医生需要跟患者进行很多的沟通和交流。尤其当下患者的需求是非常多元的，他们会有越来越多的治疗选择，其中也包括对医生的选择，所以就增加了这个主题。因为医患沟通是我们永远绕不过去的话题。那么我想听听两位嘉宾，对于"医患沟通"这个专题有什么想跟大家分享的？

邓潇：作为一名医生，对于医患沟通的重要性我感触很深。之前在公立医院就职时，我曾在医务科工作了3个月，那段时间集中处理了许多投诉纠纷，发现90%的投诉都不是因为医生技术差或者医疗质量不好，而是因为沟通不到位。正所谓沟通的"大问题"，临床技术的"小问题"。比如治疗过程和结果都没问题，可能就是医生一句话没有说到位或者话说得生硬了些，刚好触碰到患者在意的那个点，便引发了投诉，这充分说明了医患沟通在整个医疗行为中的重要性。我们首先要能明确患者的需求，知道患者想要什么，才能做好后续的治疗。尤其正畸又是一个与美学相关的专业，所谓"千人千面"，每个人想要的都不一样，医生必须清晰地理解患者想要什么，而不是医生自己所认为的患者该要什么，这二者的区别很重要。

王璟：对的，邓潇博士刚提到一个词叫作"千人千面"，如果把每个人都比作一道光，当你用玻璃去看这道光时，都是一样的颜色；如果把玻璃换成一个棱镜再去看的话，它就会折射出不同的色彩，而这些不同的色彩，我们可以把它看作不同的患者在诊疗过程中，不同问题背后的真实需求。医生们要尝试让自己变成一个棱镜，折射出患者需求的这道光。只有洞察到患者个性化的细分需求，才能够满足对方的治疗期望。因此，这也对医生提出了一个更高的要求，不仅要掌握好临床专业技能，还要学会洞察患者的需求，进而才能更好地满足其治疗需求。学会"棱镜思维"——用每一道光照出对方内心原本的色彩，这样才能和患者更好地沟通，处理好林林总总的临床问题。

刘彧：两位嘉宾都说得非常好，大家是不是都想知道怎样才能把"棱镜思维"更好地应用在临床的医患沟通当中呢？文中编委老师们将通过角色扮演"实景小剧场"的形式来呈现医患沟通的故事。

（王璟 刘彧 邓潇）

5.2 正畸医患沟通故事——实景小剧场

5.2.1 主要出场人物介绍

梁荃：正畸医患沟通故事的串讲人。

邓舒文：正畸医患沟通故事的撰稿人。

赵璐：体察入微的儿牙医生，擅长儿童行为管理。

王龙凤：专业能力强，沟通接诊有技巧的正畸医生。

丁锐：生物力学达人，擅长形象化讲解的正畸医生。

5.2.2 思维火花

在现代医学持续进步与技术日益精进的背景下，医患沟通的重要性逐渐凸显，成为医疗环节中不可或缺的一环。沟通，作为连接医患双方不同见解、观点和认知的桥梁，有助于建立共同认可的理念，化解潜在的矛盾。而矛盾背后的深层原因，往往比矛盾本身更为复杂且值得深思。

传统观念中，医生多侧重于临床技术和口腔专业知识的解答，然而，实际上医患沟通是一门更为深奥的学问。特别是在儿童早期矫治诊疗过程中，鉴于儿童身心发展的特性，决策者与患者之间往往存在不一致性。除了患者本人，医生还需要与患者家长进行深入交流，这就要求医生必须全面理解并应对患者的家庭环境。这包括但不限于与患者的父母，甚至隔代长辈进行沟通。在此过程中，医生需要清晰梳理每个家庭成员的口腔健康观念、家庭关系以及育儿理念的差异，这些对于提升早期矫治诊疗的沟通效果至关重要。

（梁荃）

在日常诊疗工作中，正畸医生会频繁地与众多患者交流，这些患者都带着各自的期许而来，他们的需求不仅限于功能和美观的改善，更涵盖了深层次的社交和生活需求。为了全面而准确地把握患者及其家属的需求，医生需要展现出高超的技巧和持久的耐心，深入理解他们的家庭背景、职场环境、育儿观念、美学标准以及心理状态等多维度因素。在此基础上，医生应在确保专业技术和患者安全的前提下，灵活调整诊疗方案，合理安排诊疗流程，以实现治疗效果的最优化。

（王龙凤）

我们观察到，除了对疾病的直接诉求外，患者还常伴随着生活中的种种困扰、焦虑情绪以及对治疗结果的迫切期望。这些非医疗性的诉求，均需医生予以深入理解和全面考量。有时，部分家长可能存在一些误解，例如认为替牙期的牙列不齐不要紧，等换完自然就会变整齐。然而，这种看法并不代表家长对孩子的牙齿健康缺乏关注，而可能源于传统的观念或受到"粗养孩子"育儿理念的影响，从而在一定程度上降低了对儿童口腔健康的重视程度。这些家庭问题、育儿观念、文化背景乃至经济条件等因素，均会在临床诊疗决策的制订过程中产生重要影响。

（赵璐）

在临床上，经常能够观察到一种现象：爸爸陪同孩子就诊的情况相较于妈妈而言，呈现出显著的差异。这种差异究竟如何影响诊疗过程中的沟通效果，引发了人们的深思。在接下来的叙述中，王医生将以一个典型的临床沟通情景为例，向我们揭示其中的奥秘。

人物介绍

①团团：一位7岁的小男孩，性格开朗，活泼好动，兴趣广泛。妈妈给他安排了钢琴、绘画等各种兴趣班，是个生活中的"小忙人"。他是一位牙弓狭窄、有口呼吸习惯、需要早期矫治的小朋友。

②虎妈：团团的妈妈，非常关注孩子的学习与健康，对团团的期望颇高，在家中说一不二，在外工作忙碌，在内安排事情井井有条，脾气有些急躁的女强人，典型的虎妈。

③猫爸：团团的爸爸，生活中对执行虎妈的安排常常处在状况之外，关心陪伴团团，偶尔粗心大意，脾气好却又有些漫不经心的猫爸。

④王医生：团团的主诊医生，诊疗经验丰富，耐心细致，专业能力强，患者众多，周末更是分身乏术的正畸医生。

⑤小天：王医生的助手，耐心温柔，认真细致，平时辅助王医生诊疗工作及患者预约安排协调的"美小护"。

⑥桃桃爸爸：另一位患者桃桃的爸爸，是一位耐心细致、认真负责的好爸爸。

今日门诊一如往常，接诊流程规范，工作进展顺利，毫无波澜。虎妈与猫爸带着团团前来咨询王医生关于早期矫治的相关事宜。王医生耐心地向他们讲解了团团进行早期矫治的必要性、矫治器的特点、佩戴时的注意事项以及预期的矫治效果等关键内容。

经过深思熟虑，虎妈最终决定选择无托槽隐形矫治器为团团进行治疗。团团在整个过程中表现出极高的配合度，而猫爸则显得有些心不在焉，对虎妈的决定并未给予太多关注。虎妈对此感到有些不满，但并未过多计较。

然而，在复诊之际，一向平和的猫爸突然情绪激动，甚至表示要投诉。这一出人意料的转变，令众人感到困惑，究竟是何原因导致了他的不满呢？

1. 发现真需求·虎妈猫爸陪诊记上篇——猫爸发威了

虎妈经过慎重考虑，决定为团团选用无托槽隐形矫治器进行治疗。到了团团初次佩戴矫治器的复诊时间，猫爸早早地便抵达了诊室，他急切地找到王医生，略显焦急地说："王医生，团团妈妈说今天约了给孩子戴牙套，但我待会儿还有个会，能不能麻烦您先给团团看，早点弄完我能早点走？"尽管有些意外，但出于理解和对患者的尊重，王医生还是决定提前为团团接诊。

然而，当谈及团团的治疗配合时，猫爸却表现得一头雾水。他疑惑地表示，自己是一个人来的，并没有带团团，以为只需要来取矫治器，回家直接给团团戴就好了。王医生只得耐心地向猫爸解释，无托槽隐形矫治器的佩戴需要专业指导和定期复诊。但此时的猫爸显然心急如焚，他匆忙表示，会另外和虎妈商定复诊时间，并决定先行离开。王医生的话还未说完，猫爸已经快步走出了诊室。

面对这种情况，王医生只得安排小天与虎妈取得联系，重新安排复诊事宜。小天迅速与虎妈沟通，并详细说明了当天的情况。然而，几天后，猫爸却怒气冲冲地来到诊室，在非预约时间态度强硬地要求小天立刻为团团安排治疗。尽管小天反复解释当天预约已满，但猫爸却置若罔闻，他抱怨是因为小天的电话导致了虎妈的不满。小天感到十分委屈，她忍不住反驳道："如果您早点带团团来，现在早就开始治疗了。"这句话激怒了猫爸，他大声谩骂，甚至威胁要退费。

面对猫爸的激烈反应，小天只能再次表示会与虎妈协商，重新确定复诊时间。她深知，为了团团的治疗效果，必须保持冷静和耐心，与家长进行有效的沟通和协调。

角色扮演

主要演员：

虎妈（梁荃　饰）　王医生（王龙凤　饰）

场景1：虎妈、猫爸、王医生的诊所

虎妈一脸焦急地拉着团团的小手，走进诊所。团团则是一脸茫然，不时摸摸自己的小脸蛋。

虎妈："王医生，团团最近正在换牙，我们能不能等换完牙再弄啊？他现在还小，我们担心他受不了。"

王医生微笑着，仔细检查团团的牙齿："团团妈妈，孩子现在牙弓狭窄的问题已经很明显了，还有气道狭窄的情况。现在正是生长发育期，调整

起来颌骨发育相对容易，也能尽早解决他的功能问题。等牙齿都换完，问题可能就严重了。"

猫爸站在一旁，连连点头："对对对，王医生说得对。"

虎妈眉头紧锁："牙弓狭窄是什么意思？会影响团团以后的发育吗？"

王医生耐心解释："因为腺样体肥大，导致孩子习惯性的张口呼吸。时间长了，就会出现上颌牙弓变窄，下颌后缩，不仅影响面容，还可能影响呼吸。"

猫爸连连称是，虎妈则仔细看着牙齿模型上凸出的部分，疑惑地问："这个是什么呀？"

王医生："这是附件，用来固定矫治器，帮助牙齿移动的。"

虎妈有些担心："如果团团不配合，总是想取下来怎么办？"

王医生笑笑："这不用担心。刚开始可能会有点不习惯，但孩子很快就能适应的。你们多鼓励鼓励他，他会越来越配合的。"

猫爸点头称是，虎妈则瞪了他一眼："你就知道嗯嗯嗯、对对对，你到底听懂没有？"

猫爸一脸无辜："听懂了呀。"

虎妈："那你问个问题啊！"

猫爸支支吾吾："那个……晚上吃什么好？"

虎妈无奈扶额。

场景2：猫爸与王医生在牙科诊所

猫爸急匆匆地走进诊室，一脸焦急。

王医生："团团爸爸，你今天怎么来这么早？"

猫爸："团团妈妈说今天要戴牙套，但我一会儿有点事，想早点办完早点走。"

王医生："好的，团团呢？让他进来吧，我们

可以早点开始操作。"

猫爸有些尴尬："呃……我们选的是隐形牙套，我拿回去给他戴不就行了吗？"

王医生一愣："啊！团团没来？"

猫爸："对啊，我一会儿有事，带着他不方便，就送奶奶家了。"

王医生无奈地皱眉："这……"

猫爸试图解释："真的不行吗？我给他戴好了拍视频给您看。"

王医生："那牙上的附件呢？你也打算自己粘吗？"

猫爸一脸茫然："还要粘附件啊……"

王医生一脸崩溃："这……"

猫爸看了看表："要不这样，我们改约个时间吧。团团妈妈周五就回来了，让她带团团来。"

王医生叹了口气："好吧，那你想约什么时间？"

猫爸："周五下午5点。"

王医生无奈摇头："团团爸爸啊……"

场景3：猫爸、小天，牙科诊所的等候区

猫爸一脸不满地坐在等候区，小天走过来，轻声询问："团团爸爸，您有什么需要帮忙的吗？"

猫爸瞪了她一眼："你们怎么回事？为什么要跟团团妈妈说我没带孩子来？我们约好时间再带他来不就好了吗？"

小天有些尴尬："请您保持安静，这里还有其他患者在看牙。"

猫爸不满地嘟囔："那又怎么样？我今天带孩子来了！你们快点给他弄好！我后面还有事呢！"

小天无奈解释："您预约的时间还没到，王医生现在很忙。而且，如果您上周能按时带团团来，现在早就戴好了。"

猫爸更加不满："你们这是什么态度！我要退费！不看了！"

小天委屈又无奈："那我给团团妈妈打电话，再确认一下吧。"

猫爸一惊，愣在原地。

上篇"棱镜思维"小结——发现真需求

在这个富有启示性的故事中，猫爸的愤怒情绪表面上是对多次复诊时间安排的不满，而小天的处理方式在常规医疗流程中也属合理范畴。

医患双方似乎都站在了各自的立场上，呈现出一种"双方皆对"的表象，那么问题的真正根源究竟何在？

运用"棱镜思维"进行深入剖析，我们可以发现患者的多元化需求如下：首先，猫爸希望调整周六的预约时间，以适应其个人日程；其次，他担心自己的疏忽可能被虎妈察觉，从而引发家庭矛盾；再者，虎妈期望猫爸能对团团的就诊安排给予更多的关注和投入，关心团团的健康成长；最后，猫爸需要协调自己的周末安排，并带团团完成复诊，同时还要避免与团团课外安排冲突。

只有深入了解和识别这些潜在需求，医生才能更加清晰地把握"纠纷"的核心问题，进而制订行之有效的沟通策略。接下来，让我们共同关注王医生是如何巧妙化解这一"小插曲"的……

2. 满足真需求·虎妈猫爸陪诊记下篇——虎妈不生气

接到小天的电话，虎妈一听猫爸居然敢把团团的复诊给耽误了，还把时间改到了团团学钢琴的时候，立马火冒三丈，电话里就噼里啪啦把猫爸训了一顿！然后赶紧重新预约了复诊时间。

结果到了周六下午，猫爸居然提前一个小时就带着团团冲到了诊室，一脸严肃地让小天马上给团团看诊。小天怎么解释预约满了都不行，猫爸就是不肯让步。这时候，王医生笑盈盈地出现了，她先是对着桃桃爸爸一阵夸奖，说人家多会照顾孩子啊。猫爸一听，心里咯噔一下，好像突然意识到自己也有不对的地方，就没再嚷嚷了。

团团复诊的时间一到，王医生就亲切地问猫爸，怎么每次都这么赶啊？猫爸一脸无奈，说团团每周六上午要学美术，下午他还得去打球。王医生一听，心想这时间也挺紧张的，就给他们介绍了可以辅助远程复诊的"小工具"，还让小天帮忙优化预约。这样一来，大家都轻松多了！

从那以后，每次复诊都是猫爸带着团团来，治疗也很顺利。虎妈也不用再为团团的复诊和课外安排发愁了，家里气氛都好了不少。这场小风波就这么愉快地解决啦！

角色扮演

主要演员：

虎妈（梁荃　饰）　王医生（王龙凤　饰）

场景4：小天、虎妈、王医生（两天前）

小天："团团妈妈，您好，我是口腔医院的小天。"

虎妈："噢，小天，你好你好！"

小天："您出差回来了吗？上周六是团团爸爸过来的，他说您出差去了。"

虎妈："对的对的，今天刚回来。"

小天："太好了。是这样，上周六因为有一点

小插曲，团团没能戴上牙套。团团爸爸跟王医生另约了时间再过来。"

虎妈："噢，他是跟我说周六没戴成。是怎么回事？团团不配合吗？"

小天："呃……这个……不是啦……是有一点沟通上的误会，那天就没处理。"

虎妈（突然严厉）："怎么会这样？不是预约好的吗？"

小天："呃……是啊……不过……爸爸没带团团来……他以为过来拿牙套回去戴就行……所以……"

虎妈："什么？他没带团团？"

小天："哎，没事没事，一点小误会啦！也可能是我们那天没跟爸爸说清楚。总之我们再约就好了。今天我就跟您确认一下，团团爸爸说约明天下午5点，团团到时候确定能来吗？"

妈妈："什么？明天？"

小天："嗯……"

虎妈："明天？明天下午团团有钢琴课啊！（对爸爸吼）李元宝（化名），你给我过来！你不知道团团明天下午有课吗？跟你说了多少次了！啊？你到底一天到晚在想啥啊！就知道在那儿刷手机！叫你带娃去看牙，你自己去，不带娃？你是不是就想着周六下午去踢球？"

小天："……"

虎妈："（对爸爸）我跟你说，明天下午团团肯定去不了医院，这周六你一个人带他去！必须给他把牙给搞好！甭想着踢球了！不许去！"

场景5：猫爸、王医生、小天、其他患者（桃桃）桃桃爸爸（好爸爸）、虎妈（悄悄地跟在后面）

猫爸："哎哎！王医生！团团，快跟王医生打

个招呼！（转向小天）你先别打电话了！"

小天（白眼）："哦。"

王医生："来了啊，这么早？刚才在吵什么呢？"

猫爸："哎……也没啥，你们小姑娘说话挺冲的。但是算了，来都来了，我不跟她计较。下午我有点事儿，你看能先给我们团团看一下吗？"

王医生："这恐怕不行，1点钟还有其他患者，你们约的是2点，需要等一会儿。"

猫爸："啊？真的没法提前吗？"

王医生："其他患者都是提前两周就预约好时间了的，团团能约到今天，已经是小天各种想办法换班才排上的。要不，你先陪孩子去儿童区玩一会儿？那边吃的喝的都有。"

猫爸："好吧……那我们等一会儿。"

王医生："哟，桃桃来了。"

桃桃爸爸："王医生好，我们过来复诊。"

王医生："嗯，好的好的，医生看看。（仔细检查）哇，桃桃戴得真好呀，是不是每天都照着医生的要求戴啦？"

桃桃爸爸："嗯，是的。"

王医生（故意提高声调）："桃桃爸爸真的很负责哈，每次都能这么准时来，而且能看出来，医生交代的注意事项全都认真执行了。像这么认真负责的爸爸真的不多见哈！我们诊所里，带小朋友来看牙的爸爸可比妈妈要少多了。桃桃真幸运！像这么大的孩子，特别需要爸爸陪。"

桃桃爸爸："您过奖了，应该的应该的。桃桃妈妈工作比较累，难得周末能休息，就不让她来了。反正看牙也不是很复杂，有王医生在，没啥好担心的。"

王医生："哇，真是太贴心了！不仅是好爸

爸，还是好老公啊……"

猫爸（竖着耳朵听，皱眉）："……"

场景6：猫爸、王医生、虎妈（悄悄跟在后面）

王医生："团团爸爸今天来得这么早，是后面有什么安排吗？"

猫爸："嗯，是的，每周六下午我们球队固定踢练习赛。"

王医生："原来是这样啊！怪不得。固定时间运动挺好的，身体健康是最大的财富。那既然周六下午有事，怎么不约上午呢？"

猫爸："上午团团有美术课，来不了。"

王医生："哦……美术课也挺重要的，估计妈妈花了不少的心思。那这样吧，下次复诊我让小天给你们约中午的时间，我午饭吃快一点，给团团早点看完，下午你也好带他一起去踢球。"

猫爸："真的啊！那可太好了！"

王医生："现在有远程复诊设备，如果每次更换牙套都能按照要求给团团拍好照片上传的话，我们可以做远程监控，就可以少跑几次。"

猫爸："可以啊！这么先进啊！"

王医生："嗯嗯，一会儿让小天教你操作一下，很简单。这次妈妈没来，都要倚仗爸爸咯。"

猫爸："没问题的！只要能少来几次，拍拍照很容易的。"

王医生："嗯嗯，工具再好也都是辅助。在我们这里做早期矫治的孩子很多，各种各样的情况都有。一般来说，对治疗更关注的家长，孩子的矫治效果往往也会更明显。作为医生，我们更多是把控治疗方案和临床进展。不过，即便医生再专业，如果孩子不配合，家长不上心，就很难获得预期的效果。尤其是像团团这样年龄比较小的孩子，更需要家长的支持、鼓励和关怀。看牙这个事，对于孩子的发育和口腔功能，还是非常重要的。在孩子颅面生长发育的高峰期，如果我们把握好机会，阻断已经发生的问题，在一定程度上解除发育障碍，让孩子的发育回到正常的轨道上来，这将是孩子一生的宝贵财富。你说对吗？"

猫爸："对！太对了！"

虎妈（从后面进来）："王医生，真是太谢谢您啦！以后，我们家带娃看牙的重任，就交给爸爸了！"

猫爸："啊？哦……"

下篇"棱镜思维"小结——满足真需求

这是一个以真实病例为蓝本改编的故事，充分展示了王医生运用"棱镜思维"解决复杂家庭问题时的卓越能力。她通过深入剖析，精准地把握了团团一家人的实际需求，并以高度负责的态度逐一予以解决。

首先，对于猫爸与小天之间的争执，王医生不是停留在表面现象进行简单的是非判断，而是深入挖掘了猫爸行色匆匆背后深层次的原因。

其次，她巧妙地借助"榜样的力量"，以潜移默化的方式引导猫爸反思自身行为，认识到自身存在的问题，并主动改变观念，更加关注团团的成长，同时也更加理解虎妈的辛劳，从而满足了虎妈的情感需求。

最后，王医生与猫爸共同商讨，制订了一套个性化的复诊监控计划，既确保了团团的学习不受影响，又保障其治疗的顺利进行，实现了学习与就诊之间的平衡。

整个过程中，王医生展现出了友善的态度和理性的思维，为团团一家提供了有效的帮助，赢得了他们的尊重和信任。

（邓舒文）

3. 沟通解读：他山之石，可以攻玉

良好的沟通在矫治进程中具有至关重要的作用，可以显著提高工作效率。借助教育的形式，我们能够增进患者的治疗配合度，并管理其对治疗结果的期待。相较于空洞的说教，这种方式更为有效，因为人们普遍反感被单纯地"训诫"。

正如古语所云："他山之石，可以攻玉。"通过树立榜样，能更容易地引导个体进行自我反思，从而产生积极的改变。

（梁荃）

如果发现"真需求"是基础，那么熟知儿童行为特点与心理状态，熟练运用沟通技巧，能帮助医生在临床工作中事半功倍。下面这个故事就证明了这一点，"鱼渔兼备"才能更加游刃有余。

人物介绍

①不听话：名为可可的小女孩，7岁，外表看似乖巧温顺，实则内心充满孩童的任性与倔强，时常以哭闹表达不满，宛如一位任性的小公主。

②没耐心：可可的母亲，是一位在职场中雷厉风行、运筹帷幄的女强人，对时间管理要求极为严格，注重工作效率。然而，在育儿方面，她却展现出急躁的一面，虽关心可可的成长，但往往缺乏足够的耐心。

③好爸爸：可可的父亲是一位对女儿充满关爱与耐心的好爸爸，他平时对可可的需求总是尽量满足，甚至在某些时候显得有些溺爱，但他始终保持着对女儿成长的关注与引导。

④赵医生：赵医生是可可的主诊医生，她是一位擅长儿童行为管理的儿牙医生，内心细腻、体察入微。她能够准确诊断并处理儿童牙齿问题，为孩子们提供专业的医疗服务。

⑤彤彤：彤彤是另一位与可可年龄相仿、牙齿情况相似的小患者。她和可可一样，需要接受赵医生的复诊和治疗。

这是一个发生在周末的普通场景，可可的父母带着她来到赵医生的诊室就诊。经过赵医生的迅速诊断，确定可可患有乳牙滞留的问题，需要拔除未脱落的乳牙。尽管这是一个再正常不过的小问题，但在治疗过程中却发生了意想不到的故事。

1. "没耐心"遇上"不听话"，诊室一团乱

看起来乖巧的可可，一听到"拔牙"两个字，瞬间崩溃，大哭了起来。她双手紧紧抓着衣角，站在牙椅边就是不肯挪动半步。

爸爸看到这一幕，心疼得直叹气，但又无可奈何。他蹲下身子，温柔地抚摸着可可的头，轻声细语地哄着："可可，你看那个牙椅上的娃娃多可爱啊，我们一起去坐坐好不好？爸爸小时候也怕看牙，但后来发现其实没那么可怕。医生阿姨会很温柔的，真的不怕。"

可是，此时的可可哪里听得进去这些，她完全沉浸在自己的小世界里，哭闹声此起彼伏，简直像个小魔女一般。

时间一分一秒地流逝，半小时后，可可的妈妈终于忍不住爆发了。她满脸烦躁，对着可可和爸爸大声训斥起来："你们这是怎么回事？怎么这么久还没看好？数到三，必须配合医生治疗！今天无论如何都得看完！"诊室里顿时一片嘈杂，妈妈的训斥声、可可的哭声、爸爸的辩解声交织在一起，犹如一场没有硝烟的战争。

赵医生见状，赶紧上前安抚情绪激动的妈妈："别激动，别激动。我们一起来想想办法，让可可能够配合治疗。"

通过和妈妈的交流，赵医生了解到，她平时工作非常繁忙，这次是特意请假陪孩子来看牙的。而

且因为可可的不配合，上午的芭蕾课也被耽误了。

赵医生心里明白，现在最重要的是让这场"舞台剧"尽快恢复平静。赵医生会怎么做呢？

角色扮演

主要演员：

没耐心（梁荃　饰）　赵医生（赵璐　饰）

场景1：不听话的可可、没耐心的妈妈、可可爸爸、赵医生

可可爸爸："可可，你看牙椅上的娃娃好可爱！我们上去坐一坐好不好呀？"

可可："不好！不要！"

可可爸爸："你看牙医阿姨在那等着，又挺温柔的，我们上去让她看一看？"

可可："不好！"

可可爸爸："今天又不会拔牙，别怕……"

可可："不行！我不要！"

可可爸爸："爸爸小的时候也害怕看牙，但是看完以后呢，就没有那么恐怖了，别怕好吧……"

可可："不行！不行！不行！"

可可爸爸："走嘛……"

可可："我不！"

（半个小时过去了……）

可可妈妈（怒气爆炸）："你们俩都给我闭嘴！有完没完啊！"

可可（大声10倍）："哇……"

可可爸爸（小声）："你这么凶干嘛？"

可可妈妈："我凶？你也不看看现在几点了，等会儿芭蕾课还上不上了！看个牙有什么可磨叽

的？（伸手指可可）我给你数3个数，马上给我躺上去！1…2…3…"

可可（尖叫）："我不上！"

（场面越发混乱）

赵医生："可可妈妈……咱们不要着急嘛……"

可可妈妈："你说我怎么能不着急？已经耽误半个多小时了，你说这是看牙还是要命呢？我跟你说，今天芭蕾课已经耽误了，我好不容易推了事情来陪你看牙的，今天这牙拔也得拔，不拔也得拔！再给你1分钟（用手指可可），马上上去！"

赵医生："……"

可可（崩溃大哭）："哇……"

"棱镜思维"小结——理解"没耐心"与"不听话"

在第二个故事中，哭闹不止的"不听话"，看起来就是简单的恐惧治疗；火冒三丈的"没耐心"，也就是脾气急躁，这种"性格问题"真的能在短暂的诊疗中被改变吗？

运用"棱镜思维"来解析一下这个故事，患者的需求有哪些：①"不听话"的可可，希望今天不要拔牙，或者晚点拔牙；②"没耐心"的妈妈，觉得事情很简单，可可是故意的，希望尽快完成治疗，不要耽误芭蕾课等其他安排；③爸爸希望可可能平复情绪，自愿配合治疗。

这个故事中，仅仅了解需求肯定不够，要在短暂的诊疗中解决这个僵局，还需要很多的知识和方法，发掘需求形成的深层次原因。

（邓舒文）

【知识补充包1】告知–演示–操作（TSD）

告知–演示–操作（Tell-Show-Do，TSD）

该方法由Addelston[2]正式提出并发展为一项技巧训练。告知–演示–操作步骤如下：①牙医用孩子能理解的语言来解释接下来做什么，放慢语速，必要时尽可能多地重复，直到孩子了解全过程。医护人员需要了解不同年龄语言发展的特点，把操作内容转化成孩子语言水平相应的语言。②牙医向孩子演示要用的工具以及如何工作（比如高速手机），具体怎么来用，向孩子展示非工作状态下的工具，确保孩子完全理解。③医生在不中断解释或演示的情况下，进行已经告知过的操作动作。

赵医生解析TSD

TSD的应用前提是要求医生做"情感储值"。在孩子眼中，医生的言行有着"三大骗局"：①马上就好，但马儿却迟迟不来。这是医生为了安抚孩子惯用的表述，殊不知，这种"承诺"一旦不能满足孩子的预期，小朋友的情绪会很快崩溃，越小的孩子注意力与理解力越弱，他们心中的"马上"，很可能代表着立刻结束。②医生承诺治疗不会痛。和"马上就好"一样，医生表述的疼痛与孩子理解的疼痛并不相同。小朋友大多无法区分痛觉表现和不适这两个概念，任何让他们不安或恐惧的不良体验都可能被归结为"疼痛"，这时他们认为再次被欺骗了。③言而无信，层层加码。最常见的两大骗一小。例如，孩子勉勉强强配合了治疗，医生和家长都觉得操作顺利，这时有些家长会要求医生多做

一些操作，于是大人们联手把本来约定的治疗内容增量，这种行为会让孩子感到忍耐超出极限，陷入恐慌，甚至抗拒今后的诊疗。

避开了这"三大骗局"，医生应该如何做呢？答案就是，有一说一，告诉小朋友什么是协作关系，比如说我们是队友，共同来解决某个问题，完成某项任务，并且确保任务内容不更改。这种契约精神更易获得孩子的信任，也是开展TSD的前提。

TSD的应用本身也有很多小技巧：①告知（Tell）小技巧：表述中避免细化描述操作流程，对于低龄的患者，大量专业的词汇显得冰冷且陌生，容易使他们回到对医疗的恐惧中。这时，医生只需要阐述治疗的意义，制订明确的目标，比如我们要让你的牙齿变得更整齐，这样你能够吃更多好吃的东西。②演示（Show）与操作（Do）小技巧：操作前可以在模型上向小患者演示，将要在他/她的牙齿上粘一些小珍珠和小水晶一样的东西，这些熟悉的事物能减轻他们的焦虑。在矫治的全过程中反复运用这个技巧。增加孩子的依从性，达到预期的矫治效果。

告知–演示–操作，既能避免犯"三大骗局"这样的错误，又可以让孩子们更加配合。赵医生是如何运用这些技巧，改变"没耐心"，搞定"不听话"的？

（赵璐）

2. 改变"没耐心"，搞定"不听话"

赵医生看看诊室里吵闹不休的一家人，悄悄走出诊室。此时，赵医生并非想溜之大吉，远离是非之地，而是喊来了另一位小患者，彤彤。她找彤彤帮忙，请她去安慰正在哭闹的可可，并完成带可可去刷牙的小任务。彤彤开心地答应了。或许是小朋友之间的亲切感，可可并没有拒绝彤彤的邀请。此时，没耐心的妈妈刚刚挂断工作电话，回到诊室，看到可可不在，得知可可去刷牙了，不仅没有为女儿的改变高兴，反而抱怨起来："医生，不好意思今天耽误这么长时间，我们家孩子就是不听话。她爸一天到晚就知道惯她，太磨叽了。"赵医生耐心地安抚着妈妈，真诚地赞赏她和爸爸能一起请假来陪孩子看牙，是负责任的好父母。赵医生的认可抚慰了妈妈的焦躁，也打开了"话匣子"。

聊天中，赵医生得知，妈妈牙齿也不好，担心遗传给可可，既焦虑又自责。当赵医生让妈妈也去做个检查，一起看看时，她支支吾吾半天才说出来，自己也恐惧看牙。一番解释后，妈妈终于鼓起勇气接受了检查，最后甚至决定陪可可一起做矫治。可可也在和赵医生交流后接受了治疗，过程异常顺利。可可突然从"不听话"变成"乖宝宝"的反差，让赵医生忍不住询问她之前哭闹的原因，答案令人哭笑不得，原来可可之前哭闹，竟然是不想去上芭蕾课的"小手段"……

角色扮演

场景2
主要演员：
没耐心（梁荃 饰） 赵医生（赵璐 饰）

可可妈妈："今天这牙拔也得拔，不拔也得拔！再给你1分钟！"

赵医生（走到诊室外找到彤彤）："彤彤，你今天的表现非常棒，比上一次还要勇敢！阿姨想请你帮个忙。我们有一个小朋友叫可可，她非常害怕看牙，你能给她做一下刷牙示范，并且鼓励她吗？"

彤彤："好呀，好呀，我现在就带她去。"
（可可和彤彤一起去刷牙）

赵医生："你们两个人可以做一个小比赛，然后刷完牙，回到诊室。"

可可妈妈（接工作电话）："你就给我整出这样的幺蛾子，我跟你说这样的方案根本就没法看，马上改！就按我刚刚说的改，改不好今天就不要下班了！就这样！（挂断电话）哎呀，赵医生，可可呢？"

赵医生："可可去刷牙了，刷完牙后过来给她做检查。"

可可妈妈："好好好，不好意思，今天耽误这么长时间，我们家孩子就是不听话。"

赵医生："哎，没关系，小朋友都会有一个情绪阶段的，过了就好了。"

可可妈妈："我跟你说，她爸一天到晚就知道惯她，太磨叽了。"

赵医生："已经很好了，可可爸爸已经非常棒了，很多家庭的爸爸工作太忙，都没时间陪孩子来看牙。"

可可妈妈："真的吗？"

赵医生（一脸真诚与赞赏）："像你们家这样3个人一起来的，非常少。"

可可妈妈（无奈且生气的样子）："可可也不省心嘛，我平常特别忙，今天好不容易抽出时间来陪她吧，她还这样。"

赵医生："我看到了您的工作非常忙，在这种百忙的状态下，还能及时发现孩子的"双排牙"，并且带她过来看，已经很不容易了。"

可可妈妈："是啊，医生，我跟你说，我小的时候牙齿就不好，所以特别关注她的牙齿，就怕她跟我一样牙齿不好，以后要遭很多罪，哎，你说可可这个牙到底怎么弄呢？"

赵医生："您的牙也不好呀，小朋友的牙列不齐一般会是两个原因，一部分是和遗传有关的，一部分是受后天的环境因素影响，比如说像咀嚼习惯，饮食太过于精细，造成牙列不齐。"

可可妈妈："也就是说可可的"双排牙"跟我有很大的关系？"

赵医生："可能会有一部分影响，我需要给您也做个检查，这样我们能更好地发现到底是什么原因造成了可可的双排牙。"

可可妈妈："哎，医生，我也有点怕看牙。"

赵医生："别担心，很多人都有这个担心，包括我自己在内。但是我们需要正确面对这个事情。今天也没有什么要特殊处理的，只是做一个常规的检查，看看您和孩子之间的颌骨发育趋势是不是有一些关联。"

可可妈妈："那我要检查很久吗？"

赵医生："很快，可可刷完牙就好了。"

可可妈妈："那行吧，麻烦你了，医生。"

赵医生："没事的，那您到这边。"

（赵医生开始在牙椅上仔细地为可可妈妈进行检查）

可可妈妈："哎，医生，你看我牙都这么糟糕了，那我们家可可的牙还有救吗？"

赵医生："可以的哈，放心吧。我们的治疗包含几部分内容。第一，我们需要给小朋友带一个矫治器。"

可可妈妈："就是那个吗？"

赵医生："对，嗯！通过矫治器将不整齐的牙齿调好。第二，我们也会有一些肌功能的训练操，来给孩子进行肌肉的调整。"

可可妈妈："这还挺可爱的。"

赵医生："第三就是根据孩子的情况做个性化的调整。简单来说，就是在6～12岁这个年龄段，我们需要给她应用一些矫治的工具，然后通过肌功能训练和一些相应的动态的调整、观察，来共同完成替牙期的监管。"

可可妈妈："明白，了解，但是你看可可这孩子吧，一点都不听话。今天就拔个乳牙都花了这么长时间，到现在都还没有拔。那她现在要戴牙套，还要做肌肉操，这恐怕很难配合啊。"

赵医生："哦，我给您看一个和她一起刷牙的小朋友吧，她也是和可可一个阶段过来的。刚来的时候也是乳牙滞留导致的"双排牙"，和可可的情况是非常像的。在这个过程中，我们给她进行了全周期管理，现在这个阶段的牙弓形态和整个肌肉的位置就非常理想。后期她还会有牙齿继续替换。在监管过程中，如果长出来的位置是很正的，就继续监控管理；如果不整齐，我们就会再做一些微调。"

可可妈妈："哎呀，这么复杂啊，我们家可可这么不配合，能行吗？"

赵医生："您不用担心，小朋友的行为是需要沟通和管理的。一会我和可可再聊一下。看看我们沟通的情况，很多小朋友都有类似的问题，沟通的时候其实也会有很大的变化。一会我跟她沟通的时候您可以在旁边听一下。"

可可妈妈："行！那就麻烦你了，医生。因为我不想可可像我这样一把岁数了，也改变不了什么了。"

赵医生："嗯，其实您不要这样想，牙齿矫治是要看牙槽骨条件的，像刚才已经给您检查过了，您的牙周基础状况挺好的，我们可以拍个X线片看一下适不适合做正畸。"

可可妈妈："那行，辛苦医生安排一下，我也去检查一下看看好吗？"

赵医生："好的，要不我跟可可先谈一谈，您先去把牙片拍了，您看行吗？"

可可妈妈："那医生就谢谢你了，太感谢你了，那我就先去好吗？"

赵医生："好的。"

可可妈妈："谢谢，那可可就拜托给你了。"

赵医生："好的。"

赵医生："可可，刷牙比赛赢了吗？"

可可（略显失望）："没有。"

赵医生："亚军呀，亚军也非常棒哦！"

可可："真的吗？"

赵医生："当然了，一会我跟护士小姐姐去说，让她带你去领礼物好吗？那我们现在看牙吧。是这样子的，你看，阿姨这里有一个小圆镜，和你刚才去刷牙的那个大镜子是一样的。我用小镜子来照一下你的牙齿，然后看看牙齿究竟怎么样了，好吗？"

可可："好吧。"

赵医生："刚才和你一起刷牙的彤彤，之前也是有很多小黑洞，阿姨补完以后变得又白又漂亮的，你也可以的，对吗？"

可可："嗯嗯。"

赵医生："可可，我都检查完了，现在发现有一颗牙齿排列有问题，我们重新给它排列一下，好吗？"

可可："好。"

赵医生："可可妈妈，我刚和可可沟通好了，她非常愿意做这件事情，然后为了自己的牙齿变好，她愿意佩戴牙套，同时我刚才给她在小模型上看了，她也非常喜欢。"

可可妈妈："可可，你喜欢牙套吗？"

可可："嗯！"

可可妈妈："你能好好戴吗？"

可可："可以。"

可可妈妈："那妈妈陪你一起戴牙套，好不好？"

可可："好呀，好呀。"

赵医生："哇，这真是一个好消息，妈妈和孩子一起矫治牙齿的话，对于小朋友的成长和陪伴过程是非常好的。你们两个人还可以比赛，然后看看谁戴得更好啊。"

可可妈妈："妈妈刚刚太凶了，你能原谅我吗？"

可可："哦，好的。"

赵医生："非常感谢妈妈在百忙之中抽时间陪伴可可过来看牙。这个过程既能让妈妈的牙齿变好，让孩子更配合，还能提升亲子关系，一举多得，接下来希望一切顺利哦！"

可可妈妈："谢谢赵医生，谢谢。"

赵医生："可是，可可我有一个问题想问你。"

可可："什么问题？"

赵医生："你明明是一个非常勇敢的孩子，为什么刚才不配合呀？如果我们下次能够像刚才这样配合的话，我们就不会耽误到芭蕾课了。下次看牙，我们能不能像现在一样这样配合呀？"

可可（趴在赵医生耳边）："赵医生，我悄悄跟你说呀，我其实就是不想上芭蕾课，你下次能给我看得再慢一点吗？"

赵医生（目瞪口呆）："啊？"

"棱镜思维"小结——医生的沟通N次方

整个故事起始之际，诊室内充斥着浓烈的紧张氛围，"急躁"与"抵触"的情绪交织，医生面临着极大的挑战。然而，故事的最终走向却是充满了温馨与和谐，甚至超越了预期，最后妈妈和孩子一起接受了正畸治疗，并且相互支持和鼓励。医患之间的有效沟通不仅关乎诊疗效果，有时还能对亲子关系乃至整个家庭关系产生深远的影响。

通过"棱镜思维"的审视，我们可以观察到赵医生如何巧妙满足各方需求：首先，面对性格急躁、强势的母亲，赵医生通过共情，对她的行为、情绪及担忧表示认同，建立了坚实的沟通基础，并通过专业评估与建议提出了明确的诊疗方案，有效缓解了母亲的焦虑情绪。其次，面对孩子的抵触情绪，赵医生首先利用"榜样的力量"，即彤彤的表现，安抚了孩子的情绪，提高了她对治疗的接受度；随后，在刷牙比赛中给予正向激励，对孩子的行为进行认可与赞扬，从而打开了孩子的心扉。最后，通过与孩子的深入交谈，揭示了"抵触"背后的真实原因——孩子试图通过装可怜来拖延时间，避免上芭蕾课。

当孩子的情绪得到平复后，父亲的诉求也自然得到了满足。在诊疗过程中，我们时常会遇到家长与孩子、家长与家长之间情绪相互影响的情况。赵医生迅速梳理了患者及家长之间的关系，明确了沟通的前提条件——消除"抵触"的情绪状态，以及家庭关系的核心——平复"急躁"的情绪状态。她迅速制订了合理的个性化沟通策略，运用不同的沟通技巧分别应对，短时间内便解决了问题。

发现真实需求是沟通的前提，而熟知儿童行为特点与心理状态，并熟练运用沟通技巧，则能进一步提高沟通效率，实现事半功倍的效果。在这个故事中，赵医生大量运用了"夸奖"作为正向引导，实际上夸奖既是一门艺术，也是一种技术。

（邓舒文）

【知识补充包2】夸奖的技巧——三明治赞美法

三明治赞美法（Praise Sandwich Method）

三明治赞美法[3]总共包含3个层次：①根据对方表现，首先肯定赞美其优点；②借此类比指出需要对方调整改进的地方；③再次赞赏，给予对方的整体表现正向评价。

赵璐医生应用举例

三明治赞美法的心理学基础是我们不能泛泛的夸一个人。例如，当我们夸奖小朋友你今天非常棒，他并不能够理解他到底棒在哪里。而我们今天的意图可能是想让他刷好牙齿，也可能是希望小朋友在矫治器佩戴的时候能够按照正确的方式，还有可能是希望小朋友能戴用足够时间，按要求戴用橡皮圈等。这时，就要先找他的优点并且一定要说得很具体。比如，某某小朋友刷牙很好，但牙套佩戴不佳，如果此时直接责备他牙套戴用不好，小朋友通常会感到沮丧失望，从而丧失兴趣和动力，而兴趣是孩子最好的老师。此时，三明治技术就非常好用，先说两句鼓励和肯定的话，然后中间再把建议和你迫切希望对方改进的地方表达清楚，最后再次肯定其整体表现即可。例如：①"今天门牙刷得非常棒，你是今天刷得最干净、最厉害的小朋友"。②"如果你能把牙套戴好并且达到时效的话，那你就更厉害了"。

另一个应用小技巧就是描述要尽量具体化。比如，这个孩子钢琴弹得很好、学习很好、跳舞很好等，通常这些信息来源于妈妈复诊时主动提及的部分。可以将孩子近期的成就与佩戴矫治器相关联，有意思的是，孩子会自动默认为把牙套戴好这件事情和现有的成功同等重要。

梁荃老师温馨小贴士

慎用转折词。当我们沟通并引导患者需求、鼓励赞扬时，都需慎用转折词。"可是""但是""不过"等转折词很可能让前期的沟通鼓励功亏一篑，可以尝试多用递进关系的表述。例如，赵璐老师给出的方法中，多是此类的表述，"如果我们能怎么怎么样，那就更好了。"

3. 沟通解读：因为懂得，所以慈悲

在故事的展开中，赵医生并非仅仅停留在对患者恐惧和痛苦的表面安慰上。真正能够化解冲突和缓解焦虑的关键，在于她能够深入剖析并准确把握母亲的"痛点"。这位母亲在忙碌的工作和亲子陪伴之间左右为难，内心充满了复杂情感，包括纠结、不安、急切与无奈。赵医生对于此类复杂情感和关系的敏锐洞察力，正是她长期以来追求的目标。"因为懂得，所以慈悲"，正因为赵医生具备这种深刻的洞察力，才能以更加深沉的爱心去理解和关怀患者，精准地找到当前最为关键的问题，并更好地实现与患者之间的情感共鸣。

（梁荃）

故事三：引导需求——决策者之争

青少年儿童正畸的另一显著特点在于其治疗对象主要是未成年人，他/她们虽身为患者，却并非决策的主体。由此，在治疗方案的选择上，医患双方可能会出现理解上的分歧，类似人们常说的："有一种痛，是爸爸觉得你痛；有一种冷，是妈妈认为你冷。"当这种认知差异浮现时，究竟应以何者为准？谁才是真正的"决策者"？接下来，我们将一同探究丁医生与患者之间的沟通故事，以寻求答案。

人物介绍

①娇娇：故事中要接受拔牙矫治的小姑娘。

②爸爸：娇娇的爸爸，一名工作严谨且繁忙的律师。

③丁医生：专业扎实、经验丰富的正畸医生，娇娇的主诊医生。

④助手：丁医生的助手，负责患者预约、诊疗配合及日常宣教。

这或许是正畸减数治疗中最常出现的沟通问题，一个方案讲N遍，家长意见不统一，牙齿到底拔不拔？同意还是不同意？绝对是长久霸榜正畸沟通"热搜"的话题。这一次，一起来看丁医生如何巧解困局。

1. 需求的引导·决策者之争的开始——谁能说了算

在方案确认后的一天，娇娇的爸爸突然怒气冲冲地闯进医院，嚷嚷着要退钱。他激动地表示，已经咨询了其他医院，听说有一种不用拔牙的治疗方案，虽然效果可能没那么完美，但他说："嘴巴稍微有点突出也没关系，关键是牙齿得整齐。我可不想让我家宝贝受拔牙的苦！"他还指责医院故意想多赚钱才推荐拔牙方案。

助手耐心地给爸爸解释拔牙的原因，并强调拔牙的费用其实并不高。她告诉爸爸，之前已经跟娇娇和妈妈详细讨论过方案的风险和细节，也得到了她们的认可。但爸爸似乎听不进去，坚持要见丁医生，嚷嚷着："我出的钱，我女儿的事我做主！不改方案就换医院！"

助手无奈地笑了笑，只得告诉爸爸："丁医生这会儿不在，等他回来我会尽快让他联系您。您先消消气，娇娇的治疗我们会尽心尽力的。"

角色扮演

场景1：爸爸与助手

爸爸（焦急地走进诊所）："喂，丁医生在哪儿呢？我得找他好好谈谈，这个拔牙的方案我坚决不同意！好端端的牙，怎么就要拔掉呢？要是拔牙出了问题，谁负责啊？"

助手（安抚地）："您别激动，丁医生这两天去外地开会了。娇娇的牙齿问题，我们之前已经跟她和她妈妈详细解释过了。如果不拔牙的话，矫治效果可能不太理想，嘴巴可能会显得比较突出，影响美观。"

爸爸（打断助手）："别给我来这些专业术语，你们就是想多赚钱！我问过其他医生了，他们说可以不拔牙的！"

助手（耐心地解释）："您听我说，拔牙是为了达到更好的矫治效果。如果不拔牙，矫治完后可能还是会显得嘴巴突出。上次我们已经跟娇娇和她妈妈商量过了，她们也是同意拔牙的。"

爸爸（固执己见）："突出就突出吧，总比缺了牙好！这钱是我出的，我说了算！再说了，我是听邻居推荐才来的，如果你们非要拔牙，那我们就换地方！"

（爸爸气呼呼地站着，助手无奈地摇头，两人之间的气氛紧张而尴尬）

"棱镜思维"小结——成为决策者

这是一个很典型的案例，爸爸作为监护人，是实际支付矫治费用的人，因此，认定女儿的治疗方案他有决策权。决策权为什么对爸爸来说这么重要呢？运用"棱镜思维"解析一下：①娇娇一家人都觉得应该做矫治，也能接受正畸治疗的费用和时间成本；②娇娇和妈妈希望治疗后面型改善更大，可以接受拔牙矫治；③爸爸对拔牙矫治存在负面抵触情绪，不愿意让女儿拔牙，认为面型改善度可以妥协，拔牙费用问题只是拒绝接受方案的托词；④娇娇与爸爸的意见不一致，医生的专业判断及诊疗方案设计将直接影响结果。

不仅仅是"付钱的"人，日常诊疗中医生们还会遇到哪些类似的情况呢？又有哪些因素，会被认为是竞争决策者的"有利条件"呢？

（邓舒文）

【决策者竞争条件之"长辈的权威"】

王龙凤老师举例子①

娇娇一家人中，明显爸爸认为"谁付钱谁做主"。其实临床上还会遇到一种情况：付钱的人也做不了主。比如爸爸妈妈都没有决策权，而是患者的奶奶做主。由于对口腔健康理解认知的观念差异、老年人的固化思维以及对隔代孙辈的疼爱等因素，直接说服长辈改变想法是非常困难的。此时，我们需要找到新的突破点——孩子的意愿。我常常会问孩子，"你想要什么？"会拿出一些因为青少年期没有拔牙，成年之后不得不进行二次拔牙矫治的病例，告诉他/她们很多成年人的拔牙矫治，难度将更大，治疗周期更长；通过影像检查结果，例如CBCT影像等，向他/她们说明不拔牙的弊端，强行矫治的结果甚至会事与愿违，产生对口腔健康不利的影响，来进行宣教。整个沟通过程，最重要的核心是解读正确的治疗理念，沟通预期目标的状态和意义，并且充分了解患者本人的想法及意愿，而非直接安抚顾虑重重的长辈。

【决策者竞争条件之"我的牙齿听我的"】

赵璐老师举例子②

我曾遇到一个患者，第一次交流中，提出要以最快的速度进行治疗，并固执地认为她可以每天更换矫治器以提高效率。我明确解释了这样的想法违背生物学规律，不可能实现。她言辞激烈，甚至质疑我的诊疗水平，愤然离去。类似的状况，在临床上并不少见，他们真的只是因为没有绝对的"决策权"就放弃治疗吗？

2周后，她再次出现在我的诊室中，这一次的她看起来有些不同。

在辗转多家医疗机构就诊后，都得到了同样的答案。此时，她想起了我初诊时的温和耐心，决定回来，接受2年左右的正畸治疗方案。我并没有再一次重复方案的内容，转而与她聊到了情绪状态不佳的原因。当我说到"一切都会慢慢好起来"时，她崩溃大哭，一通发泄之后，向我讲述了情绪崩溃的原因：近期她的生活状态发生了巨大变化。初诊时，她刚刚结束一段婚姻，成为一个单亲妈妈，迫切希望从全职主妇转变为职场女性，对一切都显得缺乏耐心，她渴望通过矫治牙齿，提升形象，重获自信，因此特别焦虑。这类患者会将生活中的情感诉求寄托在医生身上，从而对正畸治疗效果期望过高。全程，我只是在一旁安静而专注地倾听。宣泄情绪的她，需要的是理解与陪伴，而非来自陌生人的评判和建议。当她从自己的情绪中解脱之后，关于治疗的所有沟通都非常顺利。我很开心能见证着她一点点变美、变得越来越好的过程，不只是她的牙齿，更是她的身心状态和生活。如果说"我的牙齿我做主"是患者就诊时内心某种需求的突出表现，那么"我觉得整牙是为了你好"就是亲人间常常会出现的"爱的礼物"，每一个收到"礼物"的人真的都会开心吗？

【决策者竞争条件之"这是爱的礼物"】

王龙凤老师举例子③

工作中，我们经常会遇到"爸爸或妈妈要我做正畸"的孩子，他/她们可能恐惧拔牙，也可能觉得托槽不好看，甚至是疼痛和刷牙的麻烦。总之，任何令孩子不愉悦或者与他们原本预期不一致的因素，都可能成为抗拒的理由。除了孩子，我还遇到过一个成年患者，50岁的女性，就诊时是她的女儿带她来的。女儿想通过正畸，改善母亲前突的面型，坚持认为治疗过程可以分散注意力，期待良好的面容能帮助她走出失败婚姻的阴影。起初，母亲表现得毫无兴趣，认为这个年纪做正畸会被人嘲笑，也为正畸治疗的时间周期焦虑不已。面对这种情况，通常我的处理方式是：①做一个"树洞"，容纳他们所有的情绪与抱怨，而非急切地反驳；②从专业角度调整方案和治疗节奏，尽可能快地解决他们最在意的问题；③鼓励他们遵从医嘱的好处是能尽快实现"目标"，或是"摆脱"麻烦。解释操作过程的意义，让患者平复情绪的同时关注医疗本身。

面对"爱的礼物"，作为医生，在经过专业的判断，确定这份"礼物"是有价值的时候，我们最该做的是努力让患者收获"惊喜"，而不是一味地将本该属于沟通的问题推诿到"患者不愿意"这个因素之上。

【思维火花】

随着网络社群的日益生活化，信息交流与科普推广的不断深入，众多年轻人在接受矫治治疗时，对于美的追求日趋提升，同时呈现出更加个性化和精细化的特点。如今，诸如笑线、颊廊、咬合关系等医学专业术语，在年轻人群中已广泛传播，他们往往能够对这些概念有所了解，并据此提出个性化的治疗要求。

新一代的患者，在追求面部美学效果的同时，更加注重治疗过程中的体验感和情感共鸣。他们期望医生能够更为细致地关注他们的矫治状态，以及由治疗过程可能引发的一系列情绪变化。因此，医生在提供矫治服务时，除了关注治疗效果，还需注重患者的心理需求和情感体验，以实现更为全面和人性化的医疗服务。

（王龙凤）

患者对于医生的期待倾向于"无所不能"，这种对安全感的追求，往往是与对健康保障的需求紧密相连的，从而衍生出对医生的深厚信任和依赖。在患者心目中，"理想型"的医生，既是技艺卓越的专家，能够精准施治；又是富有耐心的教育者，能够详细解答疑虑；同时，还是具备审美眼光的艺术家，能够关注患者的整体形象；甚至可能是善于理解人心的心理咨询师，能够提供心理层面的支持。然而，我们必须认识到，正畸医生在高强度的脑力劳动和高负荷的体力付出中难以达到所有方面的完美。因此，正畸医生需要不断学习和提升的能力，在于如何通过有效的沟通，发现、引导和管理患者的期望，以达到双方都能接受的治疗效果。

（梁荃）

2. 需求的引导·决策者之争的结果——适合的更好

在回顾该事件的进程中，这位担忧不已的父亲，与丁医生进行了深入交谈。对于女儿拔牙矫治的提议，他是否能接纳？这成为了我们关注的焦点。

丁医生在交谈中，以专业的视角向父亲详细阐述了拔牙的必要性，并对拔牙与不拔牙的治疗方案进行了对比解析，这在一定程度上减轻了父亲的疑虑。他开始信任医生的专业判断。丁医生进一步以同理心理解父亲对女儿的关切，并劝说他支持女儿的决定。因为女性在审美观念上与男性存在差异，对于她们来说，美观的变化可能会对生活产生深远影响。若现在不能按女儿的意愿进行治疗，日后可能会成为她的心结，甚至可能对父亲产生不满。而等她独立成熟后，若再进行二次矫治，将会面临更高的风险与副作用。医生的专业性不仅体现在治疗技术上，更在于对患者心灵的关怀与疏导。

经过丁医生的耐心解释与沟通，父亲最终接受了他的观点与治疗方案。丁医生再次以温和的语气向父亲解释了拔牙的风险，并强调拔除前磨牙对咀嚼功能的影响微乎其微，从而彻底消除了父亲的顾虑。

角色扮演

场景2：爸爸与丁医生
主要演员：
丁医生（丁锐 饰）
爸爸："丁医生，娇娇和她妈妈上次来签方案的时候我正好开庭，没能过来。回去我看了一下资料，知情同意书里写了那么多的拔牙风险，你们这责任撇得也太干净了吧？就这么忽悠她俩签字了？"

丁医生："娇娇爸爸，关于医疗风险这件事根本不存在"忽悠"一说。医疗本身就是具有一定风险和不确定性的，签知情同意书是正常的医疗流程，并不是撇清责任。"

爸爸（手拿知情同意书）："您看看这拔牙风险——"药物过敏、晕厥休克、血肿、暂时性面瘫，拔牙创伤、邻牙松动，牙龈撕裂，术后唇舌麻木……"，这么多问题，风险都要我们自己承担？你们总要给一点保证吧？"

丁医生："我理解您对于拔牙有风险的担忧，很多患者都害怕拔牙，这毕竟是一个有创的操作。是这样的，您先坐，上次确认方案时您没在，我再给您详细讲解一下治疗方案为什么要这么做吧（一边打开CBCT等影像资料）。首先，您知道我们作为医生，给患者制订矫治方案，首先要考虑的是什么原则吗？"

爸爸："这个我不清楚。您说，我洗耳恭听。"

丁医生："是这样的，医生首先要考虑的是，如何让患者以最小的代价，获得最大的收益。治疗是有代价的，正畸的过程也是骨改建的过程，一定会伴随着或多或少的不适。就算不拔牙矫治，也会有牙齿受到力的作用而产生的紧箍、酸痛等感觉。再有就是患者的诊疗费用成本，甚至定期复诊需要的时间成本，都是治疗代价的一种。而前面我说到，我们医疗的原则，是让患者以最小的代价，获得最大的收益。如果这个收益都不好，那所有的代价也全白费了，这个您认可吗？"

爸爸（点头）："嗯，是的。"

丁医生："好，那现在我们来说说孩子的情况。（指着片子）您看她的上颌骨一共就这么大，要想把这么多牙齿排整齐，肯定是排不下的。就像咱有10个人吃饭，可是桌子只够坐8个人，咋办？要么每人都向外坐一点把这个圈扩大，硬挤下10个人；要么就按照桌子大小只坐8个人。矫治牙齿也是一样，如果硬挤的话，我们就得把牙弓周长扩大，要么向前扩大，会造成上前牙前突，俗称"龅牙"；要么需要把上下颌的后牙都向后推动，但是这样做的前提条件必须是患者牙弓后段的骨头条件允许。从娇娇的CBCT情况来看，她的骨头条件是无法将牙向后推的；这就导致了如果不拔牙的话，只能把牙弓向前扩大，结果就是使孩子变成"龅牙"，而且这种"龅牙"的状态是被矫治器强行将牙齿固定在这个位置的，一旦拆除矫治器，则非常容易复发，造成牙齿再次不整齐。这样的治疗结果，我作为医生，是特别不希望看到的。我相信您作为父亲，应该也不愿意接受孩子受了这么多的苦，最后效果还不好吧？"

爸爸（皱眉）："嗯，是的。"

丁医生："我们再来看拔牙方案，我们拔牙的位置是前磨牙。在口腔里，前磨牙前面的牙齿，主要是承担撕咬食物和美观的功能；它后面的磨牙主要承担咀嚼食物的功能。我们要拔掉的前磨牙一般只是用来移动食物的位置，没有承担特别重要的功能。所以，您首先要放心，拔牙肯定不会影响到她的咀嚼功能。这一点我应该说明白了吧？"

爸爸："嗯，明白了。"

丁医生："那么接下来我再给您看一下为什么要拔牙。刚才说了，娇娇的问题是牙齿太过拥挤，就是10个人一起在8人桌吃饭的问题。我们为了排齐牙齿，一定要给牙齿足够的间隙。获得间隙一共有4种方法——推磨牙向远中、扩弓、邻面去釉、拔牙。但是这四种方法能够获得的间隙大小是不一样

的，前3种获得的间隙都很小，娇娇不适用。所以就只剩下拔牙这一种方案，可以解决。拔牙矫治其实已经是非常成熟的技术了，这个方案不仅可以解决牙齿不齐的问题，还可以把前突的嘴唇向内收回来一些，让脸型变得更漂亮。这个方案不会让牙齿发生向外的倾斜，反而能让牙齿更好地直立在骨头上，牙齿受到的咬合力更加符合生理状况，对矫治后的长期稳定性和牙齿健康都更加有利。"

所以，基于前面这些情况，娇娇和妈妈才决定选择拔牙方案的。这跟我们治疗的费用没有多大关系，关键还是我们用什么代价、获得什么结果。

爸爸："哦，我知道了。其实我也去过其他几家咨询，医生也是说拔牙比较好，但是不拔也能做，就是嘴型没那么好看。"

丁医生："是的，我们做牙齿矫治，不仅仅只看口腔里面，也要有全面的诊疗观。而这个全面诊疗也不仅仅是看面型好不好看，还有比如气道、颞下颌关节、牙根、骨壁等各种各样的考量。专业医生给出的方案都是一环扣一环的，说实话，像娇娇这种病例并不复杂，拔牙矫治也已经是非常成熟的治疗方式，在这种情况下，我们也没必要因为单纯地不想拔牙而尝试次要的方案。其实在方案选择上，我建议您还是要相信医生的专业判断。我打个比方，就像您是做律师的，您的委托人肯定也会给您提一些要求和意见，有些是可行的，有些是不合适的。您一定会根据您的专业性，给到委托人一个更合理的方案，对吧？换在牙科也是一样，我们医生的价值，也就在于为您提供这样专业的方案，您说是不是？"

爸爸："嗯，也有些道理。（迟疑）但是，拔牙的风险怎么办？不怕一万就怕万一啊。"

丁医生："首先我们必须承认，任何事情都

是有风险的，对吧？哪怕是出门散步，也是有可能被电动车碰一下的，对吧？任何医疗行为都分为可控和不可控因素，医生需要解决的是可控因素，对于不可控因素我们谁也没有办法。比如做手术的时候，即便是全世界最好的手术医生他也不敢保证手术中麻药会不会过敏，手术器械会不会突然断裂之类的小概率事件不发生，对吧？就像律师行业也不能保证代理的案件就一定能胜诉一样。"

爸爸："嗯……"

丁医生："在医疗上也一样，这个就叫作不确定性。您是律师，肯定很清楚"小概率事件"。就比如说，一个案件开庭，法官没到场，是有可能发生的；但是，肯定不会次次都发生，也不会经常性发生。我们拔牙的这些风险也是一样，理论上是有可能发生的；但实际上，发生的概率并不高。在这一点上，您还是要相信医生的专业判断。"

爸爸："噢，是吧……"

丁医生："其实我很理解您，可怜天下父母心嘛，要是我的女儿，我肯定也特别紧张。您也说了，不怕一万就怕万一嘛。"

爸爸："是啊！就这么一个女儿，还马上就要出国了。我就担心她到时候有什么问题，一个人在国外也解决不了。我们做父母只能干着急，所以我

就想，还是稳妥一点比较好。能不拔牙就别拔了。"

丁医生："非常理解！有时候呢，您也还是要多考虑一下女儿自己的意见。像娇娇这个年纪，正是爱美的时候。女孩子对美的要求跟爸爸是不一样的，变美这件事对她人生的影响是极大的。假如现在不能让她做她想要的方案，以后她终归会有个心结，说不定反而还会怪爸爸。这样等她长大自立了，搞不好还要花更大的代价做二次矫治，那时候的风险可比现在要大得多呢。"

爸爸："也是……哎，现在小孩子都叛逆得很，你说了她都不听的，为她好她都不知道。"

丁医生："是嘛，毕竟也还小，父母永远是父母。不过就像书里说的，'所谓父母子女一场，就是你看着他的背影渐行渐远'。她的路终究得是她自己选，自己走。虽然这次是爸爸出钱给她看牙，但牙齿是她自己的，她总要为自己的选择，也需要付出相应的努力。假如您真的替她做了主，那她以后但凡遇到什么困难和挫折，第一反应就是'这不是她选的'。"

爸爸："也是……搞不好真的要怪我。那行，就这么办吧。我也不折腾了，谢谢丁医生。"

丁医生："不客气，这是应该的！"

【 "棱镜思维"小结——决策的最优解 】

这个故事生动地演绎了一个担心女儿拔牙太遭罪的父亲，如何从一开始的咄咄逼人、锱铢必较到最终接受医生的建议，理解女儿诉求的转变过程。在"棱镜思维"下，我们来看看，什么是决策的最优解：①通过举例子、打比方、图片形象化等方式讲解治疗方案中的医学原理，打消爸爸对治疗方案与知情同意书的疑虑。②理解爸爸的情绪，在共情的基础上，向爸爸解析娇娇真正的需求，并指出娇娇的需求合情合理，治疗方案可实现，风险可控。同时，尊重孩子的意愿，更有利于亲子关系。③通过沟通，明确娇娇的真实需求，引导治疗目标达成一致，完成爸爸情绪和思维的转化，制订适合娇娇的个性化解决方案，找到决策的最优解。

（邓舒文）

【决策的难点之"方案拟订太烧脑"】

赵璐老师谈体会

这个小故事让我很有共鸣，故事中爸爸"不满意的方案"，其实来之不易。正畸医生制订方案的过程犹如量体裁衣，每一个病例都很难在书中找到标准答案。医生有时候比患者还希望"不拔牙"，但现实并非那么乐观。患者看到的方案可能是我们结合了生长发育趋势、解剖条件、美学改善程度、个体的特殊风险因素、患者的个性与依从性等诸多因素做出的判断，其复杂程度远远超过了拔除4颗前磨牙的操作过程。每个方案都是经验与思考的总结和再现。每一个方案，主诊医生都要承担相应的操作难度、随访周期、风险处理等，各个环节的责任，既要关注过程，又要重视结果，更要预见未来。

【决策的难点之"一谈风险就变脸"】

拔牙方案的沟通是一个经典的正畸沟通问题，除了解释方案本身，故事中律师的爸爸，出于自身职业的特点，对风险告知书极为敏感，而这并不是特例。很多时候，患者和家属会主动回避决策，从而逃避面对风险的责任。

王龙凤老师谈体会

工作中，我总是会碰到患者或者家属不停地追问同一个问题，或是极为关注风险，比如"医生，我的孩子将来不需要做手术了吧？""我的嘴巴多久能收回去？""拔了牙我是不是会显老？"不论我解释得多么清楚，回答多少次，甚至每次沟通他们都表示自己完全理解了，还是抑制不住在复诊时重复同样的问题。本质上，他们是想让医生能一遍遍给出"保证"，从而缓解他们面对风险时的焦虑。这类患者或家属通常会站在自己角度去质疑医生推卸责任，质疑医生的技术甚至动机。碰到这种情况，还是要不厌其烦地逐一解释清楚，因为医生有责任和义务来解释清楚整个诊疗过程，同时良好的沟通也便于构建和谐的医患关系。

【决策的难点之"沟通不是万能的"】

沟通能帮助医生明确真正的诉求，和患者及家长达成一致的目标，得到个性化的最优解。但沟通不是万能的，也不是所有沟通都能得到好的结果。

王龙凤老师谈体会

尽管我在不断地练习沟通技巧、优化沟通策略，可并不是每一次交流都能得偿所愿。我接诊过一个小朋友，口内有多颗乳牙都是邻面龋。作为正畸医生，我清楚地知道间隙管理环节的重要性。但无论是恒牙列拥挤需要正畸治疗的可能性，还是乳牙进一步龋坏会影响患者咀嚼消化功能，或是局部炎症可能引起的疼痛，都无法打动家长，他们仍坚持认为乳牙迟早会替换，现在治疗仅仅是为了多收一笔治疗费，从而拒绝治疗。当时我感到非常遗憾和沮丧，因为即使预判到患者恒牙𬌗时可能存在诸多问题，在治疗决策上却无能为力。

赵璐老师谈体会

良好的沟通虽然能带来许多益处，很多时候却也无法解决客观条件的限制。曾经有一个早期矫治患者，需要长期随访，尽管治疗过程和结果都非常好，我们甚至成为了朋友，但因为父母工作的变动、个人升学等诸多环境变化的客观原因，原本拟订的随访计划也未能完成。类似的遗憾也时有发生，或许我们在尽全力做事的同时，都应该学会接纳遗憾和不完美。

3. 沟通解读：求同存异，开放包容

患者对医生的期待远超过单纯的治疗层面，医生作为专业人士，不仅应治疗疾病，更应成为医学知识的普及者、健康理念的引导者，有时还需担任患者心灵的慰藉者。医生与患者的沟通，既要明确阐述治疗方案的优劣、效果与潜在风险，让患者能够基于全面信息做出自主决策；还需综合考虑患者的个体需求、时间投入、配合程度以及经济能力等因素，与患者协商，寻求最符合双方期望的治疗方案。我们应以患者为中心，设身处地理解其考虑问题的逻辑与路径。在抗击疾病的道路上，始终与患者携手并进，共同面对挑战。

（丁锐）

患者对医生往往带有很多的期待，他/她们希望你是一个"完人"。尽管医生不能全部实现，尽管沟通不能解决一切问题，尽管我们不能保证每一个结果都完美无瑕，但我们从未放弃探索、尝试、改进与思考。即使仍会面对不愿给孩子补牙的家长，即使还会有"被动失访"的遗憾。每一次沟通都是一次学习与积累，每一次沟通的进步都是为了遗憾更少一些。求同存异，开放包容，用百分百的努力去拥抱可能"不完美"的结果。相信我们的每一点努力，都能让我们离"完美"更近一点。

（梁荃）

5.3　圆桌总结

王璟：本次大家一起完成了早期矫治的"思想者"探索之旅，嘉宾们也从不同的角度对各自心中的"第一性原理"进行了深刻阐述。

邓潇：的确，我感触最深的就是："第一性原理"不仅能在商业上得到极大的应用，后续它也将在早期矫治中有更多的实践和运用，有望发挥出更大的意义和价值。

刘彧：所以在"第一性原理"的指导下，关于早期矫治，我们讨论的不再是做不做的问题，而是怎么做的问题。就像当年埃隆·马斯克和乔布斯他们讨论的问题一样，"电池一定要600美元，我们难道不能80美元吗？""手机一定要有键盘，难道不能触摸屏吗？""火箭升天一定要这么贵吗？"所以"第一性原理"不仅在商业，不仅在临床，它更在生活。

王璟：回到我们的东方文化，其实也有很好的关于"第一性原理"的诠释。《论语·为政》中说，子曰："君子不器。"意在君子不应拘泥于手段而不思考其背后的目的，比喻君子体用兼备，不只一才一艺而已。君子之量，是肚量，更是体谅！因此，本书不仅探讨了早期矫治的专业诊疗逻辑，还设置了医患沟通模块，并非让大家一味妥协，更多的是换位思考，在专业能力与患者诉求间寻找最佳的平衡方式！

君子之量不器，正畸诊疗原本就没有标准答案！作为一个正畸临床的"思想者"，无关乎病种及手段，不断追问，用严谨的逻辑与科学方法去探索！比答案更重要的是发现问题的你！

（王璟　刘彧　邓潇）

5.4 答案之书

"To cure sometimes, To relieve often, To comfort always"（偶尔治愈，常常帮助，总是安慰），爱德华·特鲁多医生这句话淋漓尽致地揭示出医患互动的本质和重要性，不仅是看病就医的具体实现方式，也直接影响治疗的结果。

在本书的结尾处，我借用艾瑞克·托普在《未来医疗》中的一句话分享给大家作为结语，"未来医生不再是知识的仓库，而是通过共情与共同决策，成为患者'聪明的伙伴'。"

让我们一起成为行业的"思想者"，成为患者"聪明的伙伴"。

（王军）

参考文献

[1] Montessori M. 童年的秘密[M]. 马荣根译. 北京: 人民教育出版社, 2005.

[2] Addelston HK. Child patient training[J]. Chicago Dent Soc, 1959, 38:27–29.

[3] 谢红霞. 沟通技巧[M]. 4版. 北京: 中国人民大学出版社, 2022.

图文编辑

张　浩　刘玉卿　肖　艳　刘　菲　康　鹤　王静雅　纪凤薇　杨　洋　戴　军　张军林

图书在版编目（CIP）数据

早期矫治诊疗思维与技术 / 王璟等编著. -- 沈阳：
辽宁科学技术出版社，2024. 10 (2025.5重印). -- ISBN
978-7-5591-3886-6

Ⅰ. R783.5

中国国家版本馆CIP数据核字第2024UM4691号

出版发行：辽宁科学技术出版社
　　　　　（地址：沈阳市和平区十一纬路25号　邮编：110003）
印　刷　者：凸版艺彩（东莞）印刷有限公司
经　销　者：各地新华书店
幅面尺寸：210mm×285mm
印　　　张：18
插　　　页：4
字　　　数：360千字
出版时间：2024年10月第1版
印刷时间：2025年5月第2次印刷
出　品　人：陈　刚
责任编辑：殷　欣　金　烁　苏　阳
封面设计：王　璟　邓舒文　周　洁
版式设计：王　璟　邓舒文　周　洁
责任校对：李　硕

书　　　号：ISBN 978-7-5591-3886-6
定　　　价：298.00元

投稿热线：024-23280336
邮购热线：024-23280336
E-mail:cyclonechen@126.com
http://www.lnkj.com.cn